大健康市场营销原理

主　编　董　蓉　马经义

副主编　马　娅　邹　倩　丁楠娟　高　雅

参　编　陈雪梅　杨　艺　胡　蓉

Publishing House of Electronics Industry

北京·BEIJING

内 容 简 介

本书针对大健康行业的特点，运用营销管理的理论框架，结合大健康领域相关企业的营销案例分析，让学生在了解营销原理、理论知识的基础上，熟悉大健康产业和市场，为培养服务大健康行业的营销管理类人才奠定基础。本书共分为十二章，分别是：大健康市场和营销概述、大健康市场的营销管理、大健康市场营销环境分析、大健康产业市场调查与预测、大健康市场的消费者行为分析、大健康产业市场的STP营销战略、大健康市场竞争战略、大健康市场大健康产品策略、大健康产业定价策略、大健康市场分销渠道策略、大健康促销策略、大健康市场营销计划、组织与控制。

本书适合开设了与大健康产业相关的医学类、健康服务类及经营管理类专业的高等职业院校学生和职业人员作为教材或参考用书。

图书在版编目（CIP）数据

大健康市场营销原理 / 董蓉，马经义主编. —北京：电子工业出版社，2020.1

ISBN 978-7-121-35462-5

Ⅰ．①大… Ⅱ．①董… ②马… Ⅲ．①医疗保健事业—市场营销学—高等学校—教材 Ⅳ．①R19

中国版本图书馆 CIP 数据核字（2020）第 002801 号

责任编辑：祁玉芹
文字编辑：李　爽
印　　刷：中国电影出版社印刷厂
装　　订：中国电影出版社印刷厂
出版发行：电子工业出版社
　　　　　北京市海淀区万寿路 173 信箱　邮编　100036
开　　本：787×1 092　1/16　印张：14.5　字数：371 千字
版　　次：2020 年 1 月第 1 版
印　　次：2025 年 1 月第 4 次印刷
定　　价：42.00 元

凡所购买电子工业出版社图书有缺损问题，请向购买书店调换。若书店售缺，请与本社发行部联系，联系及邮购电话：(010) 88254888，88258888。

质量投诉请发邮件至 zlts@phei.com.cn，盗版侵权举报请发邮件至 dbqq@phei.com.cn。

本书咨询联系方式：qiyuqin@phei.com.cn。

前　　言

从《"健康中国 2030"规划纲要》的战略目标可以看出，到 2030 年我国要具体实现五大目标：人民健康水平持续提升、主要健康危险因素得到有效控制、健康服务能力大幅提升、健康产业规模显著扩大、促进健康的制度体系更加完善。从建设内容中的"健康产业"指标来看，到 2020 年，健康服务业总规模要超过 8 万亿元，到 2030 年要达到 16 万亿元。这就意味着健康服务业迎来了前所未有的发展机遇，未来的十年需要大量的人才在该领域创造价值。

本书结合《国家职业教育改革实施方案》提出的要求，立足于高等职业教育的培养目标，以工作过程为导向，突出对学生职业能力的培养。本书的一大特点是结合大健康领域相关企业的案例来阐释营销的基本原理，让学生在学习营销管理知识的同时也熟悉了大健康产业和市场现状及相关信息，为培养大健康产业的营销管理人才提供了支撑。

本书融"学、教、做"为一体，营销理论和案例实践相结合。内容分为十二章，每一章节均由案例引入、营销知识、案例分析、本章小结和实训练习组成。本书由四川国际标榜职业学院商学院的教师团队编写：董蓉为第一主编，负责第一章和第二章的编写和全书的统稿；马经义为第二主编，负责第七章和第十二章的编写和全书的审稿；马娅负责第三章和第九章的编写；邹倩负责第六章的编写；丁楠娟负责第十一章的编写；高雅负责第八章和第十章的编写；杨艺负责第五章的编写；陈雪梅和胡蓉负责第四章的编写，并负责全书的排版和整理。

本书在编写过程中参考了国内外专家学者的论文、专著与教材，得到了西南财经大学、四川国际标榜职业学院健康学院、成都信息工程大学、电子工业出版社、泰康集团、瑞云集团、天府集团、平安集团等单位的领导和老师的大力支持，在此表示感谢！由于作者的水平有限，且对高职大健康教育还在不断探索之中，恳请有关专家和广大读者对书中的不足之处不吝批评与指正。

编者

2019 年 11 月

目　　录

第一章

大健康市场和营销概述

学习目标

1. 了解大健康观念的发展。
2. 了解大健康市场的特征。
3. 了解并关注健康行业的发展。
4. 理解市场营销4个与顾客相关的核心概念。
5. 理解大健康产业的定义及分类。
6. 理解服务营销的7P策略。
7. 掌握健康的基本概念。
8. 掌握市场和市场营销的含义。
9. 掌握大健康市场营销的过程。

案例引入

大健康浪潮澎湃而至

当前，健康产业已经成为全球财富涌流的新管道，正在深刻改写全球的经济版图、商业版图和区域竞争版图，影响乃至决定着人们的身心状态和生活品质。正如美国学者保罗·皮尔泽（Paul Pilzer）在《财富第五波》中预言，如果说蒸汽机引发的工业革命之后，人类先后经历了"机械化时代""电气化时代""计算机时代"和"信息网络时代"，那么当前汹涌而至的则是一个更富人性、更具想象力的健康保健时代。

大健康市场开始成为全球经济新焦点、新爆发点。一场围绕大健康的造富活动已展开，而这一场造富活动本质上是一场造福活动，只有增进作为消费者生命个体的健康福祉，健康产品与服务的供给者才能获得财富上的回报。从古至今，健康品供给从来都不是冷冰冰的交易关系，而是带着温度的伟大事业。当然，这并不影响大家从营销的视角审视并走进这场激荡全球的大健康革命。

与之前基于土地革命、工业革命、商业革命、信息网络革命所催生的市场效应不同，大健康市场是天然的"以人为中心"的市场，直接满足人的身心需求，直接形塑人的身体机能，直接撬动人的潜藏能量，直接改变人的生活状态，直接决定人的生命质量。大健康市场蕴藏的无限商机、巨大能级，正在创造时代奇迹，开创新的营销天地。

思考题：
1. 你认为什么是大健康市场？
2. 营销在大健康市场中的作用是什么？

第一节 市场和市场营销

一、市场

（一）市场的概念

从传统意义上讲，"市场"是一个卖家和买家聚集买卖产品的地方（场所）。经济学家将市场定义为买卖双方就某一特定产品和品类（如粮食市场和房地产市场）进行交易的集合。

在现代交换经济中包括 5 个基本市场，分别是资源市场、制造商市场、中间商市场、消费者市场和政府市场。图 1.1 所示为这 5 个基本市场及其市场流结构。制造商向资源市场（原材料市场、劳动力市场、资金市场）购买资源并将它们转换成产品和服务，再把制成品卖给中间商，中间商卖给消费者。消费者通过出售劳动力获得资金用于购买产品和服务。政府依靠税收收入从资源市场、制造商和中间商那里购买物资，并将这些产品和服务用于公共服务。

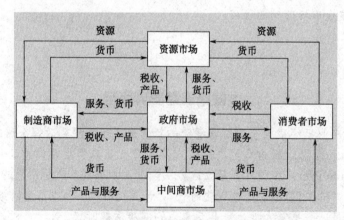

图 1.1 现代交换经济中的市场流结构

营销者将卖家称为行业，将顾客群称为市场。具体来讲，市场是指产品或面向现实和潜在购买者的服务。当然，这里的购买者是指有能力促成交换行为的人，即有购买力的人。图 1.2 所示为简单的营销系统，即卖家和买家之间是如何进行沟通和连接的。卖家将产品和服务及广告等传播物输送到市场，然后获得买家回报的货币和信息（如顾客态度和销售数据等）。其中，内部循环显示了产品和服务与货币的交换，外部循环显示了信息交换。

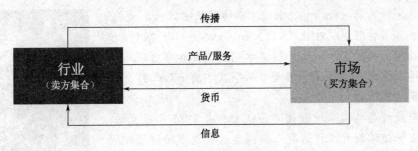

图 1.2 简单的营销系统

市场的大小取决于人口数量、购买力和购买欲望 3 个要素，只有这 3 个要素有机结合才能形成交换行为。下面的公式可以形象地表述市场的核心要素。

市场=人口+购买力+购买欲望

构成市场的这 3 个要素是相互制约、缺一不可的，只有三者结合起来才能形成现实的市场，才能决定市场的规模和容量。例如，一个国家或地区人口众多，但收入很低，购买力有限，则不能构成容量很大的市场。又如，购买力虽然很大，但人口很少，也不能形成大的市场。再如，如果提供的产品或服务得不到购买者的认同，不能有效地激发购买欲望，仍然不能成为现实的市场。只有这 3 个要素同时具备，才有可能形成现实的市场；如果有一个要素不具备，那么可以认为是潜在市场，有开发的可能性。

（二）主要顾客市场

按照顾客的性质划分，可以将市场分为消费者市场和组织市场，其中组织市场又包括企业市场、中间商市场和政府市场。"现代营销学之父"菲利普·科特勒（Philip Kotler）在《营销管理》一书中，将主要顾客市场划分为消费者市场、企业市场、全球市场和非营利组织市场。

消费者市场：终端消费者所构成的市场即为消费者市场，通常是指个人和家庭。出售大宗消费品和服务的公司通过开发优越的产品和服务，保证产品的可获得性，并以吸引人的传播和可靠的性能做支持，就可以树立强大的品牌形象。

企业市场：企业市场也称为"产业市场"或"生产者市场"，是指所有购买商品和服务并将其用于生产其他商品和服务，以供销售、出租或供应给他人的企业组织形成的市场。出售企业产品和服务的公司通常要面对信息对称的专业买家，他们擅长评估竞争产品。广告和网站可以起到一定的宣传作用，但是销售团队、价格和卖家声誉更重要。

全球市场：全球性企业依靠评估文化、语言、法律和政治的差异来决定进入哪一个市场；以什么方式进入（作为出口商、专利商、合资伙伴、合同制造商或独家生产商）；如何根据每个国家的市场特征来调整产品和服务；如何定价；如何对产品和服务进行跨文化传播。

非营利性市场和政府市场：面向购买力有限的非营利组织，如高校、慈善组织和政府机构，企业需要谨慎定价。大多是政府购买需要竞标。在其他条件相同的情况下，买家通常更关注具有实际操作性的解决方案并倾向于最低的价格。

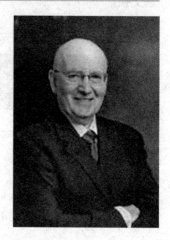

菲利普·科特勒（Philip Kotler），市场营销学权威，美国西北大学凯洛格管理学院庄臣（S.C.Johnson&Son）讲席国际营销学杰出教授，拥有芝加哥大学经济学硕士学位和麻省理工学院经济学博士学位。他曾在哈佛大学从事数学博士后工作，在芝加哥大学从事行为科学研究。

科特勒教授是美国市场营销协会（AMA）1985年设立的首届"杰出营销学教育工作者奖"获得者。欧洲市场营销顾问和销售培训师协会授予他"卓越营销贡献奖"。他曾荣获斯德哥尔摩大学、苏黎世大学、雅典经济与商业大学、德保罗大学等8所大学的荣誉博士学位。担任美国与国外公司营销战略与规划、营销组织和国际市场营销方面的顾问，包括IBM、通用电气、美国电话电报公司、霍尼韦尔、美国银行、默克、北欧航空、米其林等。

他是美国管理科学学会市场营销学院主席、美国市场营销协会理事、营销科学学会信托人、MAC集团理事、杨克洛维奇顾问委员会成员以及哥白尼顾问委员会成员。他是芝加哥艺术学院的校理事会成员以及德鲁克基金会顾问委员会成员。他游历广泛，遍及欧洲、亚洲和南美洲，为众多公司提供全球营销机会的咨询和演讲。

（资料来源：菲利普·科特勒、凯文·莱恩·凯勒，《营销管理》第15版，格致出版社、上海人民出版社，作者简介）

二、市场营销

市场营销与企业的其他职能的不同之处在于它直接与顾客打交道。完善的市场营销对每个企业的成功都至关重要。大型营利性企业，如谷歌、丰田、微软、腾讯、百度都运用了市场营销。同样，非营利机构，如大学、医院、博物馆，甚至慈善机构也运用了市场营销。

市场营销大家并不陌生，因为它就在人们的周围。例如，在购物中心琳琅满目的货架上看到市场营销；在电视、杂志和邮箱的广告中看到市场营销。这些都是市场营销的传统方式。近几年，科技的进步改变了人们的生活方式和获得信息的渠道，大家看到了许多新的营销方法，手机APP、博客、微信、网站、在线视频等众多社交媒体，爆炸式地向大众传播着信息并且完成互动。虽然人们被市场营销所包围，但是市场营销远远不是消费者所看到的那么简单，它的背后是一个由人和活动交织而成的巨大网络，争先恐后地吸引消费者的注意力，激发其购买欲。要认识和理解市场营销，不仅要理解市场的概念，还要理解4个与顾客相关的核心概念。

（一）需要、欲望和需求

构成市场营销学基础的最基本的概念就是需要。需要是指感受到匮乏的状态，包括对食物、衣物、温暖和安全的物质需要，对归属和情感的社会需要，以及对知识和自我表达的个人需要。这些需要不是被市场营销者创造出来的，而是人类本能的基本组成部分。对于需要的理解，可以回顾一下"马斯洛需求层次理论"。这里的"需求"是营销学中讨论的"需要"。

　　　　　　马斯洛需求层次理论

马斯洛需求层次理论是人本主义科学的理论之一，由美国心理学家亚伯拉罕·马斯洛（Abraham H.Mes-low）于 1943 年在《人类激励理论》论文中提出。书中将人类需求像阶梯一样从低到高按层次分为 5 种，分别是生理需求、安全需求、社交需求、尊重需求和自我实现需求。在自我实现需求之后，还有自我超越需求（Self-Transcendence needs），但通常不作为马斯洛需求层次理论中必要的层次，大多数会将自我超越合并至自我实现需求中。

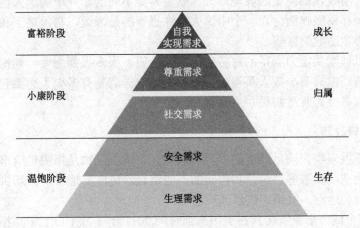

通俗理解：假如一个人同时缺乏食物、安全、爱和尊重，通常对食物的需求量是最强烈的，其他需求则显得不那么重要。此时，人的意识几乎全被饥饿所占据，所有能量都被用来获取食物。在这种极端情况下，人生的全部意义就是吃，其他什么都不重要。只有当人从生理需求的控制下解放出来时，才可能出现更高级的、社会化程度更高的需求，如安全的需求。

"类本能"是马斯洛需求层次理论的一个十分关键的概念。所谓"类本能"，是指人类的基本需求既有与本能相似的一面，又有与本能不同的一面。"Instinctoid"（类本能的）这一个词，是马斯洛自己创造的，由"Instinct"（本能）后面加上后缀"oid"构成。"oid"的含义是"类似的""相象的""稍弱的"等。马斯洛认为，基本需求是类本能的，它们有先天的遗传基础，但是，它们的满足与表现要取决于后天的环境。需求的层次越高，与先天遗传的联系越弱，对于后天环境的依赖越大。

（资料来源：A.H.Maslow A Theory of Human Motivation[J], Psychological Review. 1943:370-376.）

营销人员不创造需要，而通过营销产品或服务的核心价值或理念，对应地满足人们对不同需要的追求。但有的顾客并没完全意识到或有无法用言语来表达的需要，这就需要营销人员进一步探索和挖掘。通常，从技术层面，营销人员可以区分 5 种类型的需要，如表 1.1 所示。

表 1.1　需要的 5 种类型

类　型	描　　述
表明了的需要	顾客想要一辆便宜的车
真实的需要	顾客想要运营成本很低的车，而不是最初的价格很低
未表明的需要	顾客期望从商家处获得好的服务
令人愉悦的需要	顾客希望商家赠送一个车载 GPS 系统
隐秘的需要	顾客希望朋友将自己看成是一个内行的消费者

欲望是指人的需要经过文化和个性的塑造后所呈现的形式。例如，不同国家或地区的人在感到饥饿时所呈现的需要的表现形式（欲望）是不同的，一个美国人也许想要一份芝加哥厚披萨和一杯精酿啤酒，而一个中国人也许想要的是米饭、宫保鸡丁和番茄炒蛋。个人所处的社会会塑造他的欲望。

需求是可以被购买能力满足的对特定产品的欲望。很多人都想要一辆梅赛德斯汽车或是高级定制服务，但只有少数人买得起。企业不仅要弄清楚有多少人想要它们的产品或服务，还要知道有多少人愿意购买并买得起。

（二）市场供应物

人们用市场供应物来满足顾客的需要和欲望。市场供应物是指提供给市场以满足人们的需要和欲望的产品、服务、信息和体验的一些组合。更广义地讲，市场供应物还包括其他实体，如人员、地点、组织、信息或观念。

例如，成都市城市形象宣传片在美国东部时间 2011 年 8 月 1 日上午亮相纽约时报广场电子屏。城市形象片以"典型中国，熊猫故乡"为题，展示了杜甫草堂、三圣花乡、成都老茶馆、春熙路等极具成都韵味的代表景点，向世界诠释了一个文化底蕴与时尚气息完美交融的中国城市形象。播出的时间选择了两个时段：一是 2011 年 8～9 月，这段时间是旅游旺季，人流量比较集中；二是 2011 年 12 月至 2012 年 1 月，正值西方的圣诞节和中国传统的新年，关注度会比较高。通过城市形象的宣传，向国外市场传递了新的旅游目的地信息和城市生活理念，旨在开拓国外消费者市场。又比如，美国公益广告协会和美国国家公路交通安全管理局发起了一项"禁发短信，杜绝事故"的活动，来宣传驾驶汽车时不发短信。这项活动指出，边驾车边发短信的司机比正常驾车的司机遭遇车祸的可能性高出 23 倍。

（三）交换和关系

交换是指通过提供某种东西作为回报，从别人那里取得所需物品的行为。

当人们决定通过交换来满足需要和欲望时，就产生了市场营销。从广义上来讲，营销人员试图诱发人们对某一供应物的反应。这种反应可能不只是简单的"购买"或"交易"产品和服务。例如，政治候选人想要的反应是"投他的票"，话剧团想要的反应是"观众"，明星想要的反应是"粉丝"，社会活动团体想要的反应是"接受观念"。

（四）顾客价值和满意度

买家选择他们认为能感知带来最大价值的产品。价值通常是感知到的有形利益、无形利益和成本的总和。价值作为营销的中心概念，主要是质量、服务和价格的组合，它们被称为顾客价值三元组（Customer Value Triad）。价值认知与质量和服务成正比，与价格成反比。可以将市场营销看成是对顾客价值的识别、创造、传播传递和监控。

满意度反映了一个人对产品感知性能与期望关系的判断。顾客在面对繁多的产品和服务时，会对这些市场供应物所提供的价值和满意形成期望，并以此为依据进行购买。如果产品性能与预期匹配，则顾客满意，满意的顾客会重复购买并把他们的良好体验告诉他人；如果产品性能达不到预期，则顾客会不满意，不满意的顾客通常会转向竞争对手并且向他人贬低这个产品；如果超出预期，顾客则会高度满意或愉悦。

市场营销人员必须仔细设定正确的期望标准。如果期望设定得太低，他们虽然可以满足那些购买产品的人，但是却不能招来足够的购买者；如果期望设定得太高，购买者就会感到失望。聪明的企业通过做出适当的承诺，并提供高于承诺的产品或服务来取悦顾客。欣喜的顾客不仅会重复购买，还会变成自愿的"传道者"，向他人传播他们的美好体验。顾客价值和顾客满意是发展和管理顾客关系的关键模块。这在后面的章节会重点讨论。

（五）市场营销的定义

市场营销关乎人类与社会需要的识别与满足。最简洁的市场营销定义是"有利可图地满足需求"。当谷歌发现人们需要更快、更有效地访问互联网信息时，它创建了一个可以有效组织并优先排序查询的强大搜索引擎；当宜家家居（IKEA）发现人们想要以足够低的价格买到好的家具时，就推出了可拆卸家具。这两家公司都很好地阐示了营销技巧，它们都把私人的或社会化的需求转变成了可盈利的商业机会。

美国市场营销协会（American Marketing Association）提供的关于"市场营销"的正式定义是：市场营销是创造、传播、传递和交换对顾客、客户、合作者和整个社会有价值的市场供应物的一种活动、制度和过程。从满足顾客需要的新角度出发，市场营销的定义为：企业为顾客创造价值并建立牢固的顾客关系，进而从顾客那里获得价值作为回报的过程。

管理者有时会将市场营销看成是"销售的艺术"，然而推销和广告只是市场营销的冰山一角。著名的管理大师彼得·德鲁克（Peter Drucker）如是说：可以假定，总是有对销售的需求。而市场营销的目标就是让销售变得多余。市场营销的目的就是去很好地了解和理解顾客，以让产品适合顾客并实现自我销售。理想情况下，市场营销应让顾客产生购买意愿。随后需要做的事就是提供足够的产品和服务。

第二节　大健康市场

在前面的内容中介绍了什么是市场和市场营销。市场是指产品或服务现实和潜在的购买者。市场营销没有特定的范畴和领域，所有具备条件的市场都是营销者关注的对象。本书将视野重点关注到大健康市场，向营销的领域聚焦。关于当下的市场环境一是营销的方法和思路不局限于某些领域，是一种通用法则，不受市场的限制，只是市场特点不同而已；二是"健康中国"战略是当下的国家战略，国家和人民对健康的重视达到了前所未有的高度，这预示着一片新的"蓝海"，蕴藏着无限的商机。所谓大健康市场，简单来说，就是对大健康领域提供的产品或服务有需求的顾客群的集合。所以，首先要清楚地认识什么是大健康。

一、健康的概念

健康的英文是 Wellness，健康状况/状态的英文是 Health。在一些词典中，"健康"通常被简单扼要地定义为"机体处于正常运作状态，没有疾病"，这是传统的健康概念。在《辞海》中健康的概念是："人体各器官系统发育良好、功能正常、体质健壮、精力充沛并具有良好劳动效能的状态。通常用人体测量、体格检查和各种生理指标来衡量。"这种提法要比"健康就是没有疾病"完善些，但仍然是把人作为生物有机体来对待。对健康的认识，在生物医学模式时代被公认是正确的。

1946 年世界卫生组织（WHO）成立时，在它的宪章中所提到的健康概念是："健康乃是一种在身体上、心理上和社会上的完满状态，而不仅仅是没有疾病和虚弱的状态。"（Health is a state of complete physical, mental and social well-being and not merely the absence of disease or infirmity.）世界卫生组织关于健康的这一定义，把人的健康从生物学的意义，扩展到了精神和社会关系（社会相互影响的质量）两个方面的健康状态，把人的身心、家庭和社会生活的健康状态均包括在内。这就是现代关于健康的较为完整的科学概念。

现代健康的含义是多元的、广泛的，包括生理、心理和社会适应性 3 个方面，其中社会适应性归根结底取决于生理和心理的素质状况。心理健康是身体健康的精神支柱，身体健康又是心理健康的物质基础。良好的情绪状态可以使生理功能处于最佳状态；反之则会降低或破坏某种功能而引起疾病。身体状况的改变可能带来相应的心理问题，生理上的缺陷、疾病，特别是痼疾，往往会使人产生烦恼、焦躁、忧虑、抑郁等不良情绪，导致各种不正常的心理状态。作为身心统一体的人，身体和心理是紧密依存的两个方面。

进入 21 世纪后，世界卫生组织（WHO）又继续推出了健康公式，即

健康=15%遗传因素+10%社会影响+8%医疗环境+7%生活环境+60%生活方式

图 1.3 所示为 WTO 提出的健康影响因素。

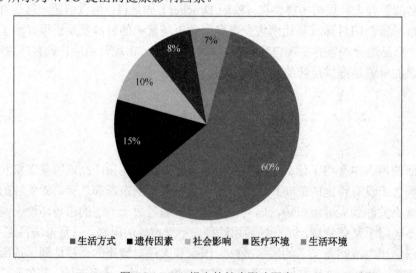

图 1.3　WTO 提出的健康影响因素

二、大健康观念的发展

从"以疾病治疗为中心"转变为"以健康促进为中心"，从医疗到健康再到大健康，这种认识的转变是由人类对自身健康的需求所驱动的，背后是人类文明进步的强力支撑。人类对自身身心健康的诉求一旦转换为现实需求，必然形成巨大的市场效应，呼唤着大健康的供给革命。

（一）大健康自然观时代

中医"望、闻、问、切"诊断法秉持的是朴素辩证的整体观。《黄帝内经》体现了中医学独具特色的整体生命伦理观，从肝、心、脾、肺、肾的五脏一体观，到既养身又养神的形神一体观，再到天人一体观和"治未病"理念，其整体生命伦理观体现了大健康的视野和思路。

知识链接　　　　　　　　　　**《黄帝内经》大健康观**

自然观： 人体要顺应自然规律，才能维持正常的生命活动。"逆之则生害，从之则苛疾不起，是谓得道。"

食疗观： 提倡"饮食有节"，要谨慎地调和五味，切忌偏嗜。"毒药攻邪，五谷为养，五果为助，五畜为益，五菜为充。气味合而服之，以补精益气。""是故谨和五味，骨正筋柔，气血以流，腠理以密。如是则骨气以精，谨道如法，长有天命。"

防治观： "圣人不治已病，治未病，不治已乱，治未乱，此之谓也。夫病已成而后药之，乱已成而后治之，譬犹温饱而穿井，斗而铸锥，不亦晚乎！"提出了未病先防的预防思想。

精气观： "嗜欲无穷，而忧患不止，精气驰坏，荣泣卫除，故神去之，而疾不愈也。"精气的盛衰决定人体的生长衰老过程，又是机体抗病的源泉。

意志观： "意志者，收魂魄，适寒温，和喜怒者也。"发挥人的意志作用结合季节特点，调养精神意志。人的精神意志，春应舒畅，夏当充实，秋要安定，冬宜伏藏，从而保持"身无奇痛，万物不失，生气不竭，精神专直，魂魄不散，悔怒不起，五藏不受邪矣"。

动静观： "能动能静，解以长生。"主张形神兼养。按四时不同，养形调神。春天"夜卧早起，广步于庭"；夏天"夜卧早起，无厌于日"；秋天"早卧早起，与鸡俱兴"；冬天"早卧晚起，必待日光"。

（资料来源：《黄帝内经》《大健康产业读本》）

早期的西方医学，如希腊医学，尤其是希波克拉底和盖伦，主张的都是一种整体医学，强调心与身、人体与自然的相互联系，重视保持健康，认为健康主要取决于生活方式、心理和情绪状态、环境、饮食、锻炼及意志力等因素的影响，它所关注的是病人而不是疾病。希波克拉底学派还注意外界因素对疾病的影响，有比较明确的预防思想。他们教导年轻的医生，进入一个没去过的城市时，要研究该城市的气候、土壤、水及居民的生活方式等。作为一个医生，只有预先研究城市中的生活条件，才能做好城市中的医疗工作。他们要求医生不要妨碍病理变化的"自然"过程，应根据医学知识并考虑自然来进行工作。

可以看出，不论是东方的古老中医还是古希腊的整体医学，或者是其他文明的健康观，大都体现了人类对健康的朴素和睿智的认知。尊重自然、敬畏自然，虽然带着时代的局限，但至今仍给人启迪，让人惊叹于古人的智慧。

（二）医疗中心主义时代

18世纪末以来，公共卫生和医学科学的发展，逐渐使人们相信通过医学治疗、公共卫生运动和个人的行为可以延长寿命。尤其是第二次世界大战以后，抗生素、疫苗、DDT等的发现和推广，彻底改变了过去传染病控制的进度。这使医学家对医学科学产生了一种过度的乐观，认为全世界的健康和疾病问题都可以在短期内得到解决。这样的理想主义的思潮称为"医疗中心主义"。

以20世纪中期为界，人类的健康问题走出"急性传染病时期"之后，便马上转入了"慢性病时期"，以心脑血管疾病（高血压、脑卒中和冠心病）、癌症、糖尿病、慢性呼吸系统疾病为主要杀手。与急性传染病相比，慢性病有两个完全不同的特征：其一，慢性病的致病原因主要是受到环境和生活方式的影响；其二，慢性病的治疗似乎是只能控制病情的发展而难以治愈。因此，在20世纪前半期形成的"治疗至上"的"医疗中心主义"，已经与以慢性病为主要威胁的当代社会中的实际情况不相适应。

（三）大健康科学观时代

为解决"医疗中心主义"及医学技术至上思维带来的异化现象，1947—1948年间，世界卫生组织的诞生带来了一个关于"健康"的崭新定义："健康乃是一种在身体上、心理上和社会上的完满状态，而不仅仅是没有疾病和虚弱的状态。"这意味着，判断个体的健康状况，要从身体、精神、心理等多个维度加以考核，这就超越了把身体仅仅作为医疗客体的"医疗中心主义"。

随着经济的发展，"重治疗轻预防"的医疗模式早已不适应当今社会人类对健康的需要，人的行为方式和环境因素对健康的影响越来越突出。进入21世纪后，世界卫生组织（WHO）的一份研究成果提出："在影响健康的因素中，生物学因素占15%，环境影响占17%，行为和生活方式占60%，医疗服务仅占8%"。在这种背景下，中国政府将"健康中国"列入了国家发展战略计划，并出台了一系列与"健康中国"相关的政策。2016年出台的《"健康中国2030"规划纲要》，更是大健康科学观在新时代的生动体现。从"治病为中心"转向"以健康为中心"，实现了对传统"健康"内涵的拓展，立足全人群和生命全周期两个着力点，提供公平可及、系统连续的健康服务，实现更高水平的全面健康。

三、大健康产业

在大健康观的引领下，与健康相关的行业、产业迅速发展。大健康产业是近年来兴起的一个概念，它不仅包含广义的健康产业，也包含与健康活动相关联的产业。

（一）大健康产业的定义

目前，大健康产业还没有统一的定义，但国内外业界有相对公认的标准，即大健康产业是维护健康、修复健康、促进健康的产品生产、服务提供及信息传播等活动的总和。从产业所属的门类来看，大健康产业包含健康农业、健康工业和健康服务业3个层次，如表 1.2 所示。其中，健康农业包括特色农业（绿色农业）和休闲农业；健康工业包括药品、健康食品、健康用品、健康器械等的制造；健康服务业包括医疗、养老产业、健康保险、健康管理、健康文化、健康旅游、第三方服务和健康信息技术等与健康相关的服务业。

表 1.2　按产业门类分类的大健康产业内容

一级门类	二级门类	三级门类
健康农业	绿色农业	中草药种植、绿色农副产品、健康花卉等
	休闲农业	观光农业、创意农业、教育农业、休闲农业等
健康工业	药品	生物医药、化学药、中成药等
	健康食品	绿色食品、保健食品、绿色休闲食品等
	健康用品	护肤品、日常保健用品、日常健康用品等
	健康器械	专用医疗器械、家用医疗器械、移动医疗设备、康复辅助器械、美容健身器械等
健康服务业	医疗	医疗机构、护理机构、卫生机构等
	养老产业	养老地产、养老服务业、养生服务、养心服务等
	健康保险	商业健康保险
	健康管理	健康体检、健康咨询、母婴照料、家庭医生、家庭护理、健康促进等
	健康文化	健康教育培训、健康文化创意、健康文化传承等
	健康旅游	医疗旅游、体育旅游、养生旅游、健康度假、休闲修心等
	第三方服务	医学检验/影像、医疗服务评价、健康市场调查和咨询、研发服务外包、医药科技成果转化服务、科技中介等
	健康信息技术	远程医疗、数字化健康系统、健康信息服务等

（二）大健康产业的特征

大健康产业具有以下 3 个突出的特征。

其一，大健康产业是传统健康产业的延伸和拓展。随着居民健康理念的升级，大健康产业逐步向多元化和一体化方向发展。与传统健康产业相比（表 1.3），大健康产业的目标、产业范围、受众等范围更广，提供的不仅是一种或一类产品，而是由传统的药品和医疗器械生产、研发和流通，拓展至医疗服务业、健康保险业、养老养身产业及互联网医疗等领域，从提供传统产品制造向提供产品和服务整体解决方案转变，生产、制造和研发、设计、售后的边界已经越来越模糊。

表 1.3　大健康产业和传统医疗行业的区别

	传统医疗卫生产业	大健康产业
目标	以治疗疾病为主	以保持健康预防疾病为主
产业范围	医药	保健品、健康消费品及服务业
适用人群	有疾病的人群为主	普通大众
适用情景	遵医嘱手术或服药	在工作生活休闲中以多种方式运用
主要特点	病后治疗方案	未病解决方案

其二，大健康产业各个领域关联度更高。根据健康产业的分类，医药、医疗仪器设备及器械等相关制造业将会带动工业原材料、药材及其他农产品种植等有关产业的发展，同

时自身存在大量研发活动；在产品流通环节，随着现代物流的发展，仓储、加工、包装、配送、信息处理等活动频繁，是整个产业链有序运转的重要支撑，同时也带动本地就业的增加；在最终的健康消费环节，医疗卫生、休闲健身等相关服务行业分别满足不同消费群体的需求，其中医院、疗养院等将在有形产品形态的基础上给人们提供其他附加服务，而保健品等直接以产品形态提供给消费者。

其三，大健康产业与科技联系空前紧密。随着生物科技、基因工程、3D 打印、"互联网+"等现代科技的不断进步和创新，传统的医药产业、医疗设备等行业加快科技研发和新技术应用的进程，新兴的互联网移动行业及智能手机等与大健康产业深度融合，为大健康产业带来了新的技术革命，极大地推动了大健康产业的转型升级。

知识拓展　　　　　　　　**产业、行业和企业**

在很多专业书籍中，经常会出现产业、行业、企业这 3 个词，它们所代表的意思是什么？下面就来认识一下它们的含义和区别。

1. 产业

产业是指由利益相互联系的、具有不同分工的、由各个相关行业所组成的业态总称。尽管它们的经营方式、经营形态、企业模式和流通环节有所不同，但是，它们的经营对象和经营范围是围绕着共同产品而展开的，并且可以在构成业态的各个行业内部完成各自的循环。

在中国，产业的划分是：第一产业为农业，包括农、林、牧、渔各业；第二产业为工业，包括采掘、制造、自来水、电力、蒸汽、热水、煤气和建筑各业；第三产业分为流通和服务两部分，共 4 个层次。

（1）流通部门，包括交通运输、邮电通信、商业、饮食、物资供销和仓储等业。

（2）为生产和生活服务的部门，包括金融、保险、地质普查、房地产、公用事业、居民服务、旅游、咨询信息服务和各类技术服务等业。

（3）为提高科学文化水平和居民素质服务的部门，包括教育、文化、广播、电视、科学研究、卫生、体育和社会福利等业。

（4）为社会公共需要服务的部门，包括国家机关、党政机关、社会团体及军队和警察等。

2. 行业

行业是指一组提供同类相互密切替代商品或服务的公司，以及从事国民经济中同性质的生产或其他经济社会的经营单位或者个体的组织结构体系，如林业、汽车业、银行业等。

3. 产业和行业的区别

产业和行业之间的区别是：产业体现的是生产力，属于宏观经济范畴；行业体现的是生产要素，属于微观经济范畴。两者是经济领域的不同范畴。

4. 企业

企业一般是指以盈利为目的，运用各种生产要素（土地、劳动力、资本、技术和企业家才能等），向市场提供商品或服务，实行自主经营、自负盈亏、独立核算的法人或其他社会经济组织。现代经济学理论认为，企业本质上是"一种资源配置的机制"，其能够实现整个社会经济资源的优化配置，降低整个社会的"交易成本"。

（资料来源：https://baike.baidu.com/item/%E4%BA%A7%E4%B8%9A/2282595?fr=aladdin；
https://baike.baidu.com/item/%E8%A1%8C%E4%B8%9A/2063999?fr=aladdin；
https://baike.baidu.com/item/%E4%BC%81%E4%B8%9A/707680?fr=aladdin）

第三节　大健康市场营销

随着大健康时代的到来，原先在"医疗中心主义"时代被抑制、隐藏、掩盖的大健康产业新因子逐步显现活力，精准医疗、健康大数据、休闲养生、体育健身等大健康新领域开始赢得市场的青睐；特别是消费迭代升级大大拓展了人们的健康需求空间。在这一场大健康引爆的新产业、新商业变革中，传统狭义的健康产业边界被打破，这势必带来新的商机和营销机遇，这是一片极富魅力的健康"蓝海"。面对大健康市场的巨大"蓝海"，各类企业跃跃欲试，大健康成为吸引企业进入的强大磁场。目前大健康领域持续吸引着各类企业进入，不仅有传统的医药企业，也有与健康服务相关的新企业。大健康市场固然庞大，但是想要分得一杯羹却并非易事，一些企业的业绩并不理想。除了大健康市场的培育时间较长，投资和回报周期较长等因素之外，没有从全局进行市场营销策划和实施也是原因之一。

◤ **知识拓展**　　　　　　　　　　　　**蓝海效应**

蓝海效应，原始于法国的欧洲工商管理学院（INSEAD）的两位教授金诚（W.Chan Kim，也译为金伟灿）及莫伯格尼（Renee Mauborgne）所提出的"价值创新"（Value Innovation）。引用企业成长的战略典范转移，由根据现有竞争者来思考策略，转变为"创造出全新的市场"，或者"重新定义现有市场"，运用"价值创新"的策略性逻辑，让竞争者变得无足轻重。

蓝海战略，将传统的竞争提出五大方面的挑战。

（1）突破对产业假设的挑战。

（2）突破对战略焦点的挑战。

（3）转变对客户利润为共通点的移位挑战突破。

（4）突破资产与核心能力的挑战。

（5）对时代的挑战，提供的产品与服务的挑战。

（资料来源：https://baike.baidu.com/item/%E8%93%9D%E6%B5%B7%E6%95%88%E5%BA%94/3554362?fr=aladdin）

一、挖掘市场的需求

人们对于身心健康，特别是身体健康的追求是无止境的。但是在很长时间内，健康需求、健康市场、健康产业都主要局限于针对疾病治疗的狭窄领域，市场的需求未被完全激活和开发。而随着大健康时代的到来，越来越多的人认识到，对于健康的需求不仅仅在于对疾病的治疗，更伴随了整个生命周期，跨越了人的生、老、病、死的全过程，更突显在对于健康生活、健康休闲等"治未病"的关注，对与之相关联的各种产品和服务也开始主动关注。因此，对于大健康市场的需求，可以从多个层面来进行挖掘和分析。

（一）消费结构升级创造内在需求

目前，我国经济总体上已经达到了全面小康水平，开始向比较富裕的阶段过渡。消费者收入的增长必定会引起消费结构的升级，其主要体现在 3 个方面：一是消费需求从以往量的满足向质的提升转变；二是从有形产品的需求向服务消费的需求转变；三是从模仿型、大众化消费向个性化、多元化消费转变。

未来的消费者将更加讲究品质。对于消费者而言，首先会越来越注重对自身健康的投资。只有身体健康了，高品质的消费才有意义。其次，服务需求日益增长，特别是健康服务的需求增长迅猛，这正是消费者消费观念转变的体现。过去人们注重于"求医问药"，而现在越来越多的人们会主动关注自身健康，更加重视"治未病"，疾病的预防。最后，由于每个人的身体状况千差万别，健康需求就各不相同，因此未来的健康消费更加注重个性化。这些都是来自大健康市场的需求，需要营销人员在了解行业、产业的基础上，发掘消费者的内在需求。

（二）人口老龄化市场需求旺盛

到 2020 年，我国 60 岁以上老年人口将增长到 2.55 亿人左右，占总人口比例 17.8%左右。其中高龄老年人将增加到 2900 万人左右，独居和空巢老人将增加到 1.18 亿人左右。这些数据说明，我国即将迎来老龄化社会。中国人口预期发展目标如表 1.4 所示。

表 1.4　中国人口预期发展目标

领域	主要指标	单位	2015 年	2020 年	2030 年
人口总量	全国总人口	亿人	13.75	14.2	14.5
	总和生育率		1.5～1.6	1.8	1.8
人口结构	出生人口性别比		113.5	≤112	107
人口素质	人均预期寿命	岁	76.3	77.3	79
	劳动年龄人口平均受教育年限	年	10.23	10.8	11.8
人口分布	常住人口城镇化率	%	56.1	60	70

资料来源：《国家人口发展规划（2016—2030 年）》。

伴随着老龄化的不断加深，老年消费者对医疗保健、康复护理等服务的刚性需求日益增加。而且随着流动老人和留守老人规模的不断增加，越来越多的家庭面临照料者缺失的问题。老人的健康服务需求已经成为当前中国迫切需要解决的重要问题。同时，从市场的角度来看，"银发经济"预示着一块巨大的市场，需要发掘好的商业模式来市场化地解决这一矛盾，同时会产生新的利润空间。

（三）亚健康释放市场需求

亚健康是介于健康和疾病之间的一种身心状态，主要表现为机体抵抗力下降，功能和适应能力减退。亚健康会影响工作、生活和学习，从而严重降低生活质量。工作压力、精神压力、抑郁症，以及"宅文化""吃货文化"等不健康的生活方式，是导致亚健康的重要原因。我国亚健康状况严重。2017 年 5 月 16 日在北京发布的《2016 年全民中医健康指数研究报告》显示，我国居民健康状态比例为 51%，中间状态比例为 31.7%，疾病状态比例为 17.3%。其中，中间状态就是亚健康状态。据世界卫生组织公布的一项全球性调查结果表明，全世界符合真正健康标准的人口仅占总人口的 5%，医院诊断患各种疾病的人占总人口的 20%，其余 75% 的人处于亚健康状态。可见，亚健康人群是一个隐形的消费市场，隐藏着巨大的消费需求。

（四）科技创新助力健康需求

科技创新是引领大健康发展的原动力，更是企业发挥主力军作用的呈现方式，是企业开拓业务类型，打造市场竞争力的强力手段。随着大健康细分市场的不断拓展，新型健康产品、服务不断涌现。目前大健康产业的投资热点主要有养老产业、互联网医疗、美容保健行业、精准医疗、健康管理、商业医保、在线医疗、养生旅游、智慧医疗、康复医疗、医药电商、基因测序等。这些领域不仅代表着大健康产业的具体门类，也是大健康产品、服务供给的具体体现，同时还体现了大健康产业的发展热点。企业要夺得市场制高点，在大健康市场，科技是不容忽视的重要因素。一方面，市场需要数字化的协同医疗服务，通过实现分级诊疗、区域协同和整合服务，提高医疗服务供给质量和改善就医模式；另一方面，市场需要智能化的智慧医疗服务，围绕健康风险监测、疾病预测预警、疾病诊疗与康复等，缓解医疗资源供给难题，改善供给质量。

二、大健康市场营销过程

市场营销是企业为顾客创造价值并且建立牢固的顾客关系，进而从顾客那里获得价值作为回报的过程。图 1.4 所示为一个创造和获取顾客关系的简单的市场营销五步骤模型。在前 4 个阶段，企业致力于了解消费者、创造顾客价值及建立牢固的顾客关系。在最后一个阶段，企业收获创造卓越顾客价值的回报。通过为消费者创造价值，企业进而从消费者那里获得价值，这些价值以销售额、利润和长期顾客资产的形式出现。

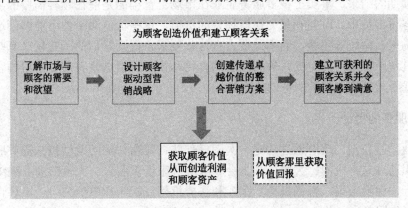

图 1.4　市场营销过程：创造和获取顾客价值

三、服务营销

服务业近年来发展迅速。随着一个国家经济的发展，在第三产业中就业人数的比例会发生极大的变化。即使在新兴经济国家，服务产出的增长也是迅速的，而且服务业产值一般都占到了国内生产总值（GDP）的一半以上。在美国，服务业占国民生产总值（GDP）的近 80%，并且在持续增长，截至 2014 年，美国有超过 4/5 的工作岗位来自服务业。在中国，2017 年服务业占 GDP 的比重为 51.6%，超过第二产业 11.1%，成为我国第一大产业。服务业对经济增长的贡献率为 58.8%，比 2016 年提高了 1.3%，成为推动我国经济增长的主动力，继续领跑国民经济增长。

在全球范围内，服务业的发展速度很快，占据了世界生产总值的 64%。在发达经济体中，那些与高科技相关的服务业被界定为知识型服务业。事实已经证明，知识型服务业已经成为一国经济中最具活力的产业。大健康市场中包含了有形产品和无形产品，同样也包含了知识型服务业，下面来了解与服务营销相关的一些知识点。

（一）服务的定义

服务是由一系列复杂的活动组成的，界定服务非常困难。早期营销理论在定义服务时，通常将其与有形产品进行比较，认为服务是"活动、行动、演出或努力"，是无形的产品；而产品则被定义为"物、设施、原材料、物体或其他东西"，特指有形的产品。目前有了新的观念，即购买服务时，不涉及所有权的转移问题。例如，一个人在一家酒店度周末，或者是找理疗师治疗自己受伤的颈椎，或者是预约了面部护理服务，很显然，这些服务都不涉及所有权的转移问题。基于服务不涉及所有权转移这一特性，将服务定义如下。

服务是一方向另一方提供的经济活动。在特定时间内，服务会给服务接受者（人、物或资产）带来预期的结果。顾客付出货币、时间和精力，期望通过服务组织所提供的货物、劳力、专业技能、网络和系统等获得价值。但对于服务过程中出现的任何有形要素，顾客通常都无法获得其所有权。

这里，将服务定义为两方之间发生的经济活动，其含义是在市场上价值在买者和卖者之间的交换。其一，顾客要参与服务，时间因素在服务过程中非常重要；其二，顾客得到想要的或预期的结果，事实上很多服务企业在市场上营销的是潜在顾客需要的解决方案；其三，顾客付出货币、时间和精力换取期望的价值，这些价值源于使用能够创造价值的有形或无形场所、系统等要素，而不是要占有这些要素，得到它们的所有权（有些例外，如汽车修理过程中零部件的更换，饭店准备的食物和饮料，但这些有形要素给顾客带来的价值一般会低于与其相伴随的服务的价值）。

（二）服务的特征

服务业千差万别。政府通过法庭、医院、部队、警察、消防及学校来提供服务；民间非营利组织通过慈善机构、大学、基金会和医院等来提供服务；大量的商业组织通过航空公司、银行、保险公司、咨询机构、医疗和法律机构、娱乐和电信公司、零售百货点等其他渠道来提供服务。

尽管服务业是广义的"产品"，但是有其特殊性和营销需求。服务作为产品，最大的不同在于无形性，并且是在与顾客的直接接触中产生的。因此，公司在设计营销方案时必须要考虑服务的 4 个特征，即无形性（Intangibility）、不可分割性（Inseparability）、可变性（Heterogeneity）和易逝性（Perishability），简称 IHIP，如图 1.5 所示。

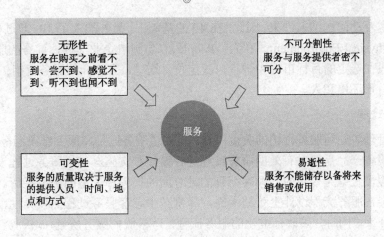

图 1.5　服务的 4 个特征

（1）服务的无形性是指在购买之前，服务看不到、尝不到、感觉不到、听不到也闻不到。例如，人们在进行整容手术之前并不知道结果如何；在进入养老社区之前并不知道社区的服务质量如何等。为了减少不确定性，购买者寻求的是服务质量的信号。消费者通过可见的地点、人员、价格、设备和沟通来确定质量如何。因此，服务提供者的任务就是让服务在一个或更多方面有形化，并传递有关质量的正确信息。

（2）服务的不可分割性是指服务与服务提供者不可分割，不管提供者是人还是机器。有形的商品是先生产、储存，再销售和消费；而服务是先销售，然后生产和消费同步。如果是服务业的员工提供服务，那么员工本身就是服务的一部分。顾客不只是购买和使用服务，他们也在服务的交付中发挥了作用。顾客的协同生产让提供者和顾客互动成为服务营销的一个重要特征。

（3）服务的可变性是指服务的质量不但取决于提供服务的人，也受时间、地点及提供方式的影响。例如，某些高端品牌休闲度假酒店，提供的服务整体优于同行，但是对于它的某一家酒店来说，前台的某个员工面带微笑并且办事高效，而就在他旁边不远的另一个员工可能脸色不好并且办事拖沓。即使是同一个员工的服务质量，也会随着他遇见客人时自身的状态和心情而有所不同。

（4）服务的易逝性是指服务不能储存以备将来销售和使用。例如，有些医院或医生会向患者收取违约金，因为这种服务价值只在预约时间内有效，如果患者不及时出现，相应的服务价值也就不复存在。当需求稳定时，服务的易逝性不是问题，但是当需求波动时，服务公司通常会遇到困难。例如，在高峰期，公共交通公司需要准备比平时更多的车辆，诸如此类。因此，服务企业通常要设计一个更好的供需战略。例如，酒店和旅游胜地会在淡季用相对较低的价格来吸引更多的游客，电商平台会雇佣临时工来应对"双 11"或"6.18"这样的购物旺季的服务需求。

（三）服务营销组合策略

现有的市场营销理论和实践都是建立在制造业基础上的，但是服务区别于有形产品。有形产品营销战略制定的要素包括 4 个，即产品（Product）、价格（Price）、渠道（Place）和促销（Promotion），称为 4P 市场营销组合策略。但是基于服务与有形产品之间的巨大差异，传统的 4P 营销组合无法照搬应用于服务营销。更进一步来说，传统的市场营销组合策略无法将顾客互动问题纳入进来。因此，在 4P 的基础上，另外加入了 3P，即过程（Process）、有形环境（Physical Environment）和人（People）。与制造企业一样，优秀的服务企业运用服务营销手段在选定的目标市场中进行自我定位。这里，重点介绍服务营销扩展的 3P，即服务过程、有形环境和人。

1. 服务过程

聪明的管理者知道服务营销的关键所在，更知道服务过程和服务结果同等重要。因此，创造和传递服务产品需要对有效的服务过程进行设计和实施。如果服务过程设计不好，服务传递将是缓慢且毫无效率的，顾客得到的是时间的损失和失望的服务经历。因此，最好的服务企业会在服务流程设计上殚精竭虑，尽量减少顾客服务过程的差异性，尽量将不同的顾客区分开来。同时，采取标准化的服务流程，严格监控服务质量，培训员工悉心服务，并尽量将原来由人承担的工作实现自动化，因为人是造成难以保持服务质量一致性的原因之一。目前，由于智能机器、通信和互联网的发展，自助服务技术日趋发达，因此越来越多的顾客参与的形式会以自助服务的形式体现出来。但是不管是顾客亲自到场参与服务，还是借助自助技术，设计良好的服务过程以确保传递的顺利进行都是十分必要的。

在制造业，可以通过提前准备好原材料或零部件建立"缓冲区"，保证生产过程顺利进行；但是在服务业，因为服务是以面对面的形式传递给顾客的，这样的"缓冲区"是无法建立的，这就意味着顾客的等待。因此，服务过程的管理实际上就是服务需求与服务产能平衡的管理，就是良好排队等待系统的设计与顾客等待心理的管理。

2. 有形环境

如果企业提供的服务要求顾客必须到现场参与，就必须思考怎样设计有形环境，如建筑的外观、景观、设备、内部装修、员工的着装、标识、印刷宣传品及其他可视线索，它们对企业所提供服务的质量起到了佐证作用，并能引导顾客顺利完成服务流程。

3. 人

尽管科技进步迅速，但是很多服务仍然需要顾客和服务员工进行面对面的互动才能完成。在很多情况下，服务型企业之间的区别就在于员工的服务态度和技能。服务企业需要通过甄选、培训和激励的方式，打造能够与所提供服务相匹配的员工队伍。员工除了必要的服务技能外，还需要具备良好的沟通技巧和服务态度。具有战略眼光的人力资源管理者知道，忠诚、有服务技能而且受到激励的员工会独立或在团队中更好地履行自己的职责，这也是企业核心竞争力的关键要素。

第四节　大健康市场发展趋势

在经济快速发展的当今社会，不论是发达国家还是发展中国家，关注国民健康成为了共同的命题，消费结构的变化促使人们更加关注健康，更加关注政府在促进国民健康领域有哪些切实的措施。因此，大健康产业在这样的背景下拥有良好的发展前景，营销者所关注的市场份额、利润空间、消费者需求、创造顾客价值等问题需要在看清发展趋势的前提下进行研究。

一、健康国家战略概述

国家健康战略是反映一个国家对其国民健康的总体价值观和发展愿景，实施国家健康战略关系国家发展和人民的根本福祉。美国、日本、欧洲等联合国成员国家和地区纷纷按照自身实际，出台并实施了健康国家战略，在促进国民健康方面突显了政府职责，效果显著。

（一）国外健康国家战略

1．世界卫生组织（WHO）的引领作用

1948 年，世界卫生组织（WHO）提出健康是人类的一项基本权利。至此以后，WHO就不同时期的人类健康问题提出了全球视野的指导性观点。1977 年，世界卫生大会提出"2000 年人人享有卫生保健"的全球战略目标；1978 年，WHO 在《阿拉木图宣言》中明确指出，初级卫生保健是实现"2000 年人人享有卫生保健"目标的关键和基本途径；1986 年，WHO 在首届全球健康促进大会上通过了《渥太华宪章》，首次完整地阐述了"健康促进"的概念，并直接推动了健康国家、健康城市战略的提出及在全球广泛实践；1998 年，WHO提出"21 世纪人人享有卫生保健"全球战略，除了继续将卫生、基本健康和疾病等卫生系统绩效指标作为目标外，还将改造生存环境、促进健康的国家政策等卫生系统以外的部门和政府绩效指标，纳入全球健康发展战略目标，突出强调改变影响健康的行为和社会决定因素，得到联合国的经济响应；2015 年，联合国可持续发展峰会上通过了《2030 年可持续发展议程》，将"确保健康的人生、提升各年龄段所有人的福祉"列为可持续发展目标之一，这是联合国对世界各国保障人民健康福祉提出的新要求。各国在世界卫生组织的引领下，各自规划着国家健康战略发展的途径和目标。

2．美国健康战略

作为全球最早实施健康战略的国家之一，20 世纪 80 年代以来，美国政府推出了以《健康公民》（*Healthy People*）系列计划和《国民身体活动计划》（*National Physical Activity Plan*）为代表的国家健康战略。

1979 年 10 月，美国政府成立了美国卫生与公共服务部（HHS），专门负责保护国民身体健康，提供最基本的医疗卫生服务。1980 年 11 月，HHS 发布了美国首个健康公民计划，这是一项可持续的健康促进计划，从 1980 年至今，HHS 共发布了 4 代健康公民计划。尤其是《健康公民 2020》计划的提出，通过身体活动建立良好的生活方式，代表着当今美国国家健康战略的最新动态。美国 4 代健康公民计划都把身体活动作为实现国家健康的重要途径，把健康教育作为促进健康的重要手段，强调运用健康教育和身体活动来矫正公民的行为，塑造良好的生活方式。美国健康公民计划的变化反映了美国社会健康问题重点的改变，也代表了国家健康战略中心的转移。

在借鉴世界多个国家身体活动计划的基础上，美国国民体力活动联盟（NPAP）制订了第一个《国民身体活动计划》，目的是通过合理的身体活动，让所有的美国人动起来。该计划针对公共健康、教育、工商业、大众传媒、交通、土地等部门制订了实施计划，包含了44 个实施策略，内容全面、目标明确、实践性强，并且在执行和评估方面有着具体的措施，确保计划有效实施和过程监督。

3．日本健康战略

第二次世界大战后至今，日本共实施了 4 次国民健康增进 10 年规划。第一次是 1978

年，实施内容包括：充实健康体检内容，完善市、町、村保健中心的设置，确保保健师、营养师等人力资源齐备；1988 年，第二次国民健康增进规划，目标是即使到了 80 岁也能生活自理、参加社会活动，规划将运动习惯的普及作为重点实施项目；第三次规划自 2000 年起，提出"面向 21 世纪的国民健康增进运动"，即"健康日本 21"，计划总目标是"减少壮年死亡、延长健康寿命、提高生活质量、实现全民身心健康、建立活力社会"；第四次是"健康日本 21"第二期规划，2013 年起开始实施，规划设定了五大领域 53 个目标项目。通过 4 次国民健康增进 10 年规划，日本国民健康取得重大进展。世界卫生组织（WHO）在最新的报告《世界健康报告》（*World Health Report*）（2016）中，从"医疗水平""接受医疗服务的难度""医药费负担公平性"等方面对世界各国的医疗体系进行了综合比较，日本再次蝉联第一。

4．小结

除了美国和日本外，世界其他国家和地区，如英国、加拿大、新加坡和芬兰等，都在健康国家战略方面做得比较成功，建立了符合自己国家特色的健康国家发展战略和部署。纵观国外健康国家战略的提出背景、主要内容和发展方向，有几个共同的特点，归纳如下。其一，健康是经济繁荣的基础，也是提高全员劳动生产力、增加劳动力有效供给、节约社会公共支出的重要基础。其二，健康是促进社会公平正义的重要力量。健康国家战略是基于全体国民的健康平等权而提出的，更多关注健康弱势人群和地区，促进健康公平。其三，健康是社会进步的目标归宿。健康国家战略需要以人的健康为中心，结合各类社会因素，经济、社会、生态等各个方面综合施策。其四，公共卫生是健康国家战略中的核心内容。要更加突出公共卫生对全民健康的促进作用，将健康保护和卫生干预作为重要措施，降低健康风险。其五，健康战略的实施要注重可持续性和可操作性。要更加注重战略规划制定和实施的科学性、严谨性，包括：战略规划制定过程中的论证评估，措施、经费、立法等保障配套，实施过程的监督管理，实施效果的科学评估与考核，战略规划的可持续性等。

（二）"健康中国"国家战略

为了顺应健康国家战略的世界趋势，我国提出了以人民健康为中心，以"共建共享、全民健康"为主题的"健康中国 2030"战略。其中，共建共享是建设健康中国的基本路径，全民健康是健康中国的根本目的。

"健康中国 2030"战略按照从内部到外部、从主体到环境的顺序，依次针对个人生活方式与行为方式、医疗卫生服务与保障、生产与生活环境等健康影响因素，提出普及健康生活、优化健康服务、完善健康保障、建设健康环境、发展健康产业 5 个方面的战略任务，如图 1.6 所示。

一是普及健康生活。从健康促进的源头入手，强调个人健康责任，通过加强健康教育，提供全面健康素养，广泛开展全面健身运动，塑造自主自律的健康行为，引导群众形成合理膳食、适量运动、戒烟限酒、心理平衡的健康生活方式。

二是优化健康服务。以妇女儿童、老年人、贫困人口、残疾人等人群为重点，从疾病的预防和治疗两个层面采取措施，强化覆盖全面的公共卫生服务，加大慢性病和重大传染病防控力度，实施健康扶贫工程，创新医疗卫生服务供给模式，发挥中医"治未病"的独特优势，为群众提供更优质的健康服务。

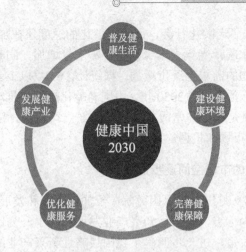

图 1.6 健康中国 2030 战略的五大任务

三是完善健康保障。通过健全全民医疗保障体系，深化公立医院、药品、医疗器械流通体制改革，降低虚高价格，切实减轻群众看病负担，改善就医感受。加强各类医保制度整合衔接，改进医保管理服务体系，实现保障能力长期可持续。

四是建设健康环境。针对影响健康的环境问题，开展大气、水、土壤等污染防治，加强食品药品安全监管，强化安全生产和职业病防治，促进道路交通安全，深入开展爱国卫生运动，建设健康城市和健康村镇，提高突发事件应急能力，最大限度地减少外界因素对健康的影响。

五是发展健康产业。区分基本和非基本，优化多元办医格局，推动非公立医疗机构向高水平、规模化方向发展。加强供给侧结构性改革，支持发展健康医疗旅游等健康服务新业态，积极发展健身休闲运动产业，提升医药产业发展水平，不断满足群众日益增长的多层次、多样化健康需求。

二、市场发展空间巨大

发展健康产业，是"健康中国 2030"战略提出的重大战略任务之一。发展大健康产业，既是顺应"健康中国 2030"战略的客观要求，满足全面健康需求的有效手段，也是顺应新兴产业发展方向、保持经济较快发展的重要动力和必然要求。而产业的发展必然带来新的市场机会，在健康中国确立为国家战略的背景下，相关的企业发展环境也相应改善，企业要提供更满足当下和未来消费群体需求的健康产品和服务，带给消费者更有价值的消费体验。下面，就来认识一下大健康市场未来的发展空间。

（一）老龄化市场空间巨大

2019 年 1 月 21 日，国家统计局发布最新的人口数据：2018 年末，60 周岁及以上人口2.49 万人，占总人口的 17.9%。预计到 2020 年，老年人口将达到 2.55 亿，老龄化水平将达到 17.8%，其中 80 岁以上老年人口将达到 3067 万人；2025 年，60 岁以上人口将达到 3 亿，成为超老年型国家。从全世界范围来看，发达国家老龄化进程长达几十年至一百多年，如法国用了 115 年，瑞士用了 85 年，英国用了 80 年，美国用了 60 年，而我国只用了 18 年

（1981—1999 年）就进入了老龄化社会，而且老龄化的速度还在加快。

伴随老龄化社会的来临，老年人本身的医疗需求量增加，同时与老年人关联性强的慢性病及改善生活质量药物的需求也逐步增加。据统计，65 岁以上老年人的平均医疗开销是青壮年的 3 倍。世界银行预测，到 2030 年，中国老龄化进程将推动慢性病的疾病负担增加40%。仅健康养老产业就是一个非常漫长的产业链条。可以说，随着我国进入"老龄化社会"，企业将面临巨大的市场和机遇。

（二）新兴产业发展的市场空间逐步形成

在我国，以 2010 年 9 月出台的《国务院关于加快培育和发展战略性新兴产业的决定》（国发〔2010〕32 号）为标志，战略性新兴产业发展正式上升为国家战略。随后，国家相继出台了一系列支持性政策，进一步明确了我国战略性新兴产业的分类、发展重点及发展政策。

在确定的七大战略性新兴产业中（图 1.7），生物产业包括生物医药、生物医学工程、生物农业、生物制造四大板块（图 1.8）。

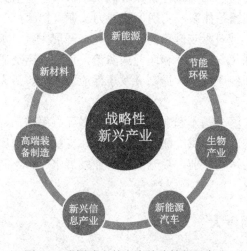

图 1.7　我国确定的七大战略性新兴产业

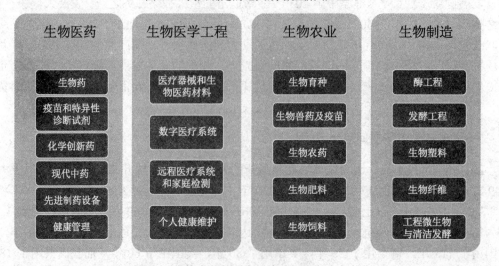

图 1.8　生物产业的四大板块及细分产业方向

其中，大健康产业中涵盖的营养食品、医药产品、保健用品、医疗器械、休闲健身、健康管理、健康咨询、医疗旅游、清洁能源等多个与人类健康紧密相关的生产和服务领域，辐射了相当数量的现有企业和即将投向大健康市场的企业。这些企业会如雨后春笋一般为目前和未来的消费者提供健康的产品和服务，新一轮的健康消费浪潮即将到来。

（三）政策支持改善企业发展的宏观环境

企业的发展离不开产业环境，健康产业的发展离不开强有力的政策支持。"健康中国"建设上升为国家战略，足以体现企业发展的宏观环境良好，相关政策法规的支持给处于健康产业或即将进入健康产业的企业带来了无限的机遇。各部门连续出台的相关政策覆盖了市场准入和监管、科技和产业、财税金融保险、社会保障、投资和要素保障、知识产权保护等各个方面。在我国，各地高度重视大健康产业的发展。许多省市，如浙江、河北、云南、陕西等纷纷把大健康作为支柱产业进行规划。例如，海南省提出，到 2020 年，医疗健康产业占海南省 GDP 的比重将达到 15% 以上，成为名副其实的支柱产业。借助资本市场发挥新产品优势，一批中小企业将实现快速发展，现有市场竞争格局将会逐步改变。

三、数字化、全球化和可持续营销

市场每天都在变化。惠普公司的理查德·洛夫观察说："变化的步伐是如此之快以至于适应变化的能力已经成为竞争优势。"因为市场在变化，所以服务市场的人也需要变化。当下，营销人员所面临的市场局面和营销战略的主要趋势和力量已经发生了改变和进步，并且不容忽视。

（一）数字化

数字技术的爆炸式发展深深影响了人们的生活方式——交流、分享信息、娱乐及购物。根据"We Are Social"和"Hootsuite"披露的最新数据，截至 2018 年，全球互联网用户数已经突破了 40 亿，证实了全球有一半的人口"触网"。全球 76 亿人中，约 2/3 已经拥有手机，且超过半数为"智能型"设备，因此人们可以随时随地、更加轻松地获取丰富的互联网体验。来自 GlobalWebIndex 的最新数据显示，互联网用户每日平均在线 6 个小时（通过使用互联网驱动的设备和服务），互联网已经占据了人们清醒时间的 1/3（总在线时长已破 10 亿年）。

根据中国互联网络信息中心（CNNIC）2019 年 8 月发布的第 44 次《中国互联网络发展状况统计报告》，截至 2019 年 6 月，我国手机网民规模达 8.47 亿，网民中使用手机上网人群的占比由 2016 年的 95.1% 提升至 99.1%。台式计算机、笔记本电脑的使用率均出现下降，手机不断挤占其他个人上网设备的使用。在一项名为《国民手机用眼行为大数据报告》的调查中显示，参与调查的数万名网友，平均每天看电子屏时长近 6 个小时，占全天时间的 24%；每天使用手机的次数达 108 次，即一天 24 小时中，每 13 分钟就会使用一次手机。

消费者喜欢与数码产品相关的事物，而移动技术成为那些试图让顾客互动交流的市场营销者的利器。所以，互联网及数字和社交媒体的快速发展正如风暴一般侵袭着当今的营销世界。而对于大健康市场来说，除了应用最新的数字和社交媒体来辅助营销以外，互联网医疗等技术也是行业未来发展的动力方向。

（二）全球化

今天，几乎每个企业，无论大小，都或多或少受到全球竞争的影响。附近的花店从荷兰的花匠那里购买鲜花，每天光顾的咖啡店从新西兰空运的咖啡豆，美国消费品制造商在国外新兴市场推出一款新产品，它就会接到来自全世界的订单……我国高性能医疗器械领域中，90%以上的产品均为国外品牌，几乎被通用电气、飞利浦、西门子三家跨国企业垄断。

全世界有很多企业开展着真正意义上的全球经营，即在世界各地制造和销售他们的产品。例如，美国麦当劳每天在全球 119 个国家的 3.4 万家餐厅中服务 6900 万顾客，企业收入的 71%来自美国以外的国家；耐克公司在 190 个国家开展销售，58%的销售额来自非美国本土销售。今天，企业不仅在国际市场上努力销售其在当地制造的产品，还在国外采购更多的零部件和供应物，并为世界各地的特殊市场开发新产品。因此，各个国家的营销经理都应该用全球视角而不是本地视角来看待企业所处的行业、竞争者和机会。

（三）可持续营销

市场营销人员正在重新审视与社会价值观、责任及地球的关系。今天的市场营销人员被号召发展可持续的营销实践。在发达国家，企业道德和社会责任几乎变成了每个商业场所的热门话题。这预示着在不远的将来，中国的营销人员同样会面临这样的话题。很少有企业可以忽视这个话题，因为企业的每一个行动都会影响顾客关系。今天的顾客期盼企业以对社会和环境负责的方式来传递价值。

未来的社会责任和环保运动更需要企业的参与。一些企业抵制这些活动，只在立法强制或消费者强烈抗议时才做出预算。然而，有远见的企业欣然接受它们对周围世界的责任。它们认为可持续营销是一个机会，通过做正确的事把事情做好。它们寻求既可以满足当下需求又可以服务顾客和社区长期利益的方式。在中国，也不乏有这样的企业，它们通常也是行业的领头企业，有长远的战略发展眼光。

 本章小结

1. 营销者将卖家称为行业，将顾客群称为市场。具体来讲，市场是指产品或服务现实和潜在的购买者。

2. 市场的大小取决于人口数量、购买力和购买欲望 3 个要素。

3. 主要顾客市场划分为消费者市场、企业市场、全球市场和非营利组织市场。

4. 需要是指感受到匮乏的状态。

5. 欲望是指人的需要经过文化和个性的塑造后所呈现的形式。

6. 需求是可以被购买能力满足的对特定产品的欲望。

7. 市场供应物是指提供给市场以满足人们的需要和欲望的产品、服务、信息和体验的一些组合。

8. 交换是指通过提供某种东西作为回报，从别人那里取得所需物品的行为。

9. 顾客感知价值是感知到的有形利益、无形利益和成本的总和。相对于竞争者的同类供应物，顾客对从某市场供应物所获得的利益与为获得该供应物所付出的成本之差的评价。

10. 顾客满意度反映了一个人对产品感知性能与期望关系的判断。

11. 市场营销是创造、传播、传递和交换对顾客、客户、合作者和整个社会有价值的市场供应物的一种活动、制度和过程。从满足顾客需要的新角度出发，市场营销的定义为：企业为顾客创造价值并建立牢固的顾客关系，进而从顾客那里获得价值作为回报的过程。

12. 大健康市场，就是对大健康领域提供的产品或服务有需求的顾客群的集合。

13. 健康是一种在身体上、心理上和社会上的完满状态，而不仅仅是没有疾病和虚弱的状态。健康=15%遗传因素+10%社会影响+8%医疗环境+7%生活环境+60%生活方式。

14. 大健康产业是维护健康、修复健康、促进健康的产品生产、服务提供及信息传播等活动的总和。

15. 服务是一方向另一方提供的经济活动。

16. 服务的 4 个特征分别是无形性、不可分割性、可变性和易逝性。

17. 服务营销组合策略（7P）是指产品（Product）、价格（Price）、渠道（Place）和促销（Promotion）及扩展的 3P，即过程（Process）、有形环境（Physical Environment）和人（People）。

18. "健康中国 2030"战略以"共建共享、全民健康"为主题。其中，共建共享是建设健康中国的基本路径，全民健康是健康中国的根本目的。

 实训练习

一、简答题

1. 现代市场营销中"市场营销"的含义是什么？
2. 市场营销的过程是怎样的？
3. 简述推销和市场营销的本质区别。
4. 讨论影响营销的趋势，它们对市场营销人员向顾客传递价值有什么启示？
5. 怎样理解大健康市场中的"市场"的含义？
6. 新时代对于健康的定义是什么？
7. 服务营销组合的 7P 指的是哪几个要素？
8. 大健康市场的市场机遇有哪些？

二、案例分析

瑞士静港医疗中心

瑞士静港医疗中心将健康管理模式引入到养生休闲旅游开发之中。在一些景区或旅游地，开发者可以利用网络帮助游客完成寻名医、挂号及病后康复等一系列整体健康管理，即"IT+健康+旅游"的新模式；以网络平台、会员制的组织形式，对游客的生活起居等一系列生活方式做出合理安排，并根据需要提供营养餐的配送、健康检查、运动健身等系列活动，从而使游客的身体获得健康维护和健康促进。例如，"为健康而旅行"的瑞士青春之旅，对于不同的旅行者旅行线路和服务不是千篇一律的，而是一种独特的以个性要求为核心的体验。瑞士静港国际抗衰老中心的抗衰老健康服务项目，其内容包括为贵宾提供全面医学体检并为其量身定制治疗日程和旅行行程、全程陪同翻译、提供 24 小时私人管家式服务、实现真正的私人定制旅行。

试分析：

1. 瑞士静港医疗中心的顾客特征和需求是什么？
2. 试分析医疗中心是怎样实现互联网服务的？

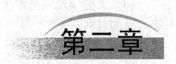

第二章

大健康市场的营销管理

1. 了解市场营销观念的发展及含义。
2. 了解全方位营销观念的主要内容。
3. 理解市场营销管理的本质。
4. 理解大健康市场营销的各种观念及产生背景。
5. 掌握推销观念和市场营销观念的区别。
6. 掌握营销管理的四大职能。

案例引入

日本温泉养生

日本从北到南有 2600 多座温泉，有 7.5 万家温泉旅馆。日本的温泉已从单纯的洗浴观光功能，演变到具有医疗功能，进而演变为一种休闲方式。各类温泉保养地因环境特性，温泉水质等发展背景的不同，衍生出许多不同类型的温泉保养地。日本的温泉不仅数量多、种类多、质量高，而且差异化明显。日本的每一处温泉都不雷同，具体的差异化主要体现在建筑风格、园林景观、功能产品、艺术装潢、产品命名、经营理念、背景音乐、服务模式、工艺商品、文化活动、主题营销、形象设计等方面。日本的温泉保养地除保持原本的医疗功能外，还增设了许多娱乐设施，让进行疗养的消费者能享受到更多的休闲，使其停留时间延长，进而创造出更多的附加价值。日本温泉和配套的娱乐活动所涉及的领域涵盖了自然生态、观光游憩、温泉洗浴、医疗保健、历史文化、地方民俗、农、牧、矿等相关产业。温泉养生内涵的深度和广度不光是温泉的浸泡，更是将观光游憩、医疗保养、环境生态与产业资源加以整合运用。

思考题：

1. 日本温泉养生满足了消费者的哪些需求？

第一节　大健康市场营销的观念

面对营销新形势，公司的市场营销工作应该以什么样的理念所引导呢？这就需要了解营销观念的演变过程和发展。

一、生产观念

生产观念是指导销售者最古老的概念之一。这种观念产生于 20 世纪 20 年代前，企业经营哲学不是从消费者需求出发，而是从企业生产出发，其主要表现是"我生产什么，就卖什么"。生产观念认为，消费者喜欢那些可以随处买得到而且价格低廉的产品，企业应致力于提高生产效率和分销效率，扩大生产，降低成本以扩展市场。例如，美国皮尔斯堡面粉公司，从 1869 年至 20 世纪 20 年代，一直运用生产观念指导企业的经营，当时这家公司提出的口号是："本公司旨在制造面粉"。美国汽车大王亨利·福特（Henry Ford）曾傲慢地宣称："不管顾客需要什么颜色的汽车，我只有一种黑色的。"由此可见，生产观念是一种重生产、轻市场营销的商业哲学。

生产观念是在卖方市场条件下产生的。在资本主义工业化初期及第二次世界大战末期和战后一段时期内，由于物资短缺，市场产品供不应求，生产观念在企业经营管理中颇为流行。我国在计划经济旧体制下，由于市场产品短缺，企业不愁其产品没有销路，工商企业在其经营管理中也奉行生产观念。具体表现为：工业企业集中力量发展生产，轻视市场营销，实行以产定销；商业企业集中力量抓货源，工业生产什么就收购什么，工业生产多少就收购多少，也不重视市场营销。除了物资短缺、产品供不应求的情况之外，有些企业在产品成本高的条件下，其市场营销管理也受生产观念支配。例如，亨利·福特在 20 世纪初期倾全力于汽车的大规模生产，努力降低成本，使消费者购买得起，借以提高福特汽车的市场占有率。

二、产品观念

产品观念是指以产品为中心的营销观念，是与生产观念同时出现、同时流行、同时消失的古老营销观念之一。也是一种"以产定销"的观念，表现为重产品生产，轻产品销售，重产品质量，轻顾客需求。中国的"酒香不怕巷子深""皇帝的女儿不愁嫁""祖传秘方"等思想就是这一观念的反映。

产品观念认为，消费者喜欢那些高质量、多功能和具有某种特色的产品，企业应致力于生产高质量产品，并不断加以改进。产品的质量和改进是大部分营销战略的重要组成部分。它同样产生于市场产品供不应求的"卖方市场"形势下。但是只关心企业的产品最容易导致"营销短视症"，即不适当地把注意力放在产品上，而不是放在市场需要上，往往造成虽然产品质量优良，但是产品单一，款式老旧，包装和宣传缺乏，在市场营销管理中缺乏远见，只看到自己的产品质量好，看不到市场需求在变化，致使企业经营陷入困境。正如很多新创企业所汲取的重要教训，一个新的或改进的产品并不一定就会卖得很好，除非它被恰当地定价、分销、宣传和销售。

　　　　　　　　　　更好的捕鼠器

　　美国一家制造捕鼠器的公司，为了试制一种适合于老鼠生活习性的捕鼠器，组织力量花了若干年时间研究了老鼠的进食、活动和休息等各方面的特性，终于制造出了受老鼠"欢迎"的一种新型捕鼠器。新产品完成后，屡经试验，捕鼠效果确实不错，捕鼠率百分之百。同时与老式捕鼠器相比，新型捕鼠器还有以下优点：①外观大方，造型优美。②捕鼠器顶端有按钮，捕到老鼠后只要一按按钮，死鼠就会掉落。③可终日置于室内，不必夜间投器，白天收拾；绝对安全，也不会伤害儿童。④可重复使用，一个新型捕鼠器可抵好几个老式捕鼠器。新型捕鼠器上市伊始深受消费者的青睐，但好景不长，市场迅速萎缩了。是什么原因致使这么好的东西却没有达到预计的销售业绩呢？后来查明，其主要原因如下。

　　第一，购买该新型捕鼠器的买主一般是家庭中的男性。他们每天就寝前安装好捕鼠器，次日起床后因急于上班，便把清理捕鼠器的任务留给了家庭主妇。主妇们见死鼠就害怕、恶心，同时又担心捕鼠器不安全，会伤害到人，结果许多家庭主妇只好将死鼠连同捕鼠器一起丢弃，由此消费者感到代价太大，因此主妇们不希望自己的丈夫再买这种捕鼠器。

　　第二，由于该捕鼠器造型美观，价格自然较高，因此中、低收入的家庭购买一个便重复多次使用，况且家中老鼠在捕捉几只后就可以"休息"一段时间，重复购买率减少，销量自然下降。

　　第三，高收入的家庭，虽然可以多买几个，但是用后处理很伤脑筋，老式捕鼠器捉到一只老鼠后，可以与老鼠一起扔进垃圾箱，而新型捕鼠器有些舍不得，留下来又没地方放。另外，捕鼠器的存在，又容易引起有关老鼠的可怕联想。

　　思考题：顾客需要的是什么？

三、推销观念

　　推销观念是指以推销现有产品为中心的思想。推销观念认为，消费者通常表现出一种购买惰性或抗拒心理，如果听其自然，消费者一般不会足量购买某一企业的产品，因此，企业必须积极推销和大力促销，以刺激消费者大量购买本企业产品。推销观念在现代市场经济条件下被大量用于推销那些滞销商品，即购买者一般不会主动想到要去购买的产品或服务。这些行业必须善于使用各种技巧来寻找潜在客户，突出产品的好处，并采用高压方式说服他们接受其产品。许多企业在产品过剩时，也常常奉行推销观念，

　　但是，这种强势的推销风险很高。它注重的是做成买卖，而不是与顾客建立长期可获利的关系。它们的目标是销售其能生产的产品，而不是生产市场需要的能出售的产品。至于消费者是否满意，企业不太关心。这一观念与生产观念相比，是一个进步。但由于它所重视的推销是已制产品或现有产品的推销，因此二者不存在本质的区别，企业照样是生产什么就推销什么，生产之前不了解消费者需求，销售以后也不去征询顾客的意见和要求。所以，这是一种只在形式上做了改变的生产观念。

四、市场营销观念

市场营销观念是以消费者需要和欲望为导向的经营哲学，是消费者主权论的体现，形成于20世纪50年代，它的出现标志着真正的营销观念形成。市场营销观念认为，实现企业诸目标的关键在于正确确定目标市场的需要和欲望，一切以消费者为中心，并且比竞争对手更有效、更有利地传送目标市场所期望满足的东西。市场营销观念的产生，是市场营销哲学一种质的飞跃和革命，它不仅改变了传统旧观念的逻辑思维方式，而且在经营策略和方法上也有很大突破。不同于以产品为中心的"制造和推销"理念，市场营销观念是以顾客为中心的"感知和反应"理念。它要求企业营销管理贯彻"顾客至上"的原则，从而实现企业目标。因此，企业在决定其生产经营时，必须进行市场调研，根据市场需求及企业本身条件选择目标市场，组织生产经营，最大限度地提高顾客满意程度。企业的工作不是为产品找到正确的顾客，而是为顾客找到正确的产品。

西奥多·莱维特曾对推销观念和市场营销观念做过深刻的比较（图2.1），指出：推销观念注重卖方需要；市场营销观念则注重买方需要。推销观念以卖主需要为出发点，考虑如何把产品变成现金；而市场营销观念则考虑如何通过制造、传送产品及与最终消费产品有关的所有事物，来满足顾客的需要。可见，推销观念的4个支柱是：工厂、产品导向、推销、赢利。市场营销观念的4个支柱是：市场中心、顾客导向、协调的市场营销和利润。从本质上说，市场营销观念是一种以顾客需要和欲望为导向的哲学，是消费者主权论在企业市场营销管理中的体现。

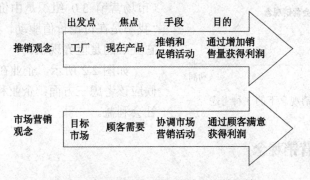

图2.1　推销观念与市场营销观念的比较

采用市场营销观念不仅仅意味着简单回应顾客声称的欲望和明显的需要。顾客驱动型企业会深入研究顾客需求、收集新的产品构想及测试产品改进情况。当存在清晰的需求，当顾客知道他们想要什么时，这种顾客驱动型营销通常会产生良好的效果。但是，在很多情况下，顾客并不知道自己想要什么，或者不知道存在什么样的可行性。例如，在20年前，有多少消费者想过需要现在司空见惯的产品，像平板电脑、智能手机、数码相机、24小时在线购物，或是车里的GPS系统？这些情况便是唤起对顾客驱动型营销的需要，即比顾客自身更了解他们的需要，无论现在还是未来，创造出同时满足现有和潜在需要的产品和服务。就像世界著名的产品多元化跨国企业3M公司（Minnesota Mining and Manufacturing），明尼苏达矿务及制造业公司的执行官所说："我们的目标是在顾客知道自己想去哪里之前带领顾客到达那里。"

五、社会营销观念

随着全球环境破坏、资源短缺、人口爆炸等问题日益严重，要求企业顾及消费者整体与长远利益即社会利益的呼声越来越高。市场营销学界提出了一系列的新观念，如人类观念（human concept）、理智消费观念（intelligent consumption concept）、生态准则观念（ecological imperative concept）。其共同点认为企业生产经营不仅要考虑消费者需要，而且要考虑消费者和整个社会的长远利益——社会营销观念。此观念要求企业任务在于确定目标市场的需要、欲望和利益，比竞争者更有效地使顾客满意，同时维护与增进消费者和社会福利，是对市场营销观念的进一步完善、发展。

许多领先的商业和营销思想家正在传播"共享价值"（shared value）的概念。这个概念提出，是社会需要而不仅是经济需要定义了市场。共享价值的概念强调在创造经济价值的同时也要为社会创造价值。越来越多的企业以它们精明的商业运作方式而闻名，如通用汽车、谷歌、IBM、英特尔、强生、雀巢等，这些企业重新思考社会绩效和企业绩效的相互作用。它们不只关心短期的经济利益，同样也关心顾客的福祉、对它们的业务至关重要的自然资源的枯竭、重要供应物的生命力及它们开展生产和销售活动的社区的经济福利。一位杰出的营销人员称社会营销观念为市场营销 3.0（市场营销 3.0 组织是由价值驱动的），并说："我不是在讨论价值驱动，我是在讨论价值观，它关心的是世界现状。"

如图 2.2 所示，企业在设定营销战略的时候应该考虑三方面：企业利润、消费者需求及社会利益。

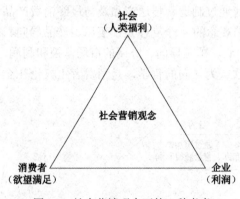

图 2.2　社会营销观念下的 3 种考虑

六、全方位营销观念

21 世纪初所塑造和演变的营销观念正在引导企业思考和接受新的想法和做法。全方位营销观念是对各种营销活动的广度和相互依赖性有清楚认识的情况下，对营销项目、过程和活动的开支、设计和执行。全方位营销观念认为，在营销中，任何事情都很重要。因此，一个广阔、整合的视角非常必要。具体来讲，全方位营销观念包括 4 个组成部分：关系营销、整合营销、内部营销和绩效营销。

（一）关系营销

从 20 世纪 80 年代起美国理论界开始重视关系市场营销，即为了建立、发展、保持长期的、成功的交易关系进行的所有市场营销活动。它的着眼点是与和企业发生关系的顾客、雇员、合作伙伴（渠道、供应商、分销商、经销商和代理商）和财务圈成员（股东、投资者、分析师）等建立良好稳定的伙伴关系，最终建立起一个由这些牢固的、可靠的业务关系所组成的"市场营销网"，以追求各方面关系利益最大化。这种从追求每笔交易利润最大化转换为追求同各方面关系利益最大化是关系市场营销的特征，也是当今市场营销发展的新趋势。

市场营销不仅需要巧妙地执行客户关系管理，同时也要关注伙伴关系管理。公司正在深化它们与供应商、分销商之间的合作关系，将它们看作向终端客户传递价值的合作伙伴，从而使每一方都获益。

（二）整合营销

当营销人员设计营销活动并整合营销项目为消费者创造、传播和传递价值时，就出现了整合营销。其两大核心主题如下。

（1）多元化的营销活动可以创造、传播价值。

（2）营销人员在设计或执行任何一项营销活动时都应该考虑到其他活动。

例如，当一家医院从设备供应商那里购买核磁共振机器时，它会期待购买之后良好的安装、维修和培训服务。

公司必须制定一个整合渠道策略，评估每个渠道选择对产品销售和品牌资产的直接影响，以及该渠道与其他渠道选择的互动对产品销售和品牌资产的间接影响。

公司的传播活动也必须得到整合以强化传播选择和相互补充。每种传播方式在与消费者的任何接触中也必须传递一致的品牌信息。

（三）内部营销

内部营销是从关系营销理论发展而来的。理论建立在如下假设框架内：满意的员工产生满意的客户，要想赢得客户满意，首先要让员工满意；只有满意的员工才可能以更高的效率和效益为外部客户提供更加优质的服务，并最终使外部客户感到满意。满意的员工产生满意的客户，是内部营销的基本前提。内部营销的对象是企业内部员工，目的是通过吸引、保留和激励员工，开发员工的服务理念和客户意识，以满意的员工来实现企业外部客户的满意，从而获得企业竞争优势。

员工不是会自动热爱自己的公司和它的品牌吗？坦率地说，不会。现实地讲，有些人工作的目的就是养家糊口。如果某个员工对公司的品牌或产品兴趣索然，那么他对工作就兴趣索然，对客户服务也会兴趣索然，这样的客户服务会让公司倒闭。相反，如果某个员工激情四溢，他身边的同事很容易就能感觉到他热爱自己的公司，而客户也会受其影响。菲利浦·科特勒曾指出："内部营销是指成功地雇佣、训练和尽可能激励员工很好地为顾客服务工作。"这也就是说向内部人员提供良好的服务和加强与内部人员的互动关系，以便一致对外地开展外部的服务营销。这里所说的对员工的雇佣、训练和激励，就是对服务人员的训练激励和处置权；服务人员的义务和职责、服务人员的仪表、交际能力、服务态度等。内部营销过程实际上也就是对服务营销组合中各人员要素的管理过程。

内部营销是一项管理战略，其核心是培养员工对顾客服务意识。把产品和服务通过营销活动推向外部市场之前，应先对内部员工进行营销。任何一家企业事先都应该意识到，企业中存在着一个内部员工市场，内部营销作为一种管理过程，能以两种方式将企业的各种功能结合起来。首先，内部营销能保证公司所有级别的员工，理解并体验公司的业务及各种活动；其次，它能保证所有员工准备并得到足够的激励以服务导向的方式进行工作。内部营销强调的是公司在成功达到与外部市场有关的目标之前，必须有效地进行组织与其员工之间的内部交换过程。

（四）绩效营销

从狭义的角度来讲，对绩效营销最直观的理解是企业从注重绩效的角度开展营销活动或提升营销能力。这里的绩效是指狭义的财务绩效；广义的绩效营销是指营销者更加关注营销活动及其投入带来的商业回报，并更广泛地关注营销对法律、伦理、社会和环境的影响和效应。无论是从广义还是狭义的角度理解，绩效营销作为一个交叉学科领域，都强调营销与会计、财务、金融的融合，强调从关注短期利益转向关注营销带来的长期价值。

第二节　大健康市场的营销管理

营销管理是指企业为实现经营目标，对建立、发展、完善与目标顾客的交换关系的营销方案进行的分析、设计、实施与控制。营销管理是企业规划和实施营销理念、制定市场营销组合，为满足目标顾客需求和企业利益而创造交换机会的动态的、系统的管理过程。营销管理是企业经营管理的重要组成部分，是企业营销部门的主要职能。市场营销管理的本质是需求管理。

一、营销管理的职能

营销管理要履行 4 个营销管理职能：分析、计划、执行和控制，如图 2.3 所示，公司首先要制订整个企业的战略计划，然后将其细化为每个部门、每件产品、每个品牌的市场营销和其他计划。通过执行把公司的计划付诸行动。控制包括考核和评估营销活动的结果，并在必要时采取纠正措施。最后，市场分析提供了所有其他营销活动所需的信息和评价。

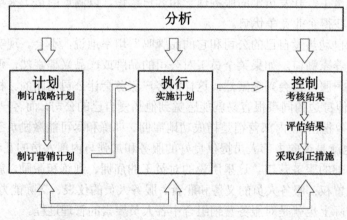

图 2.3　营销管理职能

二、营销管理的类型

需求管理（Demand Management）就是营销管理，是指需要帮助企业以达到自己目标的方式来影响需求的水平、时机和构成。需求管理是一个动态的过程，离开了能动的、变化的系统进程而空谈需求管理，无异于纸上谈兵。

根据需求水平、需求时间和需求构成的不同，消费需求可以归纳为 8 种不同的状态。在不同需求状态下，相应的市场营销管理任务也有所不同。

（一）负需求与扭转性营销

负需求是指全部或大部分潜在购买者对某种产品或服务不仅没有需求，甚至厌恶。产生的原因有产品质量或服务水平低下，客户不愉快的消费经历、竞争者的恶意诽谤等。

营销任务：开展扭转性营销，即分析消费者对产品或服务产生厌恶情绪的原因，制订消除计划，使负需求转变为正需求。

（二）无需求与刺激性营销

无需求是指潜在消费者对相应的产品或服务毫无兴趣或漠不关心，从不主动购买；或者对新产品、新的服务项目不了解而没有需求，如非生活必需的"奢侈品""赏玩品"等。产生的原因有产品设计、顾客本身、使用条件、相关信息、宏观环境，以及产品价格、渠道策略和促销策略不当等。

营销任务：开展刺激性营销，即分析产生无需求的原因，制订消除无需求的计划，设法把产品的功效与人们的自然需求和兴趣结合起来，使无需求转变为有需求，达到企业预期的需求水平。

（三）潜在需求与开发性营销

潜在需求是指消费者对现实市场上还不存在的某种产品或服务的强烈需求，而目前企业提供的产品和服务无法满足其需要。例如，最初的折叠自行车、无醇啤酒、太阳能汽车等。

营销任务：开展开发性营销，即分析哪些方面存在潜在需求，然后有计划地开发能满足潜在需求的产品或服务，使潜在需求转换为现实需求。

（四）不规则需求与平衡性营销

不规则需求是指市场需求量平均水平达到预期，但需求和供应在时间上存在差异，供不应求与供过于求交替发生。不规则需求加大了企业的生产管理成本，在一定时间内造成资源的严重浪费。

营销任务：平衡性营销，设法调节需求与供给的矛盾，使二者达到协调同步。

（五）衰退需求与恢复性营销

衰退需求是指消费者对产品或服务的需求低于正常水平，出现衰退趋势。例如，非智能手机、普快火车等。产生的原因有科技进步、社会发展、产品更新、企业营销不力或消费风潮改变等。

营销任务：恢复性营销，即分析需求下降的原因，判断可否通过改变产品特性、开拓新的目标市场或改进沟通等手段重新刺激需求，扭转需求下降的局面。但实行恢复性营销的前提是：处于衰退期的产品或服务有出现新的生命周期的可能性，否则将劳而无功。

（六）饱和需求与维护性营销

饱和需求是指需求的现行水平与时间充分符合供应者期望的水平与时间。对企业而言，它是一种最理想的状态。

营销任务：维护性营销，即分析营销需求的各种因素，对减少需求的因素保持警惕性，保证营销活动的正确性和有效性，保持市场竞争优势地位。

（七）过剩需求与限制性营销

过剩需求是指需求超过了供应者所能供给或所愿供给的水平。

营销任务：限制性营销，即暂时或永久性地减少过剩需求，减少普通顾客或某些特殊顾客。通常可采取提高价格、减少服务项目和供应网点、劝导节约等措施。

（八）有害需求与抑制性营销

有害需求是指对某些产品和服务的需求在一定程度上有害于消费者或供给者的利益。例如，毒品、烟、酒、色情电影等。

营销任务：抑制性营销，即消除不良需求，利用恐吓诉求、推出替代品、提高价格、尽量减少可买到的机会等手段，使顾客在一定程度上减少或放弃对该产品的需求。

 ## 本章小结

1. 生产观念认为，消费者喜欢那些可以随处买得到而且价格低廉的产品，企业应致力于提高生产效率和分销效率，扩大生产，降低成本以扩展市场。

2. 产品观念认为，消费者喜欢那些高质量、多功能和具有某种特色的产品，企业应致力于生产高质量产品，并不断加以改进。

3. 推销观念认为，消费者通常表现出一种购买惰性或抗拒心理，如果听其自然，消费者一般不会足量购买某一企业的产品，因此，企业必须积极推销和大力促销，以刺激消费者大量购买本企业产品。

4. 市场营销观念认为，实现企业诸目标的关键在于正确确定目标市场的需要和欲望，一切以消费者为中心，并且比竞争对手更有效、更有利地传送目标市场所期望满足的东西。

5. 营销短视症即不适当地把注意力放在产品上，而不是放在市场需要上，往往造成虽然产品质量优良，但是产品单一，款式老旧，包装和宣传缺乏，在市场营销管理中缺乏远见，只看到自己的产品质量好，看不到市场需求在变化，致使企业经营陷入困境。

6. 社会营销观念是指企业生产经营不仅要考虑消费者需要，而且要考虑消费者和整个社会的长远利益。

7. 全方位营销观念是建立在营销计划、流程和活动的开发、设计和执行上的，营销者需要认识到这些计划、流程和活动互相之间的广度和依赖性。全方位营销观念认为，在营销中，任何事情都很重要，一个广阔、整合的视角非常必要。全方位营销观念的 4 个组成部分是：关系营销、整合营销、内部营销和绩效营销。

8. 营销管理是指企业为实现经营目标，对建立、发展、完善与目标顾客的交换关系的营销方案进行的分析、设计、实施与控制。

9．需求管理就是营销管理，是指需要帮助企业以达到自己目标的方式来影响需求的水平、时机和构成。需求管理是一个动态的过程。

10．营销管理的八大类型包括：负需求与扭转性营销、无需求与刺激性营销、潜在需求与开发性营销、不规则需求与平衡性营销、衰退需求与恢复性营销、饱和需求与维护性营销、过剩需求与限制性营销和有害需求与抑制性营销。

 实训练习

一、选择题

1．"酒香不怕巷子深"是一种（　　　）。

　　A．生产观念　　　　B．产品观念　　　　C．推销观念　　　　D．市场营销观念

2．许多冰箱厂家近年来高举"环保""健康"的旗帜，纷纷推出无氟冰箱。这些冰箱厂家奉行的营销观念是（　　　）。

　　A．生产观念　　　B．社会营销观念　　　C．推销观念　　　　D．市场营销观念

3．市场营销观念强调的是（　　　）。

　　A．企业的利益　　　　　　　　　　B．消费者的利益

　　C．社会的利益　　　　　　　　　　D．企业利益、消费者利益、社会利益

4．某企业由于食品质量问题被媒体曝光，在消费者中产生极大反响。企业高层经过细致的研究，准备重塑企业形象，其市场营销任务是实行（　　　）。

　　A．扭转性营销　　　B．恢复性营销　　　C．刺激性营销　　　D．协调性营销

二、案例分析

冰岛

冰岛在 2008 年的金融危机中已经遭受了巨大损失，2010 年 4 月休眠火山埃亚菲亚德拉冰盖突然爆发让它变得更加不幸。其巨大的火山灰柱导致了自第二次世界大战以来最大的航空旅行中断，在整个欧洲和其他地区产生了一波负面新闻和不安情绪。随着旅游衰退带来的 20% 的外汇减幅和酒店房间预订的下降，政府和旅游机构决定发起"被冰岛激发"的活动。这个活动是基于这样的洞见：80% 来过冰岛的游客都会向朋友和家人推荐冰岛。城市居民被招募过来讲述他们的故事并鼓励别人从网站、Facebook 和视频媒体加入。许多名人都分享了他们的体验，现场演唱会也形成了公关效应。遍布全冰岛的实时网络摄像头显示，该国并没有被火山灰覆盖，而是一个绿意盎然的城市。这个活动取得了巨大的成功，世界各地的人们一共原创了 2250 万篇分享文章，冰岛旅行市场随之而来的订单大大超过预期。

试分析："被冰岛激发"活动运用了什么营销观念？

第三章

大健康市场营销环境分析

学习目标

1. 了解大健康市场营销环境的概念和内容。
2. 理解营销环境分析的基本策略。
3. 掌握本章所学，对大健康市场营销环境进行分析。
4. 能够熟练应用本章中的概念，分析日常工作中的环境问题。

案例引入

小米健康智能"饮水革命"

小米科技公司逐步踏入健康领域，遵循小米一贯秉承的简单健康生活的原则，推出了一款小米 2.0 水杯——小米健康水杯。这款产品的理念是："饮水革命，从小米开始"。将目标人群集中在注重健康生活的年轻群体。这主要基于两个原因：一是年轻人越来越注重于高质量的生活品质；二是小米这个品牌在年轻人中的知名度较高，可以打响品牌效应。

自 2013 年智能硬件元年开启，2014 年、2015 年智能硬件销量爆发式增长，在 2018 年达到 1000 亿。其中，智能家具和可穿戴设备占比超过 50%，规模均超过 100 亿。

随着智能硬件的发展，出现了智能水杯这个新概念。在 2015 年热门的智能硬件市场中，并没有智能水杯的身影。部分智能硬件品类的销量已成模，如智能手环、智能路由器等热门单品 2015 年销售已经突破千万。

目前市场上的智能水杯品牌主要有 Cuptime、Burgo、Lehoo 等。其中麦开公司的 Cuptime 水杯从 2013 年 12 月在点名时间发布众筹项目，再到 2014 年 7 月京东首发，截至 2015 年 4 月销量已突破 16 万个，Cuptime 迅速成为智能硬件大潮中的一款爆品。可见，总体的智能水杯市场虽然不温不火，但是智能水杯新概念的提出还是很有市场吸引力和发展前景的。

小米在其主业务手机领域获得成功之后，又把眼光投向目前炙手可热的智能家居领域。2013 年年底到 2015 年 12 月底小米在智能生态链上的建设可谓是步步为营,新品牌发布后,空气净化器、净水器、移动电源、手环、体重秤……这些曾打着小米烙印成长起来的产品即将统一成全新品牌"MIJIA 米家"。从 2013 年年底成立小米生态链团队至今两年多的时间中，小米生态链累计投资了 55 家创业公司，相当于每 15 天就有一家新的创业公司加入，其中包括 29 家从零开始孵化的创业公司。20 家公司已经发布过产品，这些产品中已经斩获了 28 项国际设计奖。其中 7 家公司年收入过亿，华米和紫米两家公司年收入超过 10 亿元。有四五家估值过 10 亿美元。

　　以传统的水杯和其他智能水杯为主要竞争对手。对传统水杯来说，小米设计的智能水杯要比传统的水杯更方便、更好地适应用户对水温水质的要求。它具有加热和制冷的功能，并且可以监测水质；对其他智能水杯来说，小米的 APP 社交互动更具有用户黏性，也更具有品牌效应。目前，国内智能水杯已经有麦开、沃普等品牌，这些老品牌已经打响了知名度并且不断推陈出新，加剧了智能水杯行业的竞争。

　　思考题： 应当怎样理解市场营销环境的变化？

第一节　大健康市场营销环境概述

一、大健康市场营销环境的含义

　　随着大健康产业的发展，不管是以医疗服务为中心的前移部分，还是医疗服务或医疗服务的后延部分，各部分中的大健康行业，在市场营销活动中不是一成不变的，它是随着外部环境条件的变化而调整的。作为一个企业，善于识别与发现市场环境的变化，抓住机遇、避免或降低威胁是企业能够生存与发展的前提条件。

　　大健康市场营销环境是指处在营销管理职能之外，能够影响企业市场营销活动的所有不可控因素的总和。企业营销活动与其经营环境密不可分。按照这些环境因素对大健康企业营销活动的作用方式的不同，营销环境可以分为微观环境和宏观环境。微观环境因素包括企业内部环境、供应商、营销中介、顾客、竞争者和公众。宏观环境由人口环境、经济环境、自然环境、政治和法律环境、科学技术环境及社会和文化环境 6 个因素组成。

二、大健康市场营销环境分析的内容与作用

（一）大健康市场营销环境分析的内容

　　市场营销环境的变化对企业的影响可以分为两个方面：提供机会或构成威胁，从而影响企业的营销活动。因此，市场营销环境分析的内容可以分为环境威胁与市场机会两方面。

　　环境威胁是指环境中不利于企业营销的因素及其发展趋势对企业形成的挑战，或者是对企业的市场地位构成的威胁。形成这些威胁的来源是多方面的，可能是文化方面的因素，也可能是政策、政治方面的因素。

　　市场机会是指环境的变化可能会形成对企业市场营销富有吸引力的领域。最终表现在能够为消费者或客户创造价值或增加价值的产品或服务中，在这个领域，企业拥有竞

争优势。

（二）大健康市场营销环境分析的作用

（1）市场营销的一切活动都是在市场营销环境下进行的，只有在科学地、正确地分析、了解了市场营销环境以后，才能为市场营销活动提供决策依据。不了解实际行情、民情而做出的决定必然不会给企业带来好收益。

（2）市场营销环境总是在制约市场营销活动的进行，如市场营销宏观环境中的经济环境就制约着一个企业对其某项新产品的定价；市场营销微观环境中的企业内部环境包括企业的自主研发能力和企业人力资源，这两方面就会制约企业的研发活动和产品渠道设计。

（3）市场营销环境为市场营销活动带来环境威胁的同时也给企业带来了市场机会，有利于企业根据自身资源与条件抓住机会避免威胁。

课堂案例 **20年从一味药到大健康——天士力年销售额达240亿元**

2014 年 5 月 10 日，由中国医师协会、中华中医药学会、中国药学会、中华预防医学会联合主办，天士力控股集团承办的"2014 大健康文化与产业发展高峰论坛"在天津召开。论坛以"新形势下大健康的文化体系与产业发展"为主题，分别就大健康的文化理念、管理要素、医保体系和战略定位进行阐释与解读。

天士力控股集团董事局主席闫希军在题为"企业在大健康产业中的定位"的演讲中谈到：随着国家对健康产业、健康服务业和养老服务业颁布的一系列政策付诸实施，发展大健康产业的大幕真正开启了。作为企业，从先前的呼吁、倡导、争取，到现在进入又一个新的发展阶段。天士力从 1994 年创立至今 20 多年来，从复方丹参滴丸这样一个创新科技成果启动开始，展开了创新与变革过程：从推进中药现代化、做专做精现代中药，到真正实现了一味药的产业经济；进而以叩关美国 FDA 临床试验为引领，建立了现代中药系列标准、实现了数字化质量控制，开中药国际化之先河，奠定了大健康产业的基石，打造了涵盖现代中药、化学药、生物药、保健品、生物茶、特殊功能水、现代白酒等产业的大健康产业集群，2013 年年底总资产达 262 亿元，销售额达 240 亿元。

据悉，天士力以现代中药的创新实践，发展到实施全面国际化，推动"一个核心带两翼"的大健康产业发展，即以"生物医药产业"为核心，以"健康产业"和"健康服务业"为两翼的全新格局。全力打造大健康产业"五个一"工程，即做好"一瓶水""一杯茶""一樽酒""一盒药"和"规划设计一套健康管理方案"，实现生命全程呵护及"生得优、活得长、病得晚、走得安"的目标。同时，以"水润""茶清""酒通""药和"为大健康产业文化内涵，以"天人合一"为价值本原，构筑"精神文化——组织文化——产品文化"的文化层级，形成"术（发展之术）——德（天人合行）——道（天道通行）"的大健康文化价值观。

（资料来源：http://health.sohu.com/20140512/n399453730.shtml）

思考题：天士力从一味药到大健康说明了什么？从中受到什么启发？

第二节　大健康市场宏观环境分析

大健康市场营销宏观环境是指那些给大健康企业造成市场机会和环境威胁的主要社会力量，包括人口环境、经济环境、自然环境、政治和法律环境、科学技术环境及社会和文化环境。

一、人口环境

人口是构成市场的第一要素。人口的数量、结构等一系列性质对市场需求产生重大的影响，可从以下几个方面分析。

1．人口总量

一个国家或地区的总人口数，是衡量市场潜在容量的重要因素，尤其对生活必需品而言，基本可以概括总的需要量。

2．年龄结构

不同年龄的消费者对产品与服务的需求特点、行为习惯都有所不同，一定时期的不同年龄层次就是人口的年龄结构。目前，许多国家的老龄化加速、出生率下降带来了一些新的市场需求。

3．人口的地理分布

这是指人口在不同地区的密集程度。人口的地区分布关系着市场需求的不同。不同地区的地理环境、气候条件、自然资源、风俗习惯均有差异，这些必然影响到商业网点的建设、服务内容与服务方式。

4．人口性别

性别不同需求不同，而且购买习惯和行为方式也有差别。一般来说，男性理性、女性感性，一些冲动型消费品主要针对妇女儿童。

5．人口的教育程度和职业

人口的教育程度和职业不同，则市场需求特点也不同，这与收入水平、社交需要及消费习惯有密切的相关性。一般而言，收入水平和受教育程度高，购买产品就追求高雅美观；收入水平和受教育程度低，购买产品则讲究价廉实用。同时，不同职业也有各自特殊的要求，从而带来不同的消费习惯。

6．家庭组成

家庭是商品采购和消费的基本单位，一个市场拥有的家庭总数和家庭平均成员的多少及家庭组成状况，对市场消费需求量和市场潜在量都有重要影响。

二、经济环境

市场由具有购买欲望和购买力的人组成，购买力是构成市场和影响市场规模大小的重要因素，而社会的购买力又受价格水平、消费者的收入、储蓄与信贷等经济因素的影响。

1. 消费者收入

消费者的收入变化直接影响到个人的购买力、消费者支出和支出模式进而影响社会购买力和市场规模的大小。消费者的收入包括工资、红利、租金、退休金、馈赠等收入。

消费者并非将所有收入都用于购买商品，消费者购买力只是其收入的一部分，可将收入分为个人可支配收入和个人可任意支配收入。

个人收入－各种税款=个人可支配收入

个人可支配收入是影响消费者购买力和消费支出的决定性因素；

个人可支配收入－生活必需品的支出=个人可任意支配收入

这部分收入是消费者用来扩大购买量提高消费水平的基础，一般用来购买奢侈品、休闲度假等。

消费者的收入水平高低与通货膨胀和通货紧缩有很大关系。收入不变的前提下，若物价下跌，则消费者实际收入便增加，购买力提高；若物价上涨，则消费者实际收入便减少，购买力降低。

2. 消费者支出模式的变化

支出模式也称为消费结构，是指各类消费品支出额在消费总支出额中所占的比重。德国统计学家恩斯特·恩格尔（Ernst Engel）用此结构系数来衡量居民的生活水平，称为恩格尔系数。

恩格尔系数=用于购买食物的支出/全部消费支出

恩格尔系数大，就是吃的支出占总支出的比重大，生活水平就低；恩格尔系数小，就是吃的支出占总支出的比重小，生活水平就高。此定律称为恩格尔定律。

课堂小活动：算一算自己的恩格尔系数，判断自己是富还是穷？

3. 消费者储蓄与信贷的变化

一定时期内，消费者的储蓄水平高低影响到消费者的购买力和支出水平。货币收入不变情况下，银行利率增加则储蓄增加，购买力和支出便减少；储蓄减少，购买力和支出便增加。

除了现金消费以外，信贷消费也会影响到一定时期的消费水平。信贷消费是指消费者凭借信用先取得商品使用权，然后按期归还贷款。一般有短期赊销、分期付款、消费信贷等形式。

三、自然环境

自然环境的变化发展也会给企业造成一些环境威胁和市场机会，营销活动受自然环境的影响，也对自然环境的变化负有责任。作为营销人，应关注自然环境的发展趋势与难题，如环境污染严重、资源短缺、能源成本上升和政府对自然环境的管理和干预日益加强等，并在企业营销战略中实行生态营销、绿色营销等，这是维护整个社会利益和个人利益的必然要求。

四、政治和法律环境

1. 政治环境

政治环境是企业市场营销活动的外部政治形势。国内安定团结的政治局面有利于经济发展和人民收入的增加，也会影响消费者的心理预期，改变消费需求。国家颁布的政策法规，对消费者的消费需求提供了指导。

国际上，政治权利与政治冲突对企业的营销活动影响很大。政治权利的影响，一般表现在政府机构出面采取某种措施来约束外来企业或其产品，如绿色壁垒、限制进口、外汇控制、劳工限制等。政治冲突主要是国际重大事件与突发事件，对企业营销的影响或大或小。

2. 法律环境

法律环境是国际、国家或地区颁布的各项法规、法令和条例，它们为企业的营销活动规划了框架和范围。企业必须了解本国及相关国家的法律法规；否则便会受到法律的制裁。

五、科学技术环境

科学技术也称为"创造性的毁灭力量"，它对企业的影响有利也有弊。一项新技术的诞生，催生了一个新的工业部门或新的行业，但同时也会使某些技术落后的企业或产品或行业遭到无情的打击。例如，VCD、DVD、EVD 的发展代替了磁带、录音机、唱片机；高清播放机的出现又成为 VCD、DVD 的替代者；手机照相技术的进步挤压了照相机的市场。作为营销人员，必须注意技术的变化，促进本企业技术进步，并且鼓励本企业人员进行超前研究，引领行业技术的发展，企业才能在竞争中立于不败之地。

六、社会和文化环境

不同的民族、地区和国家，有着各自不同的适应其生活环境和历史传统的行为准则和生活方式，这种行为准则和生活方式总称为社会文化因素。它对人的影响是潜移默化的，主要包括风俗习惯、社会风尚、宗教信仰、语言文字、文化教育、价值观、婚恋观等。

社会文化环境是影响人们欲望和行为的重要力量，如具有中国特色的新年文化，家家户户张灯结彩、辞旧迎新，买年货、串亲友、赶庙会，造成了在特定时期内对某些商品的大量需求。

社会文化环境影响消费者的行为还表现在特色禁忌、风俗习惯上，涉及交谈用语、产品的颜色、图案、造型等各个方面。如果不了解客户的风俗习惯，就会造成误会，因小失大。

企业营销人员不论在国内还是国际市场的工作中，都必须深入参透目标市场的社会和文化环境，在产品造型设计、颜色、包装及命名、营销方式、宣传方式上适应当地的文化特色，才能取得事半功倍的效果。

课堂案例   **亚都加湿器**

20 世纪 90 年代初亚都超声波加湿器在北京拥有很大的知名度与市场占有率，但在天津市场上却受到冷遇。北京亚都人工环境科技公司市场部人员在思考：北京、天津两地纬度基本相同，气候条件也差不多，同样是大都市，居民收入水平与消费水平也差不多，两地传媒对新事物同样敏感，该产品在天津应该很有市场。为此他们借阅了大量描述天津市民生活的通俗读物，派人去天津各主要商场了解消费者购买意向及同类产品的销售情况，听取天津商界、媒体界有关人士的意见和建议，比较天津地区发行量在前10位的报纸的编排风格、发行范围、广告价格等。一个个促销方案经过形成、被否定、又形成新方案的多次反复后，最终形成了一个"亚都加湿器向天津市民有偿请教"的活动方案。活动开始10天内，亚都收到天津市民1200多封来信，获得4000余市民各种建设性意见。亚都随即向这些消费者回复了"感谢函"，并随函寄出"感恩卡"，消费者凭卡可特价购买亚都加湿器一台。加上其他配套措施，天津市场终于被打开。在活动开展两个月内公司卖出4000台加湿器，相当于过去3年在天津市场销量的10倍。

思考题：
1．亚都公司在制订此项活动计划之前做了哪些方面的营销环境分析与市场分析？
2．亚都公司在此次活动中主要选择的是哪种营销推广方式来吸引消费者？
3．结合本案例谈一谈企业营销推广决策应包括哪些内容？

第三节　大健康市场微观环境分析

大健康市场微观营销环境是指与企业紧密相连、直接影响企业营销能力和效率的各种力量和因素的总和，主要由大健康企业内部环境、供应商、营销中介、顾客、竞争者和公众六大要素构成。

一、企业内部环境

大健康企业市场营销活动的进行不是孤立的过程，它要与自身内部的诸多职能部门，如董事会、财务、人事、采购、餐饮、娱乐等部门的工作紧密联系和相互配合。因此，大健康企业内部环境的优劣，反映一个企业应付激烈竞争和适应市场变化与环境变化的能力高低。大健康企业的内部环境由企业组织结构、企业文化、企业资源等所组成。

企业组织结构主要是指企业管理系统和操作系统的具体组织形式，包括企业所有制形式、职能部门结构、部门的人员结构、管理结构的设置、投资与经营管理的权责等方面。企业组织结构是企业这个有机体的"骨架"，是从事市场营销工作的基础和依托。

企业文化是企业内部生产关系的外在表征，包括企业职工共有的信念、期望和价值观，企业法人的形象，企业内部管理的规章制度，领导与职工的关系等方面。企业文化是企业这个有机体的"大脑"，它决定或影响企业的组织结构和企业资源的开发利用。

企业资源是企业的人力、物力、财力和各种管理技术与管理能力的总和，它是企业这个有机体的"血液"，影响市场营销工作的可进入性和效率。

二、供应商

供应商是指向企业及竞争者提供生产经营所需资源的企业或个人。大健康企业是服务型企业，经营的健康类产品更多地表现为为人们健康提供的服务，是有形的物质与无形的服务相交融的"组合型"产品。大健康企业的经营活动离不开各种物质资料的供应，物资供应的质量、紧缺度、价格变动、设备设施等原材料的替代性等，直接影响企业的成本和费用的高低，进而影响企业的经济效益和营销目标的实现。

三、营销中介

营销中介是指参与并协助产品从企业到最终购买者转移过程的所有中介单位。包括中间商、实体分销机构、营销服务机构、金融机构。

（1）中间商：指产品从生产者向最终消费者流动的中间环节或渠道，主要包括批发商、零售商和代理商。合适层次与数量的中间商可以节约顾客的时间成本、金钱成本，为消费者提供购买便利。

（2）实体分销机构：指帮助企业进行产品保管、储存、运输的专业企业，包括仓储公司、物流公司等，其专业性保证了产品在储存和运输期间的质量稳定及产品转移的速度。

（3）营销服务机构：指为厂商提供各种营销服务的机构，如广告公司、市场调研公司、财务公司、营销咨询公司等。它们提供的各项服务有利于企业营销计划的制订与实施。

（4）金融机构：指在营销活动中进行资金融通的机构，主要有银行、信贷机构、保险公司、电子钱包、各种网络支付工具等，为营销活动中的资金流动提供快速而便捷的服务。

总体来说，企业营销活动的效率高低与各个营销中介机构的工作效率与质量紧密相连。实现营销活动的最高境界："在合适的时间、合适的地点把合适的产品送到合适的人手中"，离不开营销中介的配合。

四、顾客

顾客是企业产品购买者的总称。顾客是企业服务的对象，也是企业营销活动的出发点与归宿，是企业一切营销活动的中心。了解不同顾客群的特点是进行营销活动的前提条件。

企业的产品市场按照购买动机可以分为五类：消费者市场、生产者市场、中间商市场、政府市场和国际市场。具体到某个企业来说，其产品市场由其中的一种或几种类型组成。企业应该明确自己的主要市场类型，根据顾客需求的变化不断调整营销方案，提高服务能力。

五、竞争者

大健康企业在市场营销过程中，不仅要密切注意购买者行为，还要十分重视对竞争者行为的研究。因为对一个企业来说，一定时期内所表现出的大容量的市场需求，通常会由于大量竞争者的蜂拥而入，使得市场相对变得狭小，甚至消失。企业的市场供应也常会由于竞争者推出了相似或更优的产品，而不能夺得相对优势，甚至竞争失败。可见，企业对竞争对手进行辨认和跟踪，并采取相应的竞争策略十分必要。从购买者决策过程的角度分析，任何一个企业在向目标市场提供服务的同时，都有可能遇到以下 4 种竞争者的困扰。

1. 意愿竞争者

意愿竞争者是指向消费者提供与本企业不同类型产品，以满足消费者其他需要的产品供应者。每一个理性的消费者都有许多需要和欲望,只有消费者认识到这些需要与欲望的存在,并感受到迫切时才会考虑购买问题。但在一定时期内,每一个购买者的实际购买力相对于其尚未满足的需要与欲望而言总是有限的,因而无法同时满足所有的需要和欲望。于是,一个购买者想要满足的需要与欲望由于经济条件和其他因素的制约,在客观上形成一个按轻重缓急排列的购买阶梯。例如,某一消费者,迫切感到要买代步工具,不得不暂时放弃也很需要的买衣服的想法。这样,本来素不相干的代步工具与衣服的生产者、经营者之间,就在实际上由于消费者的这一抉择而形成了一种竞争关系,彼此成为对方的消费者购买意愿的竞争者。

2．一般竞争者

能向消费者提供与本企业不同品种的产品,争夺满足消费者同种需要的产品供应者,称为一般竞争者。这是一种平行的竞争关系。例如,某一消费者,在经过一段时间的紧张工作之后,迫切想要外出旅游,这样便使不同特色的旅游目的地(山岳型、海岸型等),为满足其旅游的需要而形成一般竞争者的关系。

3．产品形式竞争者

能向消费者提供与本企业产品不同形式的产品,争夺满足消费者的同种需要的产品供应者,称为产品形式竞争者。各个竞争者产品的基本功能相同,但形式、规格、性能等不同。例如,旅游者到达某一旅游目的地之后,需要解决住宿问题,这样不同档次的饭店之间便形成了产品形式竞争者的关系。

4．品牌竞争者

能提供与本企业性能几乎相同但品牌各异的产品供应者,称为品牌竞争者,也称为"企业竞争者"。这是企业最直接而明显的竞争对手。这类竞争者的产品内在功能和外在形式基本相同,但品牌不同。例如,某外国旅游者来华旅游,欲住五星级酒店,这样便使能提供五星级服务的酒店(如假日、希尔顿等)之间形成品牌竞争。

虽然每一个企业都可能遇到这4类竞争者,但在实际进行竞争决策时,往往只能把目光集中于主要对手。一般来说,企业应首先考虑对付品牌的竞争者,它构成的威胁最大;其次考虑解决产品形式的竞争者带来的问题;再次考虑企业与一般的竞争者之间的矛盾,会成为主要矛盾;最后考虑与意愿竞争者之间的关系。这样,有利于把握竞争重点,缩短战线,集中优势力量获取竞争胜利。

六、公众

公众是指对企业实现营销目标有实际或潜在影响的任何团体,主要包括以下几个方面。

(1)融资公众:指影响企业融资能力的金融机构,如银行、投资公司、保险公司、证券公司、经纪公司等。

(2)媒体公众:指大众媒体,如报纸、杂志、广播、电视、网络等,其影响广泛,对树立企业良好形象、提高企业知名度、美誉度有重要作用。

(3)政府公众:指负责管理企业营销业务的有关政府机构。

(4)社团公众:指各种消费者权益保护组织、环境保护组织及其他群众团体。

（5）社区公众：指企业邻近的居民群众和社区组织，保持与它们的良好关系，争取它们的支持是企业发展的重要条件。

（6）一般公众：指上述各种公众之外的社会公众。

（7）内部公众：指企业的员工，包括一般职工和高层管理人员。

课堂案例　　　　　中美天津史克制药有限公司

中美天津史克制药有限公司是葛兰素史克（中国）投资有限公司（GSK）与天津中新药业集团股份有限公司、天津市医药公司合资建立的一家现代化制药企业，其经营范围包括生产、加工、分装和销售人用制剂产品、保健产品及相关产品。代表产品包括肠虫清、康泰克、芬必得等。该公司的拳头产品"康泰克"，上市11年，累计销售超过50亿粒，年销售额为6亿元人民币左右。然而，2000年年末，感冒药市场营销环境的变化却导致中美史克遭遇了前所未有的打击。

事件源于耶鲁的一份报告。从1995年起，美国耶鲁大学的专家对近2100名18～19岁的成年男女进行了调查对比，其中1/3的人曾经患过出血性脑卒中。调查发现，近4%的患者在脑卒中前曾服用过含有PPA成分的药品，其中大多数人服用的是感冒药，它所含有的PPA成分可以使人体表层血管收缩，从而减轻鼻腔黏膜充血水肿，使鼻子通气受阻状况得到改善，缓解鼻塞等感冒症状。一般情况下，含有PPA成分的药物不会引起副作用；但如果服用量过大，或者对有过高血压、冠心病、脑卒中史的人来说，即使PPA含量不多的药物，也有可能导致人体全身血管痉挛、冠脉缺血、脑血流受阻，并引起血压过高或缺血性脑卒中等危险后果。调查结果表明：感冒药和减肥药中的PPA与脑卒中有关。

耶鲁报告一石激起千层浪。2000年11月6日，美国联邦食品和药物管理局要求全美国药厂、药店停止生产和销售含PPA成分的药品，同时紧急告诫公众不要购买含有PPA成分的感冒药和减肥药。英国、墨西哥、马来西亚、新加坡等众多政府纷纷发出了禁药通知。2000年11月15日，我国国家药品监督管理局发布《关于暂停使用和销售含苯丙醇胺（PPA）的药品制剂的通知》。根据此项通知，国内15种含有PPA复方制剂的药品被暂停使用和销售，其中包括中美史克公司生产的康泰克与康得。

据估计，在13亿人口的中国，每年大约有70%的人需服用感冒药，按每人每年服一次12元感冒药计算，每年有11亿元的巨大市场，这还不包括重复感冒所需用药。其中西药占70%，中药占30%。中美史克的"康泰克"凭借其独特的缓释技术和显著的疗效，在国内抗感冒药市场曾具有极高的知名度。中国国家药品监督管理局（SDA）通告的发布正值11月感冒高发期，暂停使用和销售"康泰克"对史克公司可以说是严重的打击，"康泰克"销售急剧下降，中美史克为此蒙受的直接损失达6亿多元人民币。

在中美史克蒙受重创的同时，竞争对手加紧了市场扩张。竞争者中美上海施贵宝在各大媒体上发表声明，称其公司生产的百服宁系列产品均不含PPA；三九制药、海王药业看到市场变化后纷纷上马感冒药项目，顺势强调不含PPA成分。"三九"总裁赵新先在接受央视采访时公开说，PPA成分感冒药的退出将为中成感冒药品带来重大机遇，并透露"三九"有意在感冒药市场大展拳脚。而央视报道也显示由于含PPA的感冒药当日被撤下货架，中成感冒药出现热销景象：原来感冒后用西药的患者占74%，只有26%的患者去医院开中药。现在却调了过来，有70%的人表示感冒后将去医院开中药，30%的人表示要有选择性地用西药。中美史克多面受敌，加之媒体争相报道，经销商纷纷来电退货，"康泰克"多年来在消费者心目中的优秀品牌地位陷入危机之中。

思考题：

1. PPA 被禁后感冒药的营销环境发生了哪些变化？
2. 请结合本案例说明：企业营销环境中的可控因素和不可控因素各有哪些？
3. 中美史克如何应对发生的环境变化？

第四节　大健康市场 SWOT 分析

SWOT 分析法又称为态势分析法或优劣势分析法，最早是由哈佛商学院的安德鲁斯教授于 1971 年在他的《企业战略概念》一书中提出的，是一种能够比较客观而准确地分析企业现实情况的方法，在企业战略管理领域中被广泛运用。SWOT 分析法是英文单词 Strengths（优势）、Weaknesses（劣势）、Opportunities（机会）及 Threats（威胁）的缩写。

安德鲁斯在他的《企业战略概念》一书中，提出了战略理论及其分析框架（TOWS 矩阵），TOWS 矩阵发展了 SWOT 分析法。在 TOWS 矩阵中（表 3.1），以外部环境的机会因素和威胁因素为一方面，内部条件中的优势因素和劣势因素为另一方面构建二维矩阵，共有 4 种组合，即 S-O 战略、W-O 战略、S-T 战略、W-T 战略，这些战略可以用来帮助人们进行策略选择。

表 3.1　SWOT/TOWS 矩阵

	Strengths（优势）	Weaknesses（劣势）
Opportunities（机会）	S-O 战略 依靠内部优势 利用外部机会	W-O 战略 利用外部机会 克服内部劣势
Threats（威胁）	S-T 战略 依靠内部优势 回避外部威胁	W-T 战略 减少内部劣势 回避外部威胁

1．SWOT 分析的两个步骤

第一步，管理者仔细评估企业的内部优势和劣势，以及外部环境的机会和威胁。

第二步，管理者使用第一步的评估结果将企业置于 SWOT 矩阵的四象限。

2．SWOT 分析方法的优劣势

SWOT 分析是说明性的，每一象限与多种不同战略相联系。例如，如果企业管理者确定公司有相当多的内部优势和外部机会，SWOT 表明企业可以通过合并、收购和发展内部新业务机会来"增长"。如果企业有内部劣势，但有外部机会，则 SWOT 建议企业通过合资、纵向一体化或不相关多元化"战胜劣势"。

SWOT 分析最大的优势是它的方便性，并且它能够让企业决策者确定自己的内部优劣势及外部机会和威胁，扩大决策者的思考能力。

但 SWOT 分析也有许多劣势，最大的劣势就是它的主观性，判断企业的内部优劣势，或者外部的机会与威胁，乐观的管理者与悲观的管理者的判断则会不同；另一个劣势是它的分析结果很难产生明晰的建议。事实上，在现实分析中，会有许多企业发现自己处在矩阵中心周围，内部的优劣势不明显，外部的机会和威胁也同样存在，如此就存在企业对自己的分析定位不明确的问题。若企业处在两维的交叉点，则企业不同决策者做出的决策则可能会产生很大的矛盾分歧。

3．建立 SWOT 分析矩阵

随着中国新能源汽车的发展，新能源汽车产业表现出了不同于发达国家汽车产业的一些特征，表 3.2 是针对中国新能源汽车企业的内部及外部环境构建的 SWOT 分析矩阵。

表 3.2 中国新能源汽车产业 SWOT 分析矩阵

目 标 层	准 则 层	方 案 层
中国新能源汽车产业发展战略	S（优势）	S1 人力资源丰富并且廉价，管理和组织成本低 S2 中国新能源汽车产业自主创新能力不断提高 S3 外国汽车进入中国的市场限制
	W（劣势）	W1 技术水平相比发达国家来说仍然较低 W2 现代化企业管理水平低下 W3 缺乏有技术经验的高端人才 W4 产品国际地位较低
中国新能源汽车产业发展战略	O（机会）	O1 人民不断增长的物质文化需求 O2 技术人才回国就业 O3 新能源产业正处在不断发展成熟时期 O4 国家正在创建资源节约型、环境友好型社会
	T（威胁）	T1 国外产品技术更新速度快 T2 国际化企业生产经验不足 T3 信息不对称 T4 企业文化和社会文化有差异 T5 保持和发展客户难度大

课堂案例 **耐克公司**

耐克是世界上排行第一的运动品牌，其产品素以设计独特新颖而著称。

耐克公司没有自己的工厂。耐克会在世界各地考察，选择那些用最低的可能成本生产高质量产品的地方进行外包生产。如果当地生产成本上升了，而其他地区生产更为便宜（相对于同样或更好的产品规格），耐克就会转移到那里外包生产。不会为厂房和工人所束缚，这使耐克成为一个精简的组织。

耐克拥有非常强大的研发力量，公司在全球拥有近百名研究人员，其中许多人有生物、化学、实验生物学、工程技术、工程设计学等多种相关的学位。这种雄厚的研究力量开发出 140 余种不同样式的产品，而其中不少的产品都曾经是市场上最新颖和工艺最先进的。

耐克在全球拥有非常高的品牌认知，其业务也得以在国际间开拓，耐克品牌在世界范围内拥有很多坚定的拥护者。例如，中国和印度等国出现了新一代富有消费者的市场，这些高收入人群可以任意消费高价体育商品。

耐克公司的运动产品范围广泛、多样。除了运动鞋、运动服装外，太阳镜和珠宝等新产品也是高价物品，每一项业务都有可能给公司带来高额的利润，这些业务也逐渐成为耐克关注的新产品市场。然而，公司目前的收入仍然主要依赖于它在鞋类市场的份额，如果鞋类的市场份额在短期内因某种原因而萎缩，耐克公司都将会受到很大影响。

当然，用不同的货币购买原材料和销售产品，耐克公司也时刻受到国际贸易的影响，成本和利润不能保持长期稳定。这种影响使耐克公司受到亏本生产和（或）销售的威胁。这是所有全球品牌都面临的问题。另外，体育用鞋和体育服装的市场竞争非常激烈。菲尔·奈特（Phil Knight）在斯坦福商学院时所创立的模式现在正被广泛应用，而且这个模式已经不再是可持续性竞争优势的基础了。竞争对手正在创建可替代的名牌来夺走耐克的市场份额。而在金融危机的影响下，消费者正在逐渐学习如何更有效的消费，货比三家、寻求更为划算的交易成为更多消费者的选择。这种消费者价格敏感性也是耐克公司不得不面对的问题。

思考题：耐克公司的 SWOT 分析是什么？

 ## 本章小结

一、企业营销与营销环境

1. 营销环境的特征：客观性、差异性、动态多变性、相关性。
2. 企业营销与营销环境之间的关系：企业的营销活动就是企业适应环境变化，并对变化着的环境做出积极反应的动态过程。

二、微观环境

1. 企业内部环境：企业营销部门与其他职能部门、高层管理部门的合作与矛盾。
2. 供应商（敌对关系→互惠互利）：他们为公司生产产品提供服务所需要的资源，供应商的变化对营销有重要影响。
3. 营销中介：营销中介帮助公司将其产品促销、销售并分销给最终购买者。主要包括中间商、实体分配公司（仓储、物流）、营销服务机构（营销研究、广告）、财务中介机构（银行、保险）。
4. 顾客：顾客就是企业的目标市场，是企业服务的对象。个人消费者市场、生产者市场、中间商市场、政府市场、国际市场、非营利组织市场。
5. 竞争者。
（1）意愿竞争者：指提供不同产品、满足不同消费欲望的竞争者。
（2）一般竞争者：指满足同一消费欲望的不同产品之间的可替代性，是消费者在决定需要的类型后出现的次一级竞争，也称为平行竞争。
（3）产品形式竞争者：指满足同一消费欲望的同类产品不同产品形式之间的竞争。

（4）品牌竞争者：指产品相同，规格、型号等也相同，但不同品牌的竞争者。

6．公众：对企业实现营销目标的能力有实际或潜在利害和影响力的团体或个人。主要包括融资公众、媒介公众、政府公众、社团公众、社区公众、一般公众、内部公众。

三、宏观环境——人口环境

市场是由具有购买欲望与购买能力的人所构成的。

1．人口总量。

2．年龄结构：各国人口老龄化加速；出生率下降引起市场需求变化。

3．人口的地理分布：一方面，人口密度的不同与人口流动的多少，影响着不同地区市场需求量的大小；另一方面，人们的消费需要、购买习惯和购买行为，在不同的地区也会存在差异。

人口的地理分布对企业营销者评估市场上的产品需求、促销方式、分销渠道和运输问题都产生不同的影响。

我国在人口地理分布上出现的两个趋向：（1）人口迁移、人口流动；（2）城市人口增长速度明显加快。

4．家庭组成：一国或地区家庭单位的多少、家庭成员的平均数、家庭成员结构对市场需求产生巨大的影响。

5．人口性别：女性主要是日用品、儿童用品的采购者。男性则是汽车、人寿保险的主要购买者。但是，随着妇女就业比例的增多，女性的购买决策也正发生着变化。

6．人口的教育程度和职业。

四、宏观环境——经济环境

1．消费者收入。

（1）个人可支配收入：个人收入减去直接交纳的各项税款（如所得税等）和非税性负担（工会会费、交通罚款等）之后的余额。

（2）个人可任意支配收入：个人可支配收入减去维持生活所必需的支出（如食品、衣服、住房）和其他固定支出（如分期付款、学费）所剩下的那部分个人收入。

2．消费者支出模式的变化（恩格尔定律）。一个家庭收入越少，家庭收入中（或总支出中）用来购买食物的支出所占的比例就越大，随着家庭收入的增加，家庭收入中（或总支出中）用来购买食物的支出则会下降。

恩格尔系数＝用于购买食物的支出/全部消费支出

3．消费者储蓄与信贷的变化。

五、宏观环境——自然环境（自然环境对企业营销的影响）

1．影响产品的适应性。

2．影响分销体系的设立及分销渠道的选择。

3．自然条件影响企业的经营成本。

六、宏观环境——政治与法律环境（各国营销相关法律的对比）

所有国家都制定法律，对促销、产品开发、标签、定价及分销渠道这类营销活动进行调节。

在一些国家可能并没有严格执行法律，而在另一些国家可能有着非常严格、详细、复杂的规则。

即使几个国家有针对相同的营销活动的法律，但是各国对这些法律的实施与解释，常会有很大不同。

七、宏观环境——科学技术环境（技术革命对企业营销的影响）

技术是一种创造性的破坏因素，即当一种新技术给某一行业或某些企业带来增长机会的同时，可能对另一行业形成巨大的威胁。

八、宏观环境——社会和文化环境

1. 社会文化主要是指一个国家、地区的民族特征、价值观念、生活方式、风俗习惯、宗教信仰、伦理道德、教育水平、语言文字等的总和。
2. 文化的示范作用：跳蚤理论。

九、SWOT 分析工具

1. 内部优势因素（Strengths）：指企业超越其竞争对手的资源与能力。
2. 内部劣势因素（Weaknesses）：指企业缺少或相比竞争对手处在弱势地位的资源与能力。
3. 外部机会因素（Opportunities）：指在外部环境中，对企业发展富有吸引力的领域。在这一领域中，该企业将拥有竞争优势。
4. 外部威胁因素（Threats）：指在外部环境中，一种不利的发展趋势所形成的挑战。如果不采取果断的战略行为，这种不利趋势将导致企业的竞争地位受到削弱。
5. 运用要点：
（1）优劣势分析，着眼于企业自身的实力及其与竞争对手的比较。
（2）机会和威胁分析，着眼于外部环境的变化及对企业的可能影响上。

 实训练习

一、选择题

1. 与企业紧密相连，直接影响企业营销能力的各种参与者，被称为（　　）。
　　A. 营销环境　　　　　　　　　　B. 宏观营销环境
　　C. 微观营销环境　　　　　　　　D. 营销组合
2. （　　）主要是指一个国家或地区的民族特征、价值观念、生活方式、风俗习惯、宗教信仰、伦理道德、教育水平、语言文字等的总和。
　　A. 社会文化　　　　　　　　　　B. 政治法律
　　C. 科学技术　　　　　　　　　　D. 自然资源
3. 市场营销环境是企业营销职能外部（　　）的因素和力量，包括宏观环境和微观环境。

　　　　A．可改变　　　　　　　　　　　B．不可捉摸

　　　　C．可控制　　　　　　　　　　　D．不可控制

4．（　　）是向企业及其竞争者提供生产经营所需资源的企业或个人。

　　　　A．供应商　　　　　　　　　　　B．中间商

　　　　C．广告商　　　　　　　　　　　D．经销商

5．市场营销学认为，企业市场营销环境包括（　　）。

　　　　A．人口环境和经济环境　　　　　B．自然环境和文化环境

　　　　C．微观环境和宏观环境　　　　　D．政治环境和法律环境

6．企业的微观环境包括营销中介、顾客、竞争者、公众和（　　）。

　　　　A．企业内部环境　　　　　　　　B．国外消费者

　　　　C．人口　　　　　　　　　　　　D．社会文化

7．根据恩格尔定律，随着家庭收入的增加，恩格尔系数将（　　）。

　　　　A．上升　　　　　　　　　　　　B．下降

　　　　C．大体不变　　　　　　　　　　D．时升时降

8．某位顾客在选购 29 英寸纯平面电视时，在长虹、康佳、创维、TCL、海尔、海信之间进行选择，最终选定海尔，则这些公司之间是（　　）。

　　　　A．意愿竞争者　　　　　　　　　B．一般竞争者

　　　　C．产品形式竞争者　　　　　　　D．品牌竞争者

9．影响消费需求变化的最活跃的因素是（　　）。

　　　　A．个人可支配收入　　　　　　　B．可任意支配收入

　　　　C．个人收入　　　　　　　　　　D．人均国内生产总值

10．机会水平和威胁水平均很高的企业业务属于（　　）。

　　　　A．理想业务　　　　　　　　　　B．困难业务

　　　　C．冒险业务　　　　　　　　　　D．成熟业务

二、简答题

1．如何理解市场营销的概念？其核心内容有哪些？

2．简述营销调研的意义，以及市场营销调查的步骤。

3．企业面临哪些不同层次的竞争者？

4．宏观市场营销环境包括哪些因素？

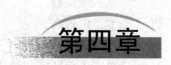

大健康产业市场调查与预测

案例引入

台湾企业家王永庆的第一桶金

台湾著名企业家王永庆早年因家境贫寒读不起书，16 岁时，在嘉义开了一家米店。当时小小的嘉义已经有近 30 家米店，竞争非常激烈。经过仔细调查之后，王永庆很快从提高米的质量和服务上找到了突破口。

经过长时间观察，王永庆发现，一些家庭由于年轻人整天忙于生计，买米的任务只能由老年人来承担。王永庆于是决定主动送货上门。这一方便顾客的服务措施大受欢迎。王永庆并不因此满足，他将目光又一次投向了更加精细的服务。每次给顾客送米时，王永庆都会拿出随身携带的小本子细心记下了这户人家米缸的容量，并且问明这家有多少人吃饭，有多少大人，多少小孩，每人饭量如何。他依据这些资料大致估计该户人家下次买米的时间，到了这个时间段，不等顾客上门，他就主动将相应数量的米送到客户家里。

就这样，王永庆从小小的米店生意开始了他后来问鼎台湾首富的事业。

王永庆的米店之所以能够经营成功，关键在于他重视对市场的调查研究，通过对顾客的细致了解和分析，他为顾客提供了优质的产品和良好的服务，方便了顾客，赢得了顾客的信赖，提高了自己的知名度。

这个案例带给人们的启示是：企业要取得成功，就必须做好市场调查工作，更好地满足消费者需求。这是企业适应市场变化、保持健康发展的基础。

（资料来源：转引自《市场调查与预测》，陆克斌久波，教育科学出版社，2013 年 7 月）

第一节　大健康产业市场调查概述

市场调查有广义和狭义之分，狭义的市场调查是指只针对消费者所做的调查，调查内容主要包括消费者购买力，以及购买商品的数量、动机、使用商品的情况等。

广义的市场调查是指对产品从生产、流通到消费领域所做的调查，调查内容除了包括对消费者的调查外，还包括产品的定价、包装、运输、销售环境、销售渠道、广告等。本书所讲市场调查均指广义的市场调查。

一、市场调查的含义和特征

（一）市场调查的含义

市场调查是指为了解决某一特定的市场营销问题而进行资料的收集、整理、分析，对市场的状况进行反映或描述，并取得结论的一种系统的、有目的的活动与过程，也称为市场调研（国外又称为营销调研）。

这个定义强调了市场调查是一种有目的的活动，是一个系统的过程，是一项对信息进行判断、收集、整理和分析的工作。

（二）市场调查的特征

市场调查的任务是产生用于营销决策的正确信息，为此获得的市场调查信息应是所涉及事物的客观反映，其本质是收集和评估特定信息，以求明确研究变量之间的关系，帮助企业更好地了解市场需求。市场调查基本特性包括目的性、全程性、科学性、广泛性和不确定性。

思考：既然调查结论具有不确定性，是否意味调查无用？

二、市场调查的原则

市场调查既然是通过收集、分类、筛选资料，为企业生产经营提供正确依据的活动，它就需要遵循以下原则。

（一）准确性原则

市场调查工作要把搜集到的资料、情报和信息进行筛选、整理，再经过调查人员的分析后得出调查结论，供企业决策之用。因此，市场调查搜集到的资料，必须体现准确性原则，对调查资料的分析必须实事求是，尊重客观实际，切忌以主观臆造来代替科学的分析。同样，以偏概全也是不可取的。要使企业的经营活动在正确的轨道上运行，就必须要有准确的信息作为依据，这样企业才能瞄准市场，看清问题。

在市场调查中，一手资料的获得并不一定是真实的，被调查者有时不说真话，甚至想隐瞒真相。统计资料的审阅中也可能会遇到一些文字、数字的错误。这就需要调查者在实施调查的各个环节都要对信息进行核实，以确保市场调查的准确性。

（二）时效性原则

在现代市场经营中，时间就是机遇，影响着整个经营策略和活动的成败。市场调查的时效性主要表现为及时捕捉市场上有用的情报、信息，并及时分析、反馈，为企业在经营过程中适时地制定和调整策略创造条件。在市场调查工作开始进行之后，要充分利用有限的时间，尽可能多地搜集所需要的资料和情报。调查工作的拖延，不但会增加费用支出，也会形成生产和经营决策滞后的现象，对生产和经营的顺利进行极为不利。

（三）系统性原则

市场调查的系统性表现为应全面收集有关企业生产和经营方面的信息资料。因为在社会化大生产的条件下，企业的生产和经营活动受多种因素的制约和影响，这些因素既可以推动企业的繁荣，也可以阻碍企业的正常发展。

由于很多因素之间的变动是互为因果的，如果只是单纯地了解某一因素，而不去考察这一因素如何对企业发挥作用，以及为什么会产生如此作用，就不能把握这一因素的本质，也就难以根据影响经营的关键因素得出正确的结论。因此，市场调查既要了解本企业的生产和经营实际，又要了解竞争对手的相关情况；既要认识到内部机构设置、人员配备、管理水平和方式对企业经营的影响，也要调查社会环境的各个方面对企业和消费者的影响程度。

（四）经济性原则

市场调查是一件费时、费力、费财的活动。它不仅需要人的体力和脑力的支出，同时还要利用一定的物质手段，以确保调查工作的顺利进行和调查结果的准确。在调查内容不变的情况下，采用的调查方式不同，费用支出情况也会有所差异；同样，在费用支出相同的情况下，不同的调查方案也会产生不同的效果。因此，企业需要根据自己的财力情况确定调查费用的支出，并制订相应的调查方案。

（五）科学性原则

市场调查不是简单地搜集情报、信息的活动。为了在时间和经费有限的情况下，获得更多、更准确的资料和信息，就必须对调查的过程进行科学的安排。采用什么样的调查方式、选择谁作为调查对象、问卷如何拟定才能既明确表达意图，又使调查者易于答复。这些都需要认真研究。同时运用一些社会学和心理学等方面的知识，以便与被调查者更好地交流；在整理调查资料的过程中，要使用计算机来代替手工操作，对大量信息进行准确严格的分类和统计；对资料所做的分析，应由具有一定专业知识的人员对汇总的资料和信息进行更深入的分析；分析人员还要掌握和运用相关数学模型和公式，从而使汇总的资料以理性化数据表示出来，精确地反映调查成果等。

（六）保密性原则

市场调查的保密性原则体现在两个方面：为客户保密；为被调查者提供的信息保密。

三、市场调查的分类

按照不同的标准，可以将市场调查划分为不同的种类。如果按市场调查的目的划分，可分为探索性调查、描述性调查、因果性调查与预测性调查；如果按调查对象的数量划分，可分为全面调查和非全面调查；如果按调查的方法划分，可分为文案调查和实地调查。

（一）探测性调查

非正式的定性的初步调查，目的在于发现想法、洞察问题、明确性质，为正式调查开路。探索性调查是在情况不明时，为了找出问题的症结、明确进一步深入调查的内容和重点，而进行的非正式的初步调查。

课堂案例　　　　　　　　　　　**方便面的探索**

国外 A 食品工业集团有意开发国内的方便面市场，但仅处于有意向阶段。为此，该集团先通过网络搜集国内方便面生产和销售的相关情况，然后再选择我国内地不同地域的几座城市对潜在消费者做探索性调查。他们按年龄和性别标准指定 6 个组，每组 10 人，男女各 3 个组，这 3 个组中有一个是少年组，一个是 30 岁以下的成年组，另一个是 30 岁以上的成年组。在这个探索性调查项目中，调查者使用了焦点座谈和问卷调查相结合的方法。对于参加座谈会的人员，不搞概率选取，为的是节省调查成本，只要符合年龄与性别要求即可。座谈会讨论大纲围绕生活习惯、商品信息的获悉与购买决策、产品概念、品牌反应、价格与促销等内容提出问题。座谈结束，请参加者填写"背景材料问卷"，问卷围绕性别、年龄、籍贯、婚姻状态、子女、家庭收入、食品购买行为等提出。此问卷收回后，陆续请参加者试食 3 种汤料配制的方便面，一边试食，一边回答问卷。

思考题：探索性调查有什么重要意义？

【案例分析】

探索性调查不需要严谨的步骤，最主要的目的是了解人们对某种产品的意向，为下一阶段详细调查指明范围和方向。但这并不意味探索性调查不重要，可以随便设计。恰恰相反，探索性调查结论作为一个方向，一旦错误，对后续工作将产生不可挽回的影响。所以探索性调查虽然步骤不要求十分严谨，但内容一定要慎重。

（资料来源：http://zhidao.baidu.com/question/126032648.html）

（二）描述性调查

描述性调查是指对需要调查的客观事实及其相关资料进行收集、记录、分析的正式调查。这类调查比探索性调查更深入精细，需要事先拟订调查方案，进行实地调查，搜集第一手资料。其目的是要弄清问题的过去和现状，并在此基础上寻求解决问题的办法和措施。描述性调研需要回答"谁""是什么""怎么样"等问题，其结果说明所研究问题的表面特征，不涉及问题的本质及内在影响因素。

（三）因果性调查

因果性调查是指为了弄清有关市场变量之间的因果关系而进行的专题调查。在市场经营中，常常是多种因素影响商品的销售，某些因素之间存在着因果关系，如价格与销售量、广告与销售量等。在众多影响销售的因素中，哪一个因素起主导作用？这就需要对它们之间的因果关系和变化规律进行调查分析。

（四）预测性调查

预测性调查是指通过搜集、整理和分析历史资料与现在的各种市场情报资料，运用数学方法，对未来可能出现的市场商情变动趋势进行的调查。这类调查属于市场预测的范围，是在描述性调查和因果性调查的基础上对市场的潜在需求进行的估算、预测和推断。

上述 4 种类型的调查并不是绝对相互独立的。有些调查项目需要涉及一种以上调查方案设计。一般来说，探测性调查可为正式调查开路，也可用于解释正式调查的结果。描述性和因果性调查常结合进行，预测性研究常以描述性和因果性研究为基础。

四、市场调查的基本流程

一般来说，市场调查流程包括调查设计、调查执行、数据分析和报告撰写 4 个阶段，如图 4.1 所示。尽管市场研究有多种不同的研究方法，但总的流程是一致的。

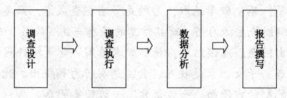

图 4.1　市场调查的基本流程

（一）调查设计

1. 明确问题，确定调查目标，拟定调查项目

（1）明确解决问题。此阶段需要研究人员根据问题的现象或症状，先提出营销问题的假设，然后通过对环境背景因素的分析，决策者、专家等探讨及二手数据分析、定性研究等一系列过程，最终明确需要调查的具体问题。

（2）确定调查目标。市场调查目标是由界定的市场调查问题所决定的，是为了达到明确地解决研究问题的最终目的。一个市场研究项目，目标可能是一个，也可能是多个。

2. 确定调查方式，即确定数据收集的范围和方式

从数据的收集范围来看，调查分为全面调查和非全面调查。全面调查时将总体的所有成员都作为调查对象纳入调查范围，而非全面调查只是从总体中选择部分个体进行调查。

根据选择部分个体的不同方式，非全面调查可分为随机调查和非随机调查。从数据的收集方式来看，分为原始数据收集和二手数据收集。

3．设计调查方案

设计调查方案即制订调查计划。市场调查方案要明确调查要求、调查的抽样方案和样本量、进度安排、调查预算等。必须要通过充分的可行性研究，要通过小样本试用或专家评定等方法，发现问题，反复修改，使之具有高度的科学性。

知识拓展

市场调查人员应牢记的五句话。第一，没有理论统领的调查是低档的调查。第二，不能解决问题的调查是无用的调查。第三，调查目标过多的调查是空洞的调查。第四，只研究战术的调查可能是近视的调查。第五，只想少投入的调查可能是最费钱的调查。

（二）调查执行

1．问卷设计

问卷或提问提纲是市场调查获得信息的重要工具。如果市场调查已明确研究目标及调查方法，但缺少一个好的问卷或访问提纲，那么仍会导致研究绩效的下降或失去调查意义。

2．调查人员培训

通过培训让调查人员了解调查计划，掌握调查技术及与调查相关的知识，从而有利于在具体调查中提升被调查者的配合度。

3．实地调查

调查人员按照计划规定的时间、地点及方法具体地搜集有关资料，不仅要搜集第二手资料，而且要搜集第一手资料。

（三）数据分析

现场调查后，大量的第一手资料需要进行整理分析，才能更好地显示其含义，支持管理者决策。数据分析分为两个主要步骤：数据准备和数据分析。数据准备旨在为数据分析提供经过初步检查、编码、输入、清理、转换形成的标准数据表。数据分析则利用一定的数据分析模型，对现场调查所采集的数据进行分析，检验在调查中提出的有关假设。

（四）报告撰写

撰写调查报告是市场调查的最后一环，主要内容是回顾和总结调查过程，并明确指出调查结论和行动建议，分析调查的局限性。

思考题：有人说市场调查只是门面工程，在真正决策时还是以领导的个人想法为主，如何看待这样的说法？

第二节　大健康产业市场调查的方法

调查方法有哪些

　　国外某大型连锁超市打算进入中国市场，初步计划先在北上广深开设门店。马经理是该连锁超市广州地区市场开发负责人，当前最主要的工作就是要对广州地区大型超市的市场环境进行调查。需要调查的内容非常多，包括宏观经济环境、城市建设规划、城市交通情况、人口增长变化、人口流动迁移、居民平均收入、居民购买能力、居民生活习惯、居民消费习惯、竞争对手情况等。马经理知道如此复杂的市场调查，靠单一的调查方法是不可能完成的。于是，马经理请来专业的咨询公司，向咨询公司项目经理说明情况，请项目经理做初步方案，初步方案完成后再商讨。

　　如果你是咨询公司的项目经理，你初步设想用哪些方法调查哪些内容？

　　（资料来源：转引自《市场营销实务》，余远坤，高等教育出版社，2015 年 2 月）

　　市场调查数据的收集是市场调查过程最重要的环节。总体来说，数据可以分为一手数据和二手数据，一手数据是指首次亲自收集并经过编排、加工处理的数据；二手数据是指以前已经收集好，但不一定与当前问题直接相关的数据。无论是哪种数据，都需要应用一定的调查方法才能实现有效收集。因此，正确认识调查方法的种类、适用范围是实现市场调查数据收集的重要基础。

一、文案调查法

（一）文案调查法的含义与特点

　　文案调查法又称为文献调查法、桌面调查法及室内调查法等，是一种获取二手资料的调查方法，即根据一定的研究目的，通过对收集到的、与调查课题相关的各种信息和情报资料等，进行分析、研究从而获得调查成果的一种调查方法。

（二）文案调查法的渠道

1．内部资料的收集

　　内部资料的收集主要是收集调查对象活动的各种记录，主要包括业务资料、统计资料、财务资料和企业积累的其他资料。

2．外部资料的收集

　　对于外部资料，可从以下几个主要渠道加以收集：统计部门及各级、各类政府主管部门公布的有关资料；各种经济信息中心、专业信息咨询机构、行业协会和联合会提供的信息和有关行业情报；国内外有关的书籍、报刊、杂志所提供的文献资料，包括各种统计资料、广告资料、市场行情和预测资料；互联网数据收集等。

　　思考题：在信息爆炸的年代，应该如何高效地寻找所需信息？

二、访问调查法

访问调查法是指通过询问的方式向调查对象了解情况的一种方法。采用访问法进行市场调查时，调查人员一般会向调查对象发放一份调查问卷，询问各种涉及他们行为、意向、态度和动机方面的问题。这些问题的设计必须合理、严谨，否则会影响调查结果的准确性。

根据调查人员与调查对象接触的方式不同，访问法可分为面谈访问、电话访问、邮寄访问、网络访问等形式。

（一）面谈访问

面谈访问法是通过调查人员和被访问者之间面对面交谈，从而得到所需资料的调查方法。面谈访问的方式有标准式访问和非标准式访问两种。面谈访问具有许多优点，如可以和被调查者面对面交流，容易调动被调查者的积极性，不易被应答者拒绝，可以在调查进行过程中观察被调查者的表情和态度，当被调查者产生误解或敷衍了事时可以适当地采取相应对策，所以它的回答率会较高。但因为面谈的访问要消耗众多人手，花费大量的人力、物力和财力，所以成本较高。

（二）电话访问

电话访问法是调查人员利用电话同采访者进行语言交流，从而获得信息的一种调查方式。电话访问法具有面对面调查的某些优点，如能够与被调查者交流，调动其积极性，价格较低，而且富有机动性等。电话调查的主要缺点是由于不在现场，调查者不必顾及面子和反应，容易以各种理由中断访问，因此用于电话调查的问题既要明确，数量也不宜过多。

（三）邮寄访问

邮寄访问法是通过邮寄或其他方式将调查问卷送至被调查者，由被调查者填写，然后将问卷寄回或投放到特定收集点的一种调查方法。邮寄访问法的问卷发放方式有邮寄、宣传媒介传送和专门场所分发 3 种。邮寄调查不需要调查人员亲临现场，可以以低廉的费用完成大量的调查，所以最大的优势是成本低，可以广泛应用于以人口普查为代表的各种实态性调查。其主要缺点是回答率低，即使所抽选的样本能完全代表总体，根据实际回收的调查表汇总的结果也可能有很大误差。

（四）网络访问

网络访问是指在互联网上进行调查问题设计、搜集资料并进行分析的活动。随着我国互联网技术的发展，网络访问将会被广泛应用。

三、观察法

观察法是指调查者到现场凭自己的视觉、听觉或借助摄录像器材，直接或间接观察和记录正在发生的市场行为或状况，以获取有关原始信息的一种实地调查法。

（一）直接观察法

直接观察法是调查者直接深入调查现场，对正在发生的市场行为和状况进行观察和记录。主要观察方式如下。

（1）参与性观察：指调查者直接参与到特定的环境和被调查者对象中去，与被调查者一起从事某些社会经济活动，如"伪装购物法"或"神秘顾客法"。

（2）非参与性观察：又称为局外观察，指调查者以局外人的身份深入调查现场，如供货现场观察、销售现场观察和使用现场观察等。

（3）跟踪观察：指调查者对被调查者进行连续性的跟踪观察，如商场顾客购物跟踪观察、女士着装跟踪观察、用户产品使用跟踪观察等。

课堂案例　　　　　　　　　　　　　**观察的效力**

《美国文摘》曾经报道，恩维罗塞尔市场调查公司的帕科·昂得希尔是著名的商业密探。在进行调查时，他一般会坐在商店的对面，静静地观察来来往往的行人。与此同时，他的同事也正在商店里进行着调查工作，他们负责跟踪在商品架前徘徊的顾客，主要调查目的是要找出商店生意好坏的原因，了解顾客走出商店以后如何行动，以及为什么许多顾客在对商品进行长时间挑选后还是失望地离开。

有一家音像商店由于地处学校附近，大量青少年经常光顾。通过恩维罗塞尔市场调查公司调查，发现这家商店把磁带放置过高，身材矮小的孩子往往拿不到，从而影响了销售。昂得希尔指出应把商品降低18英寸放置，结果销售量大大增加。

还有家名为伍尔沃思的公司发现商店的后半部分的销售额远远低于其他部分。昂得希尔通过观察，拍摄现场揭开了这个谜：在销售高峰期，现金收款机前顾客排着长长的队伍，一直延伸到商店的另一端，妨碍了其他顾客从商店的前面走到后面。针对这一情况，商店专门安排了结账区，结果使商店后半部分的销售额迅速增长。

思考题：案例中应用了什么调查方法？为什么帕科·昂得希尔采用这种方法？

【案例分析】

通过仔细观察顾客的行为，往往能发现隐藏在消费者行为中的影响消费者购物的要素。这些要素可能是顾客在购物的瞬间由于特定情境而触发的行为，即使进行问卷调查也未必能发现，因此，顾客行为观察是市场营销调查中非常重要的方法。

（资料来源：http://wenku.baidu.com/view/5099715a3b3567ec102d8adf.html）

（二）间接观察法

间接观察法是指对调查者采用各种间接观察的手段（痕迹观察、仪器观察等）进行观察，用以获取有关的信息。间接观察法一般包括以下方式。

（1）痕迹观察：通过对现场遗留下来的实物或痕迹进行观察，用以了解或推断过去的市场行为。例如，食品橱柜观察法、垃圾清点观察法等。

（2）仪器观察：指在特定的场所安装录像机、录音机或计数仪器等器材，通过自动录音、录像、计数等获取有关信息。例如，商场顾客流量自动测量、交通路口车流量自动测量、电视收视率自动测量等。

（3）遥感观察：指利用遥感技术、航测技术等现代科学技术搜集调查资料的方法。这种方法目前在市场调查中应用较少。

思考题：请回忆自己曾经遇到的被调查经历，归类一下市场调查者采用了哪些调查方法，并把你当时的感受写出来。

四、实验调查法

实验调查法是指在市场调查中，调查人员通过改变某些因素（自变量），来测试这种改变对其他因素（因变量）的影响，通过实验对比分析，收集市场信息资料的一种调查方法。

实验法可以按不同的分类标准分为多种类型。例如，按实验的场所不同分为实验室实验和现场实验；按照是否可以进行误差分析，可分为正式实验调查和非正式实验调查；按实验方案设计不同，可分为单一实验组前后对比实验、实验组与对照组对比实验、实验组与对照组前后对比实验等。

第三节　大健康产业调查问卷设计技术

问卷也称为调查表、计划表、访谈表或测量工具，是指一组用于从被调查者处获取信息的结构化问题及其载体。关于市场调查能否充分达到预期目的，调查问卷的制作往往起着关键作用。问卷调查因能较好地避免随意访问的某些缺点而得到广泛应用。

一、问卷的结构

虽然实际调查中所使用的问卷各不相同，但是一份完整的问卷往往包括问卷标题、问卷说明、调查内容、被调查者基本信息、编码，有时还要附上作业证明，如图 4.2 所示。

1. 问卷标题

问卷标题概括说明调查的主题，使被调查者对调查方向、内容有一个粗略的了解。确定标题应简明扼要，易于引起回答者的兴趣，如"城市居民对中成药消费的看法"。

2. 问卷说明

问卷说明旨在向调查者说明调查的目的、意义。问卷说明一般放在问卷开头并采用比较简洁的语言方式阐述，以使被调查者迅速了解调查目的，从而消除顾虑。

3. 调查内容

调查内容是调查人员所要搜集的主要信息，也是问卷设计中最主要的部分。问卷主体包括各类问题以及问题的回答方式。问卷主体应根据调查内容适当分类，使条理更清晰。

4. 编码

编码是指按照某种规则，将问卷信息转换成计算机可以识别的代码，以便于计算机对其进行数据整理与分析。

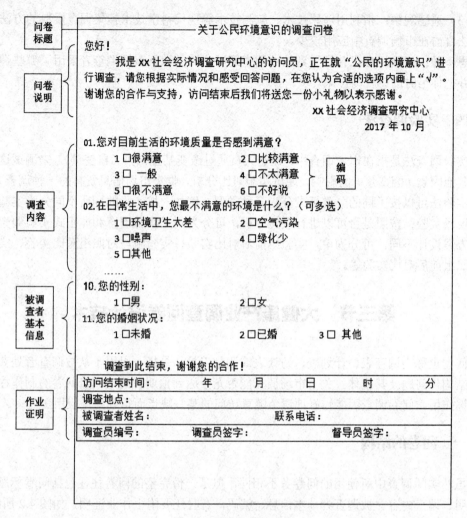

图 4.2　调查问卷的结构

5．作业证明记录

在委托调查中，委托人往往希望验证和考虑调查过程的真实性，或者为了保证访问质量，一般会在问卷上设计一些作业证明记录，附上调查人员的姓名、访问日期、时间等。

二、问句设计

（一）问句类型

根据问句形式区分，可分为开放式问句、半开半闭式问句、封闭式问句。

1．开放式问句

开放式问句是指不提供选择答案，而是由被调查者自由回答的问题。开放式问句的缺点：①极易产生偏差。②资料整理与分析困难。因每个被调查者所用的表述不同，在归纳上非常麻烦。③被调查者因知识结构、文化水平不同，回答开放式问句的能力也不同，回答结果难以期待。④开放式问句的回答率不会很高。

2．半开半闭式问句

半开半闭式问句是在封闭式问句的选项后再加一个"其他"的选项，让被调查者在找不到贴切的答案时能自由填写答案。例如：

您在××网购物不满意的原因是什么？请选择所有适合选项。

○网站体验不好，购物流程不够简便　　　　○找不到某些所需的商品

○某些商品缺货无法订购　　　　　　　　　○商品价格过高

○订单发货时间太长　　　　　　　　　　　○送货时间太长

○商品实物或包装与期望不符　　　　　　　○客户服务差

○其他（限 70 字以内）_____

3．封闭式问句

封闭式问句是指事先提供选择答案，被调查者从中选择答案的提问方式。常见的有二项选择问句、多项选择问句、量表题。

（1）二项选择问句。封闭式问句最简单的形式是二项选择问句，这种类型的问题只允许被调查者在给定的两个性质相反的备选答案中选择其一。这种方法的优点是由于被限于在两个固定选项中加以选择，被调查者可以快速方便地回答；缺点是会产生大量的误差，因为所选答案处于两个极端，省略了大量可能存在的其他选择答案。所以这种方法适用于询问较为简单的事实性问题。例如：

例 1：您购买过平板电脑吗？　　　　○有　　　　　　　○无

例 2：您是否喜欢格力空调？　　　　○喜欢　　　　　　○不喜欢

例 3：您是否打算在近五年内购买住房？　○是　　　　○否

（2）多项选择问句。多项选择问句是指事先提供两个以上的选择答案，被调查者可以任选其中的一项或几项。这种方法的优点是可以较多的了解调查者的想法，但是，如果设置的答案没有涵盖主要的选项，就可能得不到真实的回答。例如：

例 1：你购买 iPhone5 的首要原因是？（　　　）

    A．品牌　　　　　　　　　　　B．质量好

    C．IOS 平台应用程序较多　　　　D．新潮

    E．身边大部分朋友都购买

例 2：您对本次订单配送服务不满意的原因是什么？（　　　）（可多选）

    A．发货后配送速度慢　　　　　　B．配送人员服务态度差

    C．未能按照客户留言要求送货　　D．配送异常未及时通知

    E．未能送货上门　　　　　　　　F．未提醒客户开箱验货

    G．配送信息反馈错误

（3）量表题。量表是通过一套事先拟定的用语、标记和数字来测定人的心理度量工具，量表可以将所要调查的定性资料量化。量表的优点主要有：可以对被调查者回答问题的强度进行测量，将被调查者的回答直接转换成数字，这些数字直接用于编码问题，量表问题可以使用一些更高级的统计分析工具。量表的缺点主要是对被调查者的记忆和回答能力要求较高，容易引起被调查者的误解。例如：

例 1：您对此次订单配送服务的总体评价如何？

○非常满意　○满意　○一般　○不满意　○非常不满意

例2：您选购电视机时考虑的因素，下列各项按照您认为的重要程度从低到高按1，2，3，4进行赋值。

○图像清晰（　　　）　　○音质好（　　　）　　○外形漂亮（　　　）○使用寿命长（　　　）

例3：　你认为B品牌沙发的舒服度如何？请在下列尺度中标出您的评价结果。

0　10　20　30　40　50　60　70　80　90　100

不舒服　　　　　　　　　中性　　　　　　　　舒服

例4：您对所在学校教师的下列各项待遇的看法如何？（请在适用的方格内打"√"）

项　　目	非常满意	满　意	一　　般	不　满　意	非常不满意
工资待遇					
业务培训					
参与管理					
职称评定					
科研条件					

总之，市场调查的量表和询问技术很多，在设计问卷时，应尽量结合使用。

思考题：请回想曾经遇到的问卷调查中所用的句式，最常见的是哪几种？

（二）问句设计中常见错误

1．一题多问

一题多问，顾名思义，一个问句中询问多个方面的问题，导致答案不能对应。例如，提问"您对它的价格和服务质量满意还是不满意？"

该问题实际上包括价格和服务质量两个方面的问题，结果"对价格不满意""对服务不满意"或"对价格和服务不满意"的被调查者可能回答"不满意"，该结果显然得不到客户想了解的信息。因此，该问题应分为两个问题询问。

一是，"您对它的价格满意还是不满意？"

二是，"您对它的服务质量满意还是不满意？"

这样，客户可以分别得到某产品的价格和服务质量方面的信息。

2．诱导性

诱导性问题暗示了特定的答案，影响了被调查者回答。例如，"消费者普遍认为海尔冰箱好，你的印象如何？"这个问题带有明显的倾向性，它会导致被调查者选择问题中暗示的结论。如果把问题改为："你认为海尔冰箱如何？"就可以避免这种诱导性。又如，如果访问开始的几个问题都与某品牌或某机构有关，那么被调查者很快就会识别出调查发起者，这样就可能引发"主体诱导"，使回答发生偏差。

3．敏感性问题

敏感性问题是指涉及被调查者秘密、禁忌而不愿意公开表态或陈述的问题。例如，工资水平、青少年婚前性行为、偷税漏税等。这类问题若直接提问往往会引起被调查者的反感而不愿意真实回答或拒绝回答。因此，在调查中应尽量避免敏感问题。若这类问题对调查的目的非常重要而无法回避时，需要对其进行一定的处理。例如，"许多同学在考试中都存在作弊的情况，您知道是什么原因吗？"通过询问其他人而不是被调查者自己，调查人员也许能够更好地了解到被调查者个人对考试作弊行为的看法。

4．用语过于专业

通俗的语言容易被不同文化背景、不同阶层的消费者理解和接受，也可以避免因理解错误而产生回答偏差。因此在设计问题时要尽量少用专业性术语。例如，"你认为淘宝 C2C 的经营模式如何？"有些可能不知道"C2C"是什么意思？也就无从回答。

5．表述不清

含糊不清的回答会产生很多歧义，使被调查者无所适从。例如，"有时""经常""偶尔""很少""很多""相当多"，这些词对不同的人而言会有不同的理解。因此为了避免产生歧义，问句措辞必须追求具体，做到标准统一。例如，考察大学生周末回家频率的调查中有这么一个问题：一个月中你的回家情况如何？

模糊选项：　　○不回　　○偶尔　　○经常　　　○定期
准确选项：　　○少于 1 次　　○1～2 次　　○3～4 次　　○超过 4 次

三、问卷编排

（一）问句的排列顺序

问卷的问题和答案设计好之后，下一步就要开始编排问题的顺序。问题的顺序不能随意编排，需遵循一定的规则，使问题之间具有一定的逻辑联系，并保证问题的自然过渡。一般来说，问题的排列应遵循下列原则，即同类组合、先易后难、先一般后特殊、先封闭后开放，难于回答的问题或敏感性问题放最后。

（二）问卷的评估

一旦问卷草稿设计好，问卷设计人员应再回过来做一些批评性评估。在问卷评估过程中，应当考虑下面一些原则，即问题是否必要、问卷是否太长、开放式问题是否留足空间、问卷说明是否用了明显字体等。

思考题：假设你现在需要在街头进行问卷调查，有哪些调查技巧能使调查过程更顺利？

◆ **知识拓展**

"问卷星"是一个专业的在线调查、测评、投票平台，专注于为用户提供功能强大、人性化的在线设计问卷、采集数据、自定义报表、调查结果分析系列服务。与传统调查方式、其他调查网站或调查系统相比，"问卷星"具有快捷、易用、低成本的明显优势，已经被大量企业和个人广泛使用。典型应用如下。企业：客户满意度调查、市场调查、员工满意度调查、企业内训、需求登记、人才测评；高校：学术调研、社会调查、在线报名、在线投票、信息采集；个人：讨论投票、公益调查、博客调查、趣味测试。

第四节　大健康产业市场预测

为黑人生产化妆品

　　企业在经营中如果能及时对所获取的信息进行研究，并对市场发展趋势做出合理预测，就能引导企业向正确的方向发展。本案例中，黑人约翰逊通过对美国黑人化妆品市场进行分析，并结合美国当时的政治环境，成功预测了黑人化妆品未来的市场趋势，从而使企业在市场上占据了有利地位。

　　20 世纪 60 年代以前，美国种族歧视现象十分严重，黑人大都处于社会底层、贫困潦倒。当时，美国化妆品几乎都是为白人准备的，黑人要想使用，只能从仅有的几种黑人白人通用的品种中进行挑选。

　　一个叫约翰逊的商人注意到了这个情况，于是他分别到化妆品生产商和美国黑人中去进行调查。生产商认为：美国黑人中懂得化妆和有能力购买化妆品的人实在太少，开发专供黑人使用的化妆品没有销路，肯定亏本。黑人内部对化妆品的看法则各不相同：有人说养家糊口都不容易，哪里还顾得上化妆；有人说他们的社会地位低，化了妆反而惹人嘲笑；也有不少黑人很想使用化妆品，但那些黑人白人通用的化妆品效果很不好，他们便也失去了兴趣。

　　约翰逊通过调查研究和分析大量资料之后认为：未来美国种族歧视将会有所消除，黑人的经济状况不久就会好转，他们的个人发展意识也会逐渐增强。凡是白人能够使用和享受的东西，黑人也一定不甘落后，再无过去那种自卑感，黑人化妆品市场的繁荣一定会到来。所以他预测，开发经营黑人专用的化妆品，将会有很大的市场前景。

　　通过对市场进行预测后，他决定创办一家黑人化妆品公司。起初该化妆品公司规模很小，但经过短短几年的努力，公司便得到很大发展。不久，黑人民权运动的高潮到来了，他们的产品极为畅销，公司规模迅速扩大，成为美国最大的黑人化妆品公司。

（资料来源：转引自《市场调查与预测》，邵光，
上海交通大学出版社，2017 年 2 月）

　　为了提高管理的科学水平，减少失策的盲目性，需要通过市场预测来把握未来经济发展的有关动态，控制风险，以期顺利实现企业决策目标。

一、市场预测的概念

　　市场预测是指在市场调查的基础上，对所获得的各种信息和资料进行分析研究，并运用科学的方法，对企业和市场未来的发展趋势进行判断或估算，为经营决策提供可靠依据的一种活动。

　　企业要想在市场竞争中占据有利地位，必须在产品、价格、分销渠道、促销方式等方面制定正确的营销策略，这需要企业在调查的基础上，运用已知的资料进行科学的、准确的预测，从而减少决策的盲目性和风险性，以提高企业适应市场环境的能力。

二、市场预测的作用

市场预测的作用主要体现在以下几个方面。

（一）企业决策的基础

古人云："凡事预则立，不预则废。"企业从事市场营销活动之前，对市场的未来发展及市场营销行为所能引起的社会和经济后果，做出较为准确的估计和判断，对于合理制定经营决策，使经营结果符合预期目的，取得经营成功，关系极大。市场是企业一切营销活动的出发点和落脚点。只有看得长远些、准确些，才能使决策和计划正确无误，周密可行。这在市场瞬息万变的今天，尤为重要。

决策总是涉及未来，决策又是企业管理的核心。要想使决策做到准确无误，企业必须对未来的形势发展做出科学的分析。预测与决策实际上是一件事的两个方面或两个阶段。作为广义的决策过程，首先是了解事物未来发展趋势和过程，情况明了，决策才好制定。预测是决策的基础，科学的决策必须依据准确的预测结论才能做出。

（二）提高应变能力的有力手段

应变能力的大小，取决于信息的收集、分析和处理工作，取决于建立一个高效率的市场营销信息系统和市场预测系统。应变能力的基本要求就是对环境的变化能够做出迅速准确的反应，并通过采取正确的战略和策略，积极地适应环境和能动地改造环境。

（三）有利于提高企业的市场适应力

市场需求是处在不断变化之中的，谁能把握市场需求变化的脉搏，谁就能在市场竞争中领先一步，获得好的经济效益。企业通过市场预测，可以了解到不同企业的同类产品在市场竞争中对本企业产品的影响与冲击程度，以及产品的开发方向和发展趋势。当同一类产品有较多厂家生产时，企业就应按照市场预测结果正确地判断本企业所面临的形势，采取相应的措施，有针对性地提高产品的内在质量、价格、服务和交货期等方面的竞争力，更好地争取用户和市场。当某一种产品在市场上已经达到饱和或用户对产品有新的要求时，企业就应该主动地、适时地组织新产品生产，进行产品更新换代，使本企业的产品在市场竞争中能占有一席之地。

（四）提高经济效益的基本途径

从某种角度来讲，经济效益是指产量、供给量与需求量的对比关系。只有在产品有广阔市场销路的条件下，企业内部劳动消耗的节约才有意义。市场需求制约着销售，销售是否畅通又决定着生产和营销成果能否实现。因此，要想全面提高企业的经济效益，首先要组织适销对路、价格合理、符合市场需求的产品的生产。在此基础上，达到生产成本和营销费用的最小化才有意义。

总之，市场预测是增强企业活力的积极因素。但是，需要注意的是，在不同的环境条件下，采用不同的预测方法，都会存在一定的局限性。一般来说，当市场需求相对稳定时，市场预测的准确性就相对高一些；反之，当市场需求处于不稳定状态，市场预测的精确性将受到影响。

三、市场预测的内容

市场预测的内容十分广泛，概括起来主要包括以下 4 个方面。

（一）市场需求预测

市场需求预测是预测消费者在未来一定时期内，能够并愿意购买某种商品的数量。具体包括居民购买力预测、居民购买力投向预测和各种商品的需求预测 3 个方面。

1. 居民购买力预测

居民购买力预测包括两个方面：一是人口数量及变化预测。人口的数量及其发展速度，在很大程度上决定着居民购买力。二是居民货币收入和支出情况的预测。

2. 居民购买力投向预测

居民收入水平的高低决定着消费结构。消费结构规律是：居民收入水平提高，用于娱乐、消遣、劳务费用支出会增加，而用于饮食费用支出的比重会大大降低。

3. 各种商品的需求预测

根据居民购买力总量和购买力的投向，预测各种商品需求的数量、花色、品种、规格、质量等。

（二）市场供给预测

市场供给预测是指对进入市场的商品资源总量的预测。它同市场需求预测结合起来，可以预测未来市场供求矛盾的变化趋势。市场供应预测主要是预测生产部门可以提供的商品量及其构成。这就要求相关人员必须了解同类产品现有的生产企业的数量、生产能力、原材料供应、生产设备、生产技术和产品质量的现状等情况。

（三）市场环境预测

市场环境预测主要包括自然物质环境和社会人文环境预测。自然物质环境预测包括资源状况、地理状况和生态状况的预测；社会人文环境预测包括政治环境、科学环境、法律环境、文化环境和经济环境的预测。

（四）综合预测

综合预测主要是对产品的生产能力、生命周期、包装、价格、促销手段、销售渠道和公关等方面进行预测，从而调整组合策略，以达到盈利的目的。

思考题：引导案例"为黑人生产化妆品"属于什么内容的预测？

四、市场预测的原理与步骤

市场预测要遵循一定的原理和步骤，才能使预测结果准确、可靠。

（一）市场预测的原理

1．惯性原理

惯性原理又称为延续性原理，是指任何事物的发展变化过程都表现出延续性特征，即在一定时间、一定条件下保持原来的趋势和状态。因此，根据惯性原理，就可以在了解事物过去和现在的基础上，预测事物的未来。运用惯性原理必须满足以下两个条件。

（1）预测对象的发展变化应具有规律性。

（2）对规律起作用的客观条件必须保持不变，若该规律的作用将随条件的变化而中断，则将导致连贯性失效。

2．相关原理

任何事物的发展变化都不是孤立的，而是相互联系和相互影响的。一个事物的变化必然会影响到其他相关事物的发展变化。例如，消费品的销售量与人均收入水平密切相关，产品价格与原材料的价格非常相关等。因此，通过深入分析预测对象与相关事物的影响程度，可以推知其未来的发展趋势。

3．类推原理

很多事物在结构、发展趋势等方面存在某些相同或相似性。因而，可以通过寻找并分析事物之间的相似性，根据已知事物的发展规律类推另一种事物的未来状态。例如，为了研究某品牌汽车在中国的销售情况及未来发展趋势，可以根据国外汽车在同样经济水平下的销售状况来预测。

4．概率推断原理

概率表示某种事件发生的可能性，企业可以通过分析统计资料提供的信息，寻找某事物发生的概率，由此对市场营销活动可能产生的效果进行预测。

（二）市场预测的步骤

市场预测的过程就是对各种调查资料按预测目的和要求进行整理、计算和分析的过程。步骤通常包括：明确预测目的、收集和整理调查资料、选择预测方法、实施预测、撰写预测报告、评价和修正预测结果等，如图 4.3 所示。

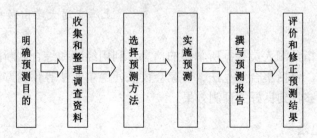

图 4.3　市场预测的步骤

五、定性预测法

课堂案例   **泛美航空公司的破产**

泛美航空公司，曾经是美国一家航线最长、历史最久的航空企业巨头，经历了50多年的风风雨雨，泛美从全美第三大航空公司，职工人数多达3万余人，拥有130多架各种型号飞机，航线遍布50多个国家的航母型大型航空企业，落败到一蹶不振，最后竟然以宣布破产倒闭而告终。

早在20世纪70年代，泛美航空公司就着手淘汰陈旧且耗油量大的波音707客机，当时，市场上并没有与波音707的载客量及续航能力等指标相当的机种。泛美的决策者没有征询专家意见，直观上做了一些粗略比较之后，就选择了一家公司的L1105-500型飞机。随后的事实表明这是一个错误。该类飞机油耗大，单位飞行成本高，使泛美的竞争力大打折扣。而后不久，美国那家生产商便停止了这种飞机的生产，于是L1105-500型飞机的维修又成了问题，在几年之后再遭淘汰。

为了争夺国内航线，泛美又开始了新一轮的"大采购"，这次购入的是欧洲"空中客车"A300型客机，同时还交换了一批不同型号的飞机。繁杂的机种给航空人员的培训、机械故障的排除、平日的维修、机场的管理等造成了很大压力，无形中增加了公司的支出。

更为严重的是美国国内航空禁令的解除，使得更多其他航空公司有机会在美国国内航空市场上一展身手，泛美航空公司早已失去了与对手竞争的能力，高成本经营使公司不堪重负，而大量职员所享受的高薪与福利，愈发让泛美航空公司感到腹背受敌。

之后的又一次误飞事件，彻底地粉碎了泛美航空公司想要重振雄风的梦想。1994年，泛美航空公司无奈宣告破产。

思考题： 你认为泛美航空公司落败的主要原因有哪些？

【案例分析】

泛美航空公司的落败原因是多方面的，但主要还是因为当时泛美航空公司的决策者——总裁艾克尔，他单凭直觉，无视市场需求及预测。

（资料来源：转引自《市场调查与预测》，邵光，
上海交通大学出版社，2017年2月）

定性预测法是指预测人员根据所掌握的信息，利用经验和综合判断能力来预测市场发展趋势的一种方法，包括集合意见法、专家会议法、德尔菲法等预测方法。这些方法如果运用得当，往往能够收到良好的预测效果。

（一）集合意见法

集合意见法是指对某一预测问题，先由有关的专业人员或专家分别做出预测，然后综合全体人员所提供的预测信息，做出最终的预测结论。

（二）专家会议法

专家会议法是指邀请有关方面的专家，通过会议的形式，对预测对象未来的发展趋势及状况做出判断的方法。

1．专家会议法的优缺点

专家会议法能够凝聚众多专家的智慧，以弥补个人的不足。但是，该方法也有一定的缺点，具体表现在以下几个方面。

（1）参加会议的人数有限，因而代表性不充分。

（2）有些专家可能受到感情、时间及利益等心理因素影响，不能充分或真实地表明自己的判断。

（3）部分专家易屈服于权威专家或大部分人的意见。

（4）有些专家出于自尊心不愿意修改原来已经发表过的、考虑不是很充分的意见等。

2．专家会议法的类型

专家会议法的类型包括交锋会议法、头脑风暴法、混合式会议法。

3．专家会议法的一般步骤

步骤1：邀请专家参加会议，邀请出席会议的专家人数不能太多也不能太少，一般8～12人为宜，要包括各个方面的专家，且都能独立思考，不受一两个权威专家所左右。

步骤2：会议主持人提出会议主题，要求大家充分发表意见。主持人不要谈自己的看法或想法，以免影响专家的思路。对专家所提出的各种方案和意见，不应持否定态度，而应表示热情欢迎。

步骤3：结束后主持人或项目主管，再对各种方案进行比较、评价、归类，最后确定预测方案。

（三）德尔菲法

德尔菲法是在专家会议法的基础上发展起来的一种预测方法，它是用匿名的形式分别向专家征求意见，经过多次反复地征询与反馈，最后得到一个趋于一致、较为可靠的估算结果。

◄ **知识拓展**　　　　　　　　　　**德尔菲法的由来**

德尔菲法是由美国的兰德公司于1946年首创和使用的。20世纪50年代以后，该方法在西方盛行起来。德尔菲是古希腊一座城市的名称，该城市有一座太阳神阿波罗的神殿，因为阿波罗能预卜未来，所以后人借用德尔菲比喻神的高超预见能力。后来有很多专家先后在该城市发表演说，提出各种预言。从此德尔菲就成为了"专家提出预言"的代名词。

六、定量预测法

在实践中，人们常常会问"未来几个月产品销量如何？""我们的产品销售受哪些因素影响，影响程度有多大？""近期的要素和远期的要素，以及季节变动对销量的影响如何精确计算？"等问题。回答以上问题，可以借助定量预测法来进行分析。常用的定量预测法有时间序列法和因果关系模型法两大类。

课堂案例　　　　　　　　　　　旅游人数的预测

借助定量方法进行合理的预测，能够为决策提供重要的参考依据。山西著名旅游景点正是运用定量预测的方法，准确地预测出了下一年度的旅客数量，从而合理地规划旅游配套设施的建设，为游客提供优质的服务。

山西某著名旅游景点 2012 年各季度接待游客数分别为 260 万、375 万、340 万、223 万。2013 年各季度接待游客数分别为 275 万、412 万、352 万、231 万；2014 年各季度接待的游客分别为 287 万、428 万、364 万、243 万。

2014 年年末，该旅游景点管理部门根据过去 3 年的游客数据，运用二次指数平滑法预测出了 2015 年各季度的游客人数分别约为 302 万、400 万、372 万、283 万。并根据此预测合理地安排交通动力投入，增设饭店、旅馆数量，加强环卫、安保人数，增建娱乐设施等，做到了统筹兼顾、未雨绸缪，保证了该地旅游产业的健康发展。

（资料来源：转引自《市场调查与预测》，邵光，

上海交通大学出版社，2017 年 2 月）

（一）时间序列预测法

时间序列预测法是以惯性原理为依据，假设事物过去和现在的发展变化趋势为延续到未来为前提，从预测对象的历史资料所组成的时间序列中，找出事物发展的趋势和规律，并用其来推断未来状况的一种预测方法。

常用的时间序列预测法有简单平均法、移动平均法、指数平滑法、趋势延伸法和季节指数法。

1. 简单平均法

简单平均法是通过计算一定时期内各个时间值的平均数，来确定未来时期预测值的方法。它适用于预测对象的发展基本稳定，只在某一水平上下波动的情形。这种预测方法不可能十分准确，因而只能作为一个大致判断。简单平均法包括简单算术平均法、加权算术平均法和几何平均法。

【例 4-1】某玩具厂 2015 年 1～6 月份的商品销售额分别为 40 万元、50 万元、55 万元、60 万元、35 万元、38 万元。试利用简单算术平均法预测 7 月份的销售额。

解：根据上半年的销售量进行预测，得

$$\bar{x} = \frac{40+50+55+60+35+38}{6} \approx 46.33 \text{（万元）}$$

简单算术平均法使用简便，花费较少，适用于短期预测或对预测结果的精确度要求不高的情况。

【例 4-2】如果在**【例 4-1】**为 1～6 月份的销售额分配权数分别为 1、1、1、2、2、3，试利用加权算术平均法预测 7 月份的销售额。

解：由题意得

$$\bar{x} = \frac{40 \times 1 + 50 \times 1 + 55 \times 1 + 60 \times 2 + 35 \times 2 + 38 \times 2}{1 + 1 + 1 + 2 + 2 + 2} \approx 45.67 \text{ （万元）}$$

所以运用加权算术平均法预测 7 月份的销售额为 45.67 万元。

使用加权算术平均法的关键是确定权数。一般来说，离预测值越近的数据对预测值影响越大，确定较大的权数；离预测值较远的数据对预测值影响较小，应确定较小的权数。

2．移动平均法

移动平均法是在算术平均法的基础上发展而来的，是用一组最近的实际数据值来预测市场或企业未来变动趋势的一种常用方法。它适用于产品需求既不快速增长也不快速下降，且不受季节性因素影响的情形。其特点体现在以下几个方面。

（1）与简单平均法不同，移动平均法重视近期数据，因为距离预测值近的数据对预测影响大些，而离预测期远的数据对预测值的影响小，所以可以不予考虑。

（2）具有滞后的偏差，它实际是对过去几个数据的算术平均，因而预测值总是停留在过去的水平上而无法预计将来会有更高或更低的波动。

常用的移动平均法有一次移动平均法和二次移动平均法。

【例 4-3】 已知某商场产品 2014 年 12 个月的实际销售量如表 4.1 所示，试用一次移动平均法预测 2015 年 1 月的销售额（取观察期 $N=3$ 进行计算）。

解：销售数据及计算数据如表 4.1 所示。

表 4.1　某商场年度销售额预测值计算表

观察期 t	销售量 x_t（万元）	$N=3$	
		预测值	绝对误差
1	210	—	—
2	190	—	—
3	208	—	—
4	189	202.67	13.67
5	170	195.67	25.67
6	160	189	29
7	180	173	7
8	200	170	30
9	220	180	40
10	230	200	30
11	215	216.67	1.67
12	200	221.67	21.67

步骤 1：取观察期 $N=3$，计算各期的移动平均值，如表 4.1 所示的第 3 列。

步骤 2：求出各期的绝对误差值如表 4.1 所示的第 4 列。

步骤 3：计算平均绝对误差。

$$（13.67 + 25.67 + 29 + 7 + 30 + 40 + 30 + 1.67 + 21.67）÷ 9 \approx 22.08$$

步骤 4：预测 2015 年 1 月（第 13 期）的销售量。

$$\hat{x} = \frac{x_{12} + x_{11} + x_{10}}{3} + \frac{200 + 215 + 230}{3} = 215 \text{（万元）}$$

因此，利用一次移动平均法，预测该商场 2015 年 1 月的销售额应为 215 万元。

3. 指数平滑法

指数平滑法是在移动平均法的基础上发展起来的，是一种特殊的加权移动平均法，也称为指数加权平均法。根据平滑次数不同，指数平滑法分为一次指数平滑法和二次指数平滑法。

（二）因果关系模型法

事物之间普遍存在着因果关系，可以借助因果关系模型找出某种结果的因素，根据因素的变化预测结果的变化，即发展方向。同时还可以确定其数值变化规律，从而达到预测的目的。常用的因果关系模型法有回归预测法和经济计量预测法等。

1. 回归预测法的含义与分类

（1）回归预测法的含义。

回归预测法是在分析自变量和因变量之间相关关系的基础上，选择合适的数学模型，近似表达变量之间的关系，从而进行预测的方法。

所谓相关关系，是指变量之间有着密切的关系，但不是严格对应的依存关系。也就是说，一个变量（自变量）发生数量上的变化，另一个变量（因变量）也会相应发生数量上的变化。但是，可能会有几个值与之对应，而不是唯一确定的值。例如，产品销售量与产品价格的关系属于相关关系，产品价格越低，产品的销售量往往会增加，但是两者没有唯一确定的关系，因为产品的销售量还受当地的收入水平、广告投入费等因素的影响。

（2）回归预测法的分类。

根据自变量的个数多少，可以将回归预测分为一元回归预测、多元回归预测和自相关回归预测。

2. 一元线性回归预测法的应用

一元线性回归预测法是指研究一个自变量和一个因变量之间的线性关系，并根据自变量的变动来预测因变量平均发展趋势的方法。

【例 4-4】某公司 2014 年度 1～6 月份广告费用支出和销售额的相应数据如表 4.2 所示。分析企业广告支出对销售额有无显著影响。如果企业 7 月份准备投入广告费用 30 万元，预测企业 7 月份的销售额。

表 4.2　某公司年广告费用支出和销售额数据

月　份	广告费用（万元）	销售额（万元）
1	40	210
2	55	350
3	24	250
4	30	200
5	18	150
6	9	130

解：

步骤 1：根据题意，确定因变量为销售额，用 y 表示；自变量为广告费用，用 x 表示。

步骤 2：绘制散点图，初步判断相关性。根据 6 个月的观察资料制作散点图，如图 4.4 所示。

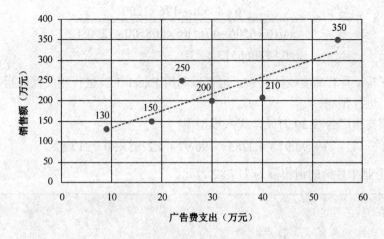

图 4.4　广告费支出与销售额散点图

步骤 3：从散点图中可以看出，y 随 x 的增加而增长，并呈线性增长趋势，故可以建立回归模型。

$$y=a+bx$$

步骤 4：求解参数 a、b 的值。计算回归参数所需要的数据，如表 4.3 所示。

表 4.3　回归分析中参数的计算数据

月　份	广告费用 x	销售额 y	xy	x^2	y^2
1	40	210	8400	1600	44100
2	55	350	19250	3025	122500
3	24	250	6000	576	62500
4	30	200	6000	900	40000
5	18	150	2700	324	22500
6	9	130	1170	81	16900
合计	176	1290	43520	6506	308500

则，$b=\dfrac{n\sum x_i y_i-\sum x_i \sum y_i}{n\sum x_i^{\,2}-\left(\sum x_i\right)^2}=\dfrac{6\times43520-176\times1290}{6\times6506-176\times176}\approx4.2283$

$a=\overline{y}-b\overline{x}=\dfrac{1290}{6}-4.2283\times\dfrac{176}{6}\approx90.97$

回归方程为

$$y=90.97+4.2283x$$

步骤 5：利用相关系数检验模型。

$$r = \frac{n\sum\limits_{i=1}^{n}x_i y_i - \sum\limits_{i=1}^{n}x_i y_i}{\sqrt{n\sum\limits_{i=1}^{n}x^2 - (\sum\limits_{i=1}^{n}x_i)^2}\sqrt{n\sum\limits_{i=1}^{n}y_i^2 - (\sum\limits_{i=1}^{n}y_i)^2}}$$

$$= \frac{6\times 43520 - 176\times 1290}{\sqrt{(6\times 6506 - 176^2)(6\times 308500 - 1290^2)}}$$

$$= 0.878066513$$

显然，y 与 x 具有高度线性关系。也可以利用 Excel 工具进行相关性分析。

步骤 6：进行预测。

7 月份预支出广告费 30 万元，代入模型得

$$y = 90.97 + 4.2283x = 90.97 + 4.2283\times 30 = 217.82$$

所以，企业 7 月份的销售额为 217.82 万元。

> **提示：**
>
> 相关系数 r 具有以下特点。
>
> （1）r 的取值范围，$-1\leqslant r\leqslant 1$，$r>0$ 表示正相关，两个变量的变化方向一致，即 y 随着 x 的增大而增大；$r<0$ 表示负相关，两个变量的变化方向相反，即 y 随 x 的增大而减少；$r=0$ 表示不相关，两者之间没有线性相关关系。
>
> （2）r 的绝对值越接近于 1，说明相关性越强；r 的绝对值越接近于 0，说明相关性越弱。

3．经济计量预测法

经济计量预测法是经济分析与数学分析相结合的方法，是运用经济现象之间更为复杂的因果关系进行预测的方法。该方法经常用于宏观经济产业，以及市场的综合规律等方面的预测。该预测过程比较复杂，本书不做详细介绍。

第五节　大健康产业市场调查报告的撰写

撰写市场调查报告是市场调查的最后一步，也是十分重要的一步。市场调查报告就是通过文字、图表等形式将调查结果、研究结论、行动建议等简洁明快而又全面详细地表现出来，以使客户和后来的研究者对所调查的市场现象和所关心的问题有系统的认识，而且方便阅读。

一、市场调查报告的撰写原则

（一）时效性

市场调查结果往往只能反映一定时空条件下的现实情况，具有很强的时效性。

（二）易于理解

报告使用者可能在知识背景和信息需求方面存在很大差异，调查报告应尽量避免使用过多的专业术语及数据分析的技术细节，数据及其分析过程必要时可以放在调查报告后面的附录中，以备有兴趣的人员检索查阅。

（三）客观简洁

市场调查报告要简洁，主要强调市场调查报告的写作内容应有所取舍，围绕调查目标，突出重点，而不是对每一项内容都给予同等关注。

（四）易于阅读

研究发现，带有图表等辅助视觉工具的市场调查报告与纯文字叙述的调查报告相比，更直观，更易于让人接受。

（五）外观专业

市场调查报告的使用者不仅从内容来判断市场调查过程和结果的质量，而且还会把内容的组织排版、纸张质量和印刷格式等作为质量的参考标准。

二、市场调查报告的结构

市场调查报告的结构一般由封面、目录、引言、正文、结论和建议、附件等几部分组成。

（一）封面

封面包括市场调查的标题、报告日期、委托方、调查方等信息。其中，市场调查报告的标题一般要将调查对象，特别是调查主题具体地表达出来，如《北京英语培训市场的调查报告》《大学生学习倦怠情况调查》《北京学区房需求市场调查报告》等，如图 4.5 所示。

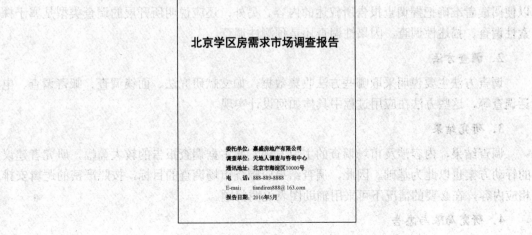

图 4.5　市场调查报告封面示例

（二）目录

目录应详细列出市场调查报告的各个组成部分及其在报告书中所在的页码。在大多数报告中，目录一般包括章、节、一级标题和二级标题，但这不是绝对的，研究者可根据调查报告的长度来决定目录的详细程度。

（三）引言

引言主要介绍调查报告的基本内容和轮廓。参见以下调查报告引言范文。

课堂案例

关于大学生旅游消费市场的调查报告（引言）

伴随着中国经济的高速发展和人民生活水平的不断提高，旅游消费越来越受到消费者青睐。其中，在旅游消费群体中，大学生日益凸显其消费主力军的地位。大学生作为社会的一个特殊群体，具有一定的经济独立能力和自我生活能力，有相对宽松的时间，具有更多的冒险精神和追梦遐想，因此他们更热衷于旅游消费。

目前，国内的旅行社达 1.6 万个，竞争非常激烈。但是大学生旅游却很少选择旅行社这条途径，这是大学生的原因还是旅行社的原因呢？

鉴于此，开展了《有关大学生旅游消费市场的调查》。希望通过本次调查，为旅游企业开发大学生旅游市场提供可参考的策略。

（四）正文

正文是市场调查分析报告的主体部分，是市场调查报告的核心。它主要运用科学、合理的分析方法，对市场调查所收集的资料进行深入分析、推断，并对市场发展变化趋势和规律进行预测。

正文一般包括以下几部分内容。

1．研究的目的和类型

在报告正文的开头，调查人员首先应当简明扼要地指出该项调查活动的目的和范围，以便阅读者准确把握调查报告所叙述的内容。另外，还应说明所开展的调查类型是属于探索性调查、描述性调查、因果性调查还是预测性调查。

2．调查方法

调查方法主要说明采取哪些方法收集数据，如文献研究法、面谈调查、邮寄调查、电话调查等，这些方法在应用过程中具体如何设计实现。

3．研究结果

调查结果，内容涉及市场调查的主要发现，并占据调查报告的较大篇幅，研究者建议的行动方案也以此为基础。因此，调查结果应围绕市场调查的目标，按照严密的逻辑安排相应内容，在必要的情况下可采用辅助图表说明问题。

4．研究局限与忠告

由于时间、经费及其他种种因素的限制，市场调查不可避免地存在某些局限性。这种局限性表现在对某些问题的认识不足；采取了不恰当的调查方法，如对一些敏感性问题的调查采取了电话访谈法而导致拒答率过高；样本规模太小，从而使样本的代表性降低，增加了市场调研结果的误差，并最终导致市场调查结果难以推广。这些都需要在市场调查报告中指出，使用者能正确看待调查报告，让管理决策人员不至于过分地依赖调查结果而做出决策。

（五）结论和建议

市场调查报告的撰写不仅是调查结果的简单展示，调查者应当更具体、更全面地解释统计结果，并从中提炼出一些结论性的东西。以这些结论为基础，结合调查委托企业和行业实际情况，提出针对性的行动建议，这一部分要求具有较强的可行性和可操作性。

◀ **课堂案例** **某手机市场调查报告的结论与建议**

通过本次调查总结，针对年轻的学生群体，手机厂商应该设计明朗的颜色，如红色，外形设计要求是时尚前卫的直板机，材质尽量用非透明的塑料材质。功能方面，要求功能强大，容量越大越好，待机时间长，兼具拍照、摄像、上网功能的智能手机。价格方面最好设定在 1000～2000 元。基本上手机要定位在物美价廉的基础之上。

（资料来源：http://wenku.baidu.com/view/95d9ae0603d8ce2f00662351.html）

（六）附件

附件也称为附录，是说明和展示调查过程中所使用的某些工具、技术手段。这些内容由于种种原因不易放入正文，通常包括调查提纲、调查问卷和观察记录表、被访问人（机构单位）名单、较为复杂的技术说明、关键数据的计算（最关键数据的计算，如果所占篇幅不大，应编入正文）、较为复杂的统计表和参考文献等。

三、市场调查报告撰写中要注意的问题

撰写一份好的调查报告不是容易的事，调查报告本身不仅显示着调查的质量，也反映了作者本身的知识水平和文字修养。在撰写调查报告时，主要注意以下几个方面的问题。

（一）考虑谁是读者

由于知识水平、决策性质和使用时机不同，报告使用者所需了解的信息也不同，使用者在知识结构，甚至兴趣上的差别也可能会影响对报告的使用。例如，分别提供给企业决策者和评审专家一份相同主题的调查报告，报告的信息、结构和表达形式可能是不同的。提供给企业决策者作为决策的依据，调查报告可以着重描写"是什么""为什么会这样""如果……将会怎样"，以便他们尽快了解市场现象的状态与原因，采纳行动建议。提供给专家评审的调查报告，由于专家对于事实情况、引发的原因都十分清楚，他们可能更关心报告中的结论是通过什么方法分析得到的，因此，调查报告中应详细表达市场调查所采用的调查方法、数据分析方法，从而为他们判断市场调查结论的有效性提供证据。

（二）报告篇幅要适中

如前所述，调查报告的使用者可能会以调查报告的长短来判断调查报告的质量。正因

为如此，调查者很容易走入"报告越长，质量越高，可信度越高"的误区。

（三）内容要客观

市场调查的目标是揭示经济现象和事物的真实状态，为企业决策提供信息支撑，因此调查的过程必须遵循科学方法。作为调查过程和结果的载体，市场调查报告的撰写必须坚持实事求是的态度，不应受个人偏见和主观因素的影响。在实际工作中，有些研究者可能为了缓和或避免市场调查结果与企业决策者的期望或判断之间的冲突，故意歪曲市场调查结果，以获得决策者的认同。这种情况对委托方的问题解决和研究者的职业声誉都是致命的，委托方和研究者应力求避免。

（四）做好口头报告的准备

口头报告之前，报告者要进行两个方面的充分准备：一是除考虑报告的内容外，还应充分考虑听众的特点与偏好，谨慎选择内容，做好摘要；二是可以利用现代化的交流手段，将报告的主体部分制作成各种可视性资料，使口头报告更容易让听众理解和接受。

思考题： 在网络上查找一份免费的关于大健康产业的调查报告，并对该报告进行点评。

 本章小结

一、市场调查概述

市场调查是指用信息将市场与营销管理者连接起来的职能活动。市场调查的目的是向营销管理者提供信息，以便营销管理者发现和确定营销机会、拟订和评估营销方案、监控营销方案的实施和增强对整个营销过程的理解。市场调查从调查目的上可分为探索性调查、描述性调查、因果性调查和预测性调查。市场调查流程包括调查设计、调查执行、数据分析和报告撰写4个阶段。

二、市场调查方法

调查的方法总体上分为文案调查法、访问调查法、观察法、实验调查法。

三、调查问卷

问卷也称为调查表、计划表、访谈表或测量工具，是指一组用于从被调查者处获取信息的结构化问题及其载体。在问卷设计中注意问卷的结构，问卷设计的原则和问卷设计技巧等方面。

四、市场预测

市场预测是在市场调查的基础上，对所获得的各种信息和资料进行分析研究，并运用科学的方法，对企业和市场未来的发展趋势进行判断和估算，为经营决策提供可靠依据的一种活动。市场预测按预测方法的性质可分为定性市场预测和定量市场预测。

五、调查报告

市场调查报告就是通过文字、图表等形式将调查结果、研究结论、行动建议等简洁、明快而又全面、详细地表现出来，以使客户和后来的研究者对调查的市场现象和所关心的问题有系统的认识，而且方便阅读。

实训练习

一、判断题

1. 企业营销策略调查主要包括产品调查、产品价格调查、销售渠道调查、促销调查。
（　　）
2. 当企业对要调查的原因和范围尚不十分清楚时，可采用探索性调查。　（　　）
3. 文案调查法又称为文献调查法、桌面调查法及室内调查法等，是一种获取一手资料的调查研究方法。
4. 面谈调查法的优点是节省人力、物力、成本低、范围广。　　　　　（　　）
5. 进行实验组与对照组对比实验，必须注意二者具有可比性，即二者的规模、类型、地理位置、管理水平、营销渠道等各种条件应大致相同。　　　　　　　　（　　）
6. 只要预测准确，决策就会是正确的。　　　　　　　　　　　　　　（　　）
7. "很多人认为安利的产品价格过高，你认为呢?"该提问不存在倾向性。　（　　）
8. 调查报告应尽量使用专业术语及尽可能展示数据分析的技术细节。　（　　）
9. 报告越长，质量越高，可信度越高。　　　　　　　　　　　　　　（　　）
10. 只要市场预测方法选择正确，实施得当，预测结果一定百分之百可信。（　　）

二、单项选择题

1. 市场调查首先要解决的问题是（　　　）。
　　A. 确定调查方法　　　　　　　　　　B. 选定调查对象
　　C. 明确调查目的　　　　　　　　　　D. 解决调查费用
2. 调查流程包括调查设计、（　　　）、数据分析和形成调查报告 4 个阶段。
　　A. 调查执行　　　B. 数据输入　　　C. 方案审查　　　D. 实地调查
3. （　　　）是利用企业内部和外部现有的各种信息、情报资料，对调查内容进行分析研究的一种调查方法。
　　A. 市场调查　　　B. 直接调查　　　C. 文案调查　　　D. 抽样调查
4. 麦当劳总部聘用一些人员作为"神秘顾客"，到麦当劳餐厅现场了解服务人员服务水平、餐厅环境等，这属于（　　　）。
　　A. 观察法　　　B. 访问法　　　C. 实验法　　　D. 文案调查法
5. （　　　）是指在提出问题时不提供任何答案，由被调查者根据实际情况自由填写。
　　A. 开放式问题　　B. 封闭式问题　　C. 暗示性问题　　D. 互斥性问题

三、案例分析

阅读下面 4 个小案例，思考你从中得到了什么启示？

案例 1：克蕾丝牙膏在墨西哥使用美国式的广告进行推销，一开始就败下阵来。因为墨西哥人不相信或根本不考虑预防龋齿的好处，哪怕是符合科学道理的广告宣传对他们也毫无吸引力。

案例 2：豪马公司的贺卡设计精美，并配之以柔情蜜意的贺辞，历年来风行各国。但豪马公司的贺卡在最为浪漫的国度——法国，却难以打开局面，原因在于：浪漫的法国人不喜欢贺卡上有现成的贺辞，他们喜欢自己动手在卡片上写自己的心里话。

案例 3：荷兰飞利浦公司发现日本人的厨房比较小，便缩小了咖啡壶的尺寸来打开市场；同时该公司发现日本人的手比西方人的手要小，于是缩小了剃须刀的尺寸。经过这些改进，该公司才开始在日本赢利。

案例 4：可口可乐公司曾试图将两升的大瓶可口可乐打入西班牙市场，但是销量很小。可口可乐公司总部派员调查后认为，大瓶可口可乐滞销是因为在西班牙很少有人用大容量的冰箱。于是停止了销售大瓶可口可乐的计划，改为在西班牙境内销售小瓶可口可乐，结果大获成功。

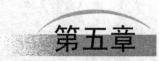

第五章

大健康市场消费者行为分析

学习目标

1. 了解消费者、消费者行为与消费者市场的定义。
2. 掌握消费者购买行为模式。
3. 理解影响购买行为的主要因素。
4. 了解购买者价值理论。
5. 掌握购买决策过程。

案例引入

消费者远程医疗服务

2018 年 7 月 12 日，国家卫生健康委员会、国家中医药管理局联合发布《关于深入开展"互联网+医疗健康"便民惠民活动的通知》。在就医诊疗、结算支付、患者用药、公共卫生、家庭医生、远程医疗、健康信息、应急救治、政府共享、检查检验服务这 10 个方面，提出了 30 条具体措施。

在远程医疗服务方面提出：全面推进远程医疗专网建设，实施远程医疗区域中心医院检测设备保障工程。到 2020 年，实现远程医疗服务覆盖全国所有医疗联合体和县级医院，并逐步向社区卫生服务机构、乡镇卫生院和村卫生室延伸。

具体措施包括医疗联合体牵头医院要建立远程医疗中心，向医疗联合体内医疗机构提供远程会诊、远程影像、远程超声、远程心电、远程查房、远程监护、远程培训等服务。承担对口帮扶国家级贫困县任务的三级医院，要进一步提升远程医疗服务质量，让群众在家门口能享受优质医疗服务。

推广"基层检查、上级诊断"模式，拓展基层卫生信息系统中医学影像、远程心电、实验室检验等功能，积极应用智能辅助诊断系统，提升基层医疗服务能力和效率。

（资料来源：中国政府网信息与规划司，《关于深入开展"互联网+医疗健康"便民惠民活动的通知》，2018 年 7 月 12 日）

思考题：

1．作为消费者，你愿意使用远程医疗来进行医疗检查吗？为什么？
2．远程医疗与实体医院相比的优势和劣势是什么？

第一节　大健康产业市场消费者购买行为模式

一、消费者、消费者行为与消费者市场

（一）消费者的含义与类型

1．消费者的含义

消费者是指为了满足生产或生活需要而获取、使用或消费各种产品与服务的个人或组织。其中，获取、使用或消费产品与服务的消费者既可以是个体或家庭，也可以是工商企业、政府机构和非营利组织等；获取、使用或消费产品与服务的目的，既可能是为了满足生活性的需要，也可能是为了满足生产性的需要。

2．消费者的类型

消费者的范围十分广泛，可以根据不同的目的和需要，对消费者做出不同类型的划分。

（1）按消费实体分类：按消费实体划分，消费者可分为个人消费者（personal consumer）与组织消费者（organizational consumer）。组织消费者包括政府机关、企业、营利和非营利性事业单位等机构，这些组织购买产品、设备或服务，有些用来生产或提供新的产品或服务，有些用来维持其正常运营。个人消费者是指个别的自然人，其选择产品或服务是为了自己的需求、家庭需要或作为赠品等。在这些情况下，个人选购产品或服务，基本上是供个人使用，故又称为最终消费者（ultimate consumer）。

（2）按照购买行为角色分类。根据消费者在购买行为中的角色，可以将消费者分为 5 种类型，即发起者、影响者、决策者、购买者和使用者。

① 发起者。消费活动的发起者，即本人有消费活动的需要或意愿，或者认为他人有进行某种消费活动的必要，或者认为其他人进行了某种形式的消费活动之后可以产生他所希望的消费效果，他要倡导别人进行某种形式的消费，这个人即属于消费的发起者。

② 影响者。消费的影响者，是以各种信息形式影响消费活动进行的一类人员，有主动影响者和非主动影响者之分。对于消费行为构成影响的人员很多，主动影响者包括家庭成员、邻居、同事、售货员、各种广告宣传中的广告模特等；非主动影响者包括名人、明星，甚至萍水相逢的路人等。

③　决策者。决策者即做出最终购买决定的人。在家庭消费之中，决策者一般是该商品的直接消费者或家庭中的权威性角色，或者是家庭中经济收入的主要来源者。当然家庭消费活动中，谁是最终的决策者还要依据不同的商品而决定。商品的特点不同，决定购买该商品的人也可能不同。在组织消费中，消费决策者一般是组织消费的主要负责人和领导，或业务执行人员。

④　购买者。商品的购买者即直接购买商品的人，是消费行为过程中主要的消费角色。会对商品的价格与质量及购买地点进行比较选择，同卖主进行谈判和交易。

⑤　使用者。商品的使用者即消费该商品并得到商品使用价值的人。人们的消费行为具有很大的社会相关性，一个人的消费行为既受他人的影响，也受他人的注意，甚至被他人仿效、评价和议论。因此商品的使用者会有很多消费心理体会，这些体会对于一定的消费行为有极大的影响。

根据在购买行为中充当的角色对消费者进行分类，是有针对性地制定营销策略的基础。企业了解消费者参与购买决策的各种角色，有利于针对不同的角色确定相应的营销对策，以调动发起者、影响者的兴趣，说服决策者，吸引购买者，引导购买决策向本企业倾斜。

（3）按消费者购买时间的先后分类。根据消费者购买商品时间的先后，可以将消费者分为率先消费者、早期消费者、后期消费者和守旧者。

①　率先消费者。这部分消费者求新、求奇、求美的心理需求强烈，富于创新和冒险精神；收入水平、社会地位和受教育程度较高，对风险有较强的承受能力；大多为年轻人，交际广泛并且信息灵通。他们对外界事物的反应比较灵敏，思想比较开放和活跃，许多人追求时髦，喜欢表现出与众不同。他们较容易受广告和商品宣传的影响，能较快地做出购买决策。

②　早期消费者。这类消费者也以年轻人居多，他们收入状况较好，或者家庭经济负担较轻，思想比较活跃。许多人对新事物较感兴趣、好动、喜欢模仿和赶潮流。这部分消费者大多是某个群体中具有很高威信的人，受到群体其他成员的爱戴、景仰和追随。他们对新产品有比较强烈的消费欲望，是新产品购买的积极分子。他们较多注意一些社会知名人士和地位较高的人，力求仿效他们的生活方式和消费行为。他们在购买中一般较少计划，冲动性购买较多。

③　后期消费者。这类消费者年龄较大，收入一般，或者家庭负担较重，特别是一些"上有老，下有小"的中年人，其中也有一些收入状况较好、负担较轻的老年人。这类消费者社会生活经验比较丰富、阅历较广、主观性较强。他们的购买活动较少受广告和商品宣传的影响，购买物品比较慎重，较多是计划性购买，较少是冲动性购买，购买商品时比较重视商品的内在质量和实用性。当一项产品投入市场之后，他们一般并不急于立即购买，而较多持观望态度。但是，一旦产品的优点和使用价值被确认之后，他们就会毅然地购买。

④　守旧者。这类消费者一般年龄较大，收入较低，文化程度也较低。他们通常思想比较保守，传统观念较强，不喜欢变化，常常因循守旧。例如，部分退休人员、居住在农村或山区的老年农民等。他们消息比较闭塞，对外界事物反应比较迟缓。他们对新投入市场的产品常常怀有一种戒备心理，害怕吃亏上当，不愿冒险。在购买过程中常常犹豫观望或反复比较，决策过程较长。他们中间许多人要等到这项产品已为社会大多数人购买使用之后才予以购买。这类消费者的购买活动极少受广告宣传的影响，主要是依靠自己以往的经

验。一旦他们对某种商品形成了某种印象之后，则很难改变。

按购买时间划分的各类消费者的一般特征如表 5.1 所示。

表 5.1 按购买时间划分的各类消费者的一般特征

类 别 特 征	率先消费者	早期消费者	后期消费者	守 旧 者
年龄	年轻	年轻	较大	老年
收入	高	较高	一般	较低
对新事物反应	快	较快	较慢	迟钝
信息	灵通	较灵通	较不灵通	闭塞
性格	活跃、追求时髦、敢于冒险	较活跃、赶潮流、模仿性强	求实惠、较慎重	固执、保守

（4）按消费心理和购买方式的不同分类。根据消费者的消费心理和购买方式不同，可以将消费者分为计划型、习惯型、冲动型和随意型 4 种类型。

① 计划型消费者。这种类型消费者的购买活动，目的性和计划性都很强。通常，他们在购买前就已经对需要购买的商品名称、型号、规格、样式等做了比较明确的计划，他们很少有非计划的开支。他们注意收集商品有关信息，了解市场行情，经过周密的分析和思考，对商品细致检查、认真比较，反复权衡各种利弊因素，才做出购买决定。在购买过程中，他们通常表现得比较冷静，善于控制自己的感情，不轻易受广告宣传、商品外观及其他诱导因素的影响。

② 习惯型消费者。这类消费者传统观念较强，思想比较保守，对外界新事物的反应不太强烈，注意力比较稳定，较少受时尚风气的影响。他们在购买商品时，通常根据过去的购买经验和使用习惯来选择商品，一般比较忠于自己熟悉的商品、品牌和经销商，选择商品和购买地点具有定向性、重复性，或者长期购买某种品牌的商品，或者长期惠顾某家商店。在购买过程中，他们的决策较快，较少选择，只要有这种品牌的商品，他们便会立即购买。这类消费者以中、老年人居多，他们的人生阅历较广，十分相信自己的经验。

③ 冲动型消费者。这类消费者对新事物十分敏感，比较追求时髦，对新产品较感兴趣。他们个性心理反应敏捷，易受外部刺激的影响，情绪容易激动，想象力较丰富，审美能力也较强。他们购买的目的不明显，经常在广告和商品陈列、使用示范及商品包装等因素刺激下购买商品，以直观感觉为主，常常即兴购买；他们不大讲究商品的实用和价格等，一般对所接触到的第一件合适的商品就想买下，不愿反复比较，能够快速做出购买决定。

④ 随意型消费者。这类消费者对商品没有固定的偏好，不讲究商品的厂家和品牌，往往随机购买。有些消费者本无购买商品的计划，只是前来观看、浏览，通常神情自若、脚步悠闲、巡视比较商品后也会做出计划之外的购买决定。有些消费者缺乏主见或经验，不知道怎样选择，乐于仿效他人，这时销售人员的建议就很重要了。这类消费者生活适应能力较强，在消费上重视现实消费条件和水平，不太苛求，容易与环境相融，在购买行为上比较随便，只要满足需要即可。

谁在消费保健品

2017 年中国保健品市场总额约 2400 亿元，伴随着人均可支配收入的提升及健康意识的提高，消费群体更加关注自身健康，由此衍生了巨大的健康市场需求，消费观念转型、老龄化困境、政策趋于规范等多重因素助力保健品行业整体规模提升。

国内消费者对于保健品功能需求呈现出细分化的趋势。女性更关注美容养颜、清肠、减脂、孕期健康等功能；男性则对肝肾养护、运动营养等有更高的需求；婴童的需求多为益智类、骨骼类产品；老年人则关注助眠、心血管健康类的产品。各人群均对基础营养、免疫提升、抗疲劳减压类产品有所需求。

（资料来源：医药健康产业联盟，《保健品行业分析报告》
http://www.sohu.com/a/210907951_166369）

思考题： 大学生会在什么情况下购买哪种保健品？

（二）消费者行为的含义与特征

1．消费者行为的含义

关于什么是消费者行为（consumer behavior），国内外学者的理解并不完全一致，以下主要介绍对消费者行为理解的两种代表性观点。

一种是恩格尔（J. F. Engel）的定义。他认为，消费者行为是指消费者为获取、使用、处置消费物品所采取的各种行动，以及先于且决定这些行动的决策过程。

另一种广为流行的定义是美国市场营销协会（AMA）提出的。AMA 认为，消费者行为是指"感知、认知、行为及环境因素的动态互动过程，是人类履行生活中交易职能的行为基础"。在这一定义中，至少有 3 层重要的含义：①消费者行为是动态的；②它涉及了感知、认知、行为及环境因素的互动作用；③它涉及了交易。

2．消费者行为的特征

（1）多样性。消费者行为的多样性，表现为不同消费者在需求、偏好及选择产品的方式等方面各有侧重、互不相同。同一消费者，在不同的时期、不同的情境、不同产品的选择上，其行为均呈现出很大的差异性。

（2）复杂性。消费者行为的复杂性，一方面可以通过它的多样性、多变性反映出来；另一方面也体现在它受很多内、外部因素的影响，而且其中很多因素既难识别，又难把握。很多人都承认，消费者行为均受动机的驱使，但每一行为后的动机往往是隐蔽的和复杂的。同一动机可以产生多种行为，同样，同一行为也可以是由多种动机驱使的。不仅如此，消费者行为还受到各种文化的、社会的、经济的、个体的因素影响，而且这些因素对消费者行为的影响有的是直接的，有的是间接的，有的是单独的，有的则是交叉或交互的。

（3）可诱导性。人们在对消费者行为的研究中发现，消费者的行为是可以调节和诱导的。通过企业营销活动的努力，人们的消费需求、消费行为可以发生变化和转移。潜在的欲望可以变为明显的冲动，未来的需求可以变成现实的消费。

消费者有时对自己的需要并不能清楚地意识到。此时，企业可以通过提供合适的产品来激发消费者的需要。正是在这个意义上，消费者行为是能够被诱导的。应当指出的是，企业影响消费者行为是以其产品或服务能够满足消费者某种现实或潜在的需要，能够给消费者带来某种利益为前提的。很多新产品虽然伴有大规模的广告与促销活动，但最终还是失败了，从反面说明了产品适合消费者需要的重要性。

（三）消费者市场的含义与特点

1．消费者市场的含义

市场可以分为消费者市场和组织市场两大类。消费者市场是由为满足个人生活需要而购买商品的所有个人和家庭组成。组织市场是指以某种组织为购买单位的购买者所构成的市场，购买目的是为了满足生产、再次销售或是为了履行组织运作和职能的需要。

2．市场的特点

消费者市场的购买行为具有多样性、易变性、分散性、伸缩性、季节性、可诱导性、可替代性的特点。

组织市场的购买行为具有购买者数量少、购买规模大、地理区域较为集中；需求是引申需求，波动大、缺乏弹性；多有谈判和投标，由专业人员购买，不通过中间商，直接购买，互惠现象的特点。

二、消费者购买行为模式

研究消费者市场的核心就是研究消费者的购买行为。随着企业和市场的规模日益扩大，营销决策者已经难以随时随地与购买者直接接触。因此，企业需要制订科学的、切合实际的市场营销计划，较好地为目标市场服务，需要调查研究、了解消费者市场的消费者购买行为，包括谁购买企业产品、如何购买、何时购买、何地购买、以哪种形式购买等。对这些问题有正确分析，企业可以通过营销活动主动影响消费者的购买行为。

一般而言，企业市场营销刺激与消费者反应之间的消费者购买行为模式如图 5.1 所示。

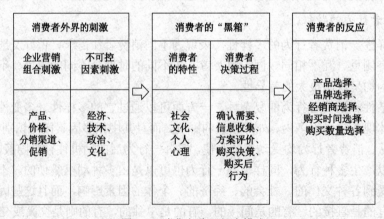

图 5.1　消费者购买行为模式

能够掌握消费者对不同产品特点、价格、广告要求等反应的企业，就比竞争者拥有更大的竞争优势。外界对购买者的刺激有两类：一类是企业营销组合刺激，包括产品、价格、分销渠道、促销；另一类是企业不可控因素刺激，包括经济、技术、政治、文化。这些外界刺激因素进入"消费者的黑箱"（即消费者心理过程），产生了一系列消费者反应，如产品选择、品牌选择、经销商选择、购买时间选择和购买数量选择等。

消费者的"黑箱"分为两个部分：一部分是消费者的特性，包括消费者的社会文化和个人心理特征等，这会影响消费者对外界刺激的反应；另一部分是消费者的决策过程，这会导致消费者的选择。营销者的关键是要研究和了解"黑箱"中的刺激如何转换为反应的问题，以便可以采取行之有效的营销决策。

第二节　大健康产业市场影响购买行为的主要因素

消费者的购买行为在众多内外因素的影响下会发生很大的变化，主要归纳起来有 4 个方面，即文化因素、个人因素、心理因素、社会因素，如图 5.2 所示。

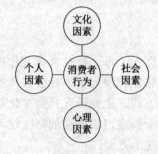

图 5.2　影响消费者行为的主要因素

一、文化因素

（一）文化

广义的文化是指人类在社会实践的历史过程中创造的社会物质财富和精神财富的总和。广义的文化是一种历史现象，具有阶级性、民族性和历史连续性，包括社会的经济、政治、科技、法律等方面。

狭义的文化是指社会的意识形态及与之相适应的制度和结构，包括语言、文学、艺术、教育、科学及共同遵循的信仰、态度、习惯、准则和规范等方面。

每一个人都在一定的社会文化环境中生活。每一个社会都有与之相适应的文化。文化作为一种社会氛围和意识形态，无时无刻不在影响着人们的思想和行为。消费者所处的文化和亚文化背景，早已被证明了对其需要和购买行为有很大的影响。

文化对于购买行为的影响有如下特征。

1．习惯性

社会文化在顾客购买活动中的影响表现出明显的遵从风俗习惯的倾向。人们的社会文化是通过后天的影响、教育和发展起来的，其往往首先影响人们的生活和工作环境，进而再影响人们的行为。一些企业注意到，通过改变人们的文化生活环境来影响人们的消费习惯，十分见效。

2．学习性与共有性

生活在不同的社会文化中的人们，不是把自己孤立和封闭起来，而是不断地互相模仿、学习、借鉴。社会文化是人类共有的社会财富。

3．传统性

文化的传统性是不可忽略的。企业要重视对目标市场传统文化特征的分析和研究，文化的传统性会带来机会与威胁，很难随意改变，如果企业在尊重传统文化的同时，懂得利用人们对传统文化的依恋，也可创造出很多市场机会。

4．区域性与相对稳定性

由于文化本身也是一定生产方式和生活方式的产物，因此，生活在同一地理区域的消费者具有基本相同的生产方式和生活方式及基本相同的文化特征。生活在不同的地理区域的人们，文化特征会有较大的差异。

（二）亚文化

亚文化，即亚文化群，是指存在于每一种社会和文化内部的次文化。亚文化群虽然共同体现许多较大的文化特征，但它也表现为较小社会样体所具有的特色文化，即表现具有自己的语言、信念、态度和生活方式。企业研究社会文化对消费者的购买行为的影响，有利于企业对市场的细分化，有利于确定市场营销战略。这对于进入国际市场的企业尤为重要。通常亚文化群主要包括以下几个方面。

1．国籍亚文化群

国籍亚文化群是指来源于某个国家的社会群体。在一些移民组成的国家中，国籍亚文化现象尤为明显。例如，在美国的大城市中都有"唐人街"，在那里集中体现了中国的国籍文化。

2．民族亚文化群

民族亚文化群是指由于民族信仰或生活方式不同而在大文化圈中形成的特定文化群体。这种特定文化群体有不同的审美情趣、价值观念、风俗习惯。例如，中国是一个统一的多民族国家，由于自然环境和社会环境的差异，不同的民族形成不同的亚文化群，因此在饮食、服饰、建筑、宗教信仰等方面都会表现出明显的不同。

3．种族亚文化群

不同种族的文化特点和生活习惯有着很大的差别。例如，夏天，白种人致力于海边"阳光"度假，以晒黑皮肤为荣；而黄种人尤其是妇女除了外出打伞、擦防晒露外，还要额外做皮肤保养以防晒黑。

4．地理亚文化群

地理亚文化群是指同一个民族，由于居住在不同的地理区域和环境，形成了不同的地域亚文化，有着不同的生活习惯。例如，我国幅员辽阔，仅广东省，就有客家文化、岭南文化、潮汕文化等。

5. 宗教亚文化群

宗教亚文化群是指由于不同的宗教信仰形成的亚文化群。这种亚文化群有着不同的文化倾向。例如，佛教、天主教、基督教、伊斯兰教等，具有不同的文化偏好、禁忌和戒律。

知识拓展　　　中国健康文化的历史渊源

中华民族的祖先很早就开始了对生命活动规律和自身保健方法的探索，并逐渐形成了保健益寿的"养生"方法。"养生"又称为"摄生"，"摄"即包含了"保养"之意。

早在春秋战国时期，《诗经》中就有"永锡难老""为此春酒，以介眉寿"等诗句；老子在《道德经》中提出了"见素抱朴，少私寡欲，绝学无忧""善摄生者"的养生观点；庄子不但直接继承了老子"归真返璞""清静无为"的养生思想，而且还编制了一整套导引、吐纳的养生方法。例如，《庄子·刻意》："吹呴呼吸，吐故纳新，熊经鸟申，为寿而已矣；此道引之士，养形之人，彭祖寿考者之所好也。"这些内容都反映出古人对健康长寿的向往与追求。概而言之，传统的养生之道大致有 3 种类型：一是侧重于饮食起居，如《黄帝内经》主张"食饮有节，起居有常，不妄作劳"；二是注重精神修养，如《庄子·在宥》曰："无视无听，抱神以静，形将自正。""必静必清，无劳汝形，无劳汝静，乃可以长生"；三是主张身体运动，如《吕氏春秋》用"流水不腐，户枢不蠹"的事实，形象地告诉人们只有经常运动，才能保持身体健康。

从秦汉至隋唐，是佛家、道家养生学发展的兴盛时期。但是，由于这一时期的帝王为追求"长生不死"，刻意寻求"仙丹妙法"，使我国传统养生文化走过了一段曲折的道路。尽管如此，我国对养生文化的探讨并未停下脚步，仍然得到很大发展。例如，汉末名医张仲景撰写的《伤寒杂病论》，对我国的传统养生理论做出了许多精辟论述。华佗不仅精通方药、针灸及外科手术，而且对养生方法也颇有研究，尤为重视运动对健身的作用，他在总结前人导引术成就的基础上，经过多年的实践，创编了一套五禽戏，开创了导引术套路术式的先河。

晋代养生家葛洪在总结古代导引术和华佗五禽戏的基础上，创编了以"内修"和"外养"为主要内容的许多养生术。这里的"内修"即修心养性之术，"外养"即形体锻炼之法。

宋代时，传统养生方法又有所创新，形成了一套动静结合的健身术——八段锦。八段锦分为文武两大类：①文八段锦采用坐式，故又称为八段锦坐功，以养心为主；②武八段锦采用立式，以活动四肢为主。

明清时期，养生家出版了大量传统养生著作，在养生术方面也有很大发展，如创编了"简明八段锦""十二段锦""易筋经十二势""太极拳"等，使我国的传统养生理论和方法日臻完善。

[资料来源：张红苹，吕红平. 健康文化论[J]. 河北大学学报（哲学社会科学版），2015（01）]

二、社会因素

社会因素包括相关群体因素、家庭因素和社会阶层。企业在进行营销策划时应考虑这些对消费者有深刻影响的因素。

（一）相关群体

市场营销研究的相关群体是指购买者的社会关系。消费者总是生活在一定的社会群体之中，其思想和行为不可避免地要受到周围其他人的影响。从主动的意义上讲，人们会经常向周围的人征询决策的参考意见；从被动的意义上讲，人们所处的特定社会群体的行为方式会不知不觉地对其产生引导和同化作用。可以把对人们的行为经常发生影响的社会群体称为"相关群体"。

相关群体一般可以分为以下3种类型。

1. 家庭成员、同事、邻居

家庭成员、同事、邻居等与购买者关系密切，在很大程度上影响消费者的购买行为。

2. 行业协会、专业性协会、社团组织

各种行业协会、专业性协会、社团组织等，也在一定程度上影响消费者的购买行为。

3. 崇拜性群体

崇拜性群体即消费者推崇的人，如社会名流、影视明星、体育明星等，他们虽然和消费者没有直接关系，但是他们的爱好、衣着、行为风度等，常会成为消费者在不同程度上效仿或追求的模仿对象，对"追星族型"消费者的影响很大。

（二）家庭因素

在生活中，家庭是社会最典型的消费单位，许多商品种类都是以家庭为"购买单位"的。因此，家庭作为一个主要的相关群体，对消费者购买行为的影响是至关重要的。家庭对购买行为的影响主要取决于家庭的规模、生命周期、购买决策等方面。

不同的家庭成员对购买商品的实际影响力是有差异的，因此，企业需要研究不同的家庭特点，了解家庭各成员对购买决策影响力的差异。为了研究这种差异，市场营销学研究者从各个不同的侧面来展开，得到了许多不同的观点。

1. 家庭的类型

根据"家庭权威中心点"的差异，社会学家把现实社会中的家庭分成了以下4种不同的类型。

（1）各自做主型：即每个家庭成员都有权相对独立地做出有关自己的购买决策。

（2）丈夫支配型：即家庭购买的最终决策权掌握在丈夫手中。

（3）妻子支配型：即家庭最终决策权掌握在妻子手中。

（4）调和型：即大部分购买决策由家庭各成员共同协商做出。

随着社会政治经济情况的变化，"家庭权威中心点"也会随之转移。一个家庭的社会地位或主要成员的职业不同及家庭成员的分工不同，形成的"自我观念"就不同，这也会影

响不同家庭成员在购买决策中的作用。

2. 家庭生命周期

家庭生命周期是指一个家庭从产生到消亡的整个过程。在家庭生命周期的不同阶段，家庭对商品的兴趣和需求会有明显的差别，根据家庭成员的数量和年龄结构的变化状况，市场营销学研究者将家庭生命周期大体分为以下 8 个阶段。

（1）未婚阶段。消费者特点是年轻、单身，几乎没有经济负担，收入主要花费在食品、书籍、时装、社交和娱乐等消费上。

（2）准备建立家庭阶段。处于这一阶段的消费者为了构筑新的小家庭，需要购置房屋、汽车、成套家具、耐用消费品、高级时装、各种结婚用品及装修新房等。因此，这个阶段成为家庭生命周期中一个消费相对集中的阶段。

（3）新婚阶段。消费者特点是年轻、没有子女。这一阶段家庭将继续添置一些应购未购的生活用品。如果经济条件允许，娱乐方面的花费可能增多。

（4）满巢Ⅰ阶段。消费者特点是年轻夫妇，有 6 岁以下的幼儿。有孩子的家才是含义完整的家庭，故称为"满巢"。孩子诞生后将成为家庭消费的重点。因此，此阶段家庭会在哺育婴儿的相关消费上做出比较大的投资。

（5）满巢Ⅱ阶段。消费者特点是年轻夫妇，有 6 岁或 6 岁以上的孩子。家庭的主要消费是孩子的教育费用。

（6）满巢Ⅲ阶段。消费者特点是中年夫妇，有 18 岁以上尚未独立生活的子女。此时子女已经长大成人，但仍同父母住在一起。此阶段家庭消费的主要特点是父母不再将全部消费放在子女身上，也开始注重本身的消费；子女随着年龄的增大，在消费方面的自主权开始增加；有些子女参加了工作，有一定的经济来源，消费的独立性会显得更为明显。

（7）空巢阶段。消费者特点是年纪较大的夫妇，与子女已分居。由于经济负担减轻，保健、旅游成为家庭消费的重点。

（8）独居的阶段。消费者特点是老年、单身人士。这个阶段最需要的消费是医疗保健、生活服务和老年社交活动。

（三）社会阶层

可以说，只要存在人类社会，就会有社会阶层。社会阶层主要是指由于人们在经济条件、教育程度、职业类型及社交范围等方面的差异而形成的，并因其社会地位的不同而形成明显的等级差别的不同社会群体。社会阶层中每一阶层的成员都有类似的行为、兴趣和价值观。具体来看，他们具有 3 种特征：一是处于同一阶层的成员，消费行为相互影响而相似；二是当人的社会阶层发生了变化，其行为特征也会随之发生较大的变化；三是社会阶层的行为特征受到经济、职业、职务、教育等多种因素的影响，不同社会阶层的行为会有所不同。因此，个人社会阶层的归属有时要依据对其最具有影响的因素来决定。社会阶层对人们行为产生影响的心理基础在于人们的等级观和身份观，等级观和身份观又会转换为更具有行为指导意义的价值观、消费观和审美观，最后直接影响人们的消费特征与购买行为。

三、个人因素

1．人口统计因素

人口统计是根据人口规模、分布和结构对人口环境进行的描述。人口规模是指人口的数量。人口分布说明人口的地理分布，即多少人生活在农村、城市和郊区。而人口结构反映人口在年龄、收入、教育和职业方面的状况。上述每个因素都影响消费者的行为，并对不同产品和服务的总需求产生影响。

（1）人口规模和分布。人口增长是许多行业是否赢利甚至能否生存的决定因素。例如，有些快速消费品人均消费量可能随着时间的变化而呈递减趋势，但由于人口规模的增加则可以使这种消费品的总销售额保持不变。

（2）年龄。年龄对于消费者的购物地点、使用产品的方式和对营销活动的态度有重要影响。目前包括我国在内的世界上的大多数国家都面临着人口老龄化的问题。

（3）职业。

由于所从事的职业不同，人们的价值观念、消费习惯和行为方式存在着较大的差异。职业的差别使人们在衣食住行等方面有着显著的不同，通常不同职业的消费者在衣着的款式、档次上会做出不同的选择，以符合自己的职业特点和社会身份。

（4）教育。受教育的程度越来越成为影响家庭收入高低的重要因素。传统上，制造业中的一些高薪职位并不要求很高的受教育程度，但现在不同了。如今，制造业和服务业的许多高薪工作需要专业技能、抽象思维能力及快速阅读和掌握新技巧的能力。这些能力往往通过受教育才能获得。受教育的程度部分地决定了人们的收入和职业，进而影响着人们的购买行为。同时它也影响着人们的思维方式、决策方式及与他人交往的方式，从而极大地影响着人们的消费品位和消费偏好。

（5）收入。家庭收入水平和家庭财产共同决定了家庭的购买力。部分购买行为是以分期付款的方式进行的，而人们分期付款的能力最终是由人们目前的收入和过去的收入决定的。

由以上 5 个方面的因素可以看到，人口统计因素既能直接地影响消费行为，同时又能通过影响人们的其他特征，如个人价值观、决策方式等间接影响消费者的行为。综合运用人口统计资料可以帮助企业界定其主要的目标市场，并规划相应的营销策略。

2．生活方式

生活方式是个体在成长过程中，在与社会因素相互作用下表现出来的活动、兴趣和态度模式。生活方式包括个人和家庭两个方面，两者相互影响。

生活方式与个性既有联系又有区别。一方面，生活方式很大程度上受个性的影响。例如，一个具有保守、拘谨性格的消费者，其生活方式不大可能包容诸如攀岩、跳伞、蹦极之类的活动。另一方面，生活方式关心的是人们如何生活、如何花费、如何消磨时间等外在行为，而个性则侧重从内部来描述个体，它更多地反映个体思维、情感和知觉特征。可以说，两者是从不同的层面来刻画个体。区分个性和生活方式在营销上具有重要的意义。一些研究人员认为，在市场细分过程中过早以个性区分市场，会使目标市场过于狭窄。因此，建议营销者应先根据生活方式细分市场，然后再分析每一细分市场内消费者在个性上的差异。因此，可使营销者识别出具有相似生活方式的大量消费者。

研究消费者生活方式通常有两种途径：一种途径是直接研究人们的生活方式；另一种途径是通过具体的消费活动进行研究。生活方式对消费者购买决策的影响往往是隐性的。例如，在购买登山鞋、野营帐篷等产品时，很少有消费者想到这是为了保持其生活方式。然而，对于那些喜欢户外活动的人来说这种影响是客观存在的。

四、心理因素

心理因素是指消费者出于心理的原因而影响其购买决定及购买行为的诸多因素。具体包括以下几个方面。

1. 消费者个性

个性是指对人们的行为方式稳定持久地发挥作用的个人素质特征。人的个性在不同场合通过自己的行为表现出来，因此，它是消费者行为研究的重要内容。消费者的个性可以从能力、气质、性格三方面分析。

（1）能力。能力是指人能够顺利地完成某种活动并直接影响活动效率所必须具备的个性心理特征。消费者在购买活动中需要具有相应的一般能力，如观察能力、记忆能力、想象能力、思维能力、注意能力等；也需要一些特殊能力，如组织能力、鉴赏能力、商品选购能力等。由于个人素质、社会实践、文化教育等方面不同，各人的能力也有很大差别。一般来说，顾客能力强，在购买活动中就比较自信，能够比较迅速地对商品做出评价，从而决定买与不买；反之，如果顾客能力较差，做出购买决策时缺乏主见、犹豫不决，购买过程就很难迅速完成。营销者对于前者不必给予过多参谋，避免引起反感；而对于后者，则尽量做好参谋，使其做出决定。

（2）气质。气质是指人典型、稳定的心理特征，是影响人的心理活动和行为的一个动力因素，是构成人们各种个性品质的基础。心理学家巴普洛夫认为人们的气质有多血质、胆汁质、黏液质和忧郁质4种类型。

气质这种典型而稳定的个性心理特征对顾客的购买行为影响比较深刻，虽然消费者的气质特征不可能在购买初期鲜明地反映出来，但在他们的一系列购买行为中会逐步显现出来。企业营销时要根据他们的各种购买行为特征，发现和识别其气质方面的特点，注意其积极方面，控制其消极方面，促进其购买。

（3）性格。性格是指一个人比较稳定的对现实的态度和习惯化的行为方式，是人的最重要、最显著的心理特征之一，是人本质属性的独特组合，是区别于其他人的具体表现。性格与气质是互相渗透、互相作用的。两者相比较性格带有更多的社会因素，气质则带有更多的生理色彩。人的性格特点往往表现在他们的购买行为中。

消费者个体性格特征对其购买态度、购买情绪、购买决策和购买方式的影响是客观存在的。营销者应通过观察，掌握其性格类型以区别对待，完成销售。

2. 感知觉

感知觉是影响个人购买行为的另一个重要的心理因素。感知是人们的一种基本心理现象，是人们对外界刺激产生反应的首要过程。感觉是人对客观事物个别属性的反应。例如，苹果有漂亮的颜色、醉人的香气、香甜的滋味、圆润的外形等，这是作用于人的五官产生的感觉。人的其他较高级的心理现象，如思维、知觉、情感、意志等，均是在感觉的基础上进行的。知觉是人对客观事物各个部分和属性的整体反应，是消费者在感觉基础上对商品总体特性的反应。人们不会去注意没有感知的事物，更不可能去购买没有感知的商品。只有觉察和注意到某一商品存在，并与自身需要相联系，购买决策才有可能产生。

感知是一种人的内外因素共同作用的过程，是对外来刺激有选择的反应和组织加工的过程。消费者对外界的刺激源，不会全都注意，有许多可能是视而不见，听而不闻。引发人们注意的因素主要有两个：一是人们的需要和兴趣，这是引发注意的内在因素；二是刺激的力度，这是引发注意的外在因素。此外，人们在感知事物时还会运用过去积聚的知识和经验去解释和运用。人的知识和经验越丰富，对事物的感知就越深刻越完整。

3．购买动机

动机是指引起和维持个体的活动，是人们因为某种需要产生的具有明确目标指向和即时实现愿望的欲念。购买动机是购买行为的原动力，反映了消费者生理上和心理上的需要。一个人的需要是很多的，从商业的角度来看，可以区分为生理需要和心理需要两大类。

（1）生理需要动机。生理需要动机，又称为本能动机、原始动机。"饥思食，渴思水，寒思衣，困思眠"就可以说是由于人类生理本能的需要而产生的购买动机。由于这些动机多数是建立在生理需要的基础上的，具有明显、稳定、简单、重复、个体差异小的特点，因此，生理需要动机是人最基本的、低层次的购买动机。

（2）心理需要动机。心理需要动机是人们通过复杂的心理过程形成的动机。较之生理需要购买动机更为复杂多变，难以掌握。心理需要动机又可分为以下3类。

① 感情动机。顾客希望购买的商品能符合自己感情上的需要，如友谊、愉快、好胜、好奇、爱美、地位感等。这是出于感情、精神需要上的购买动机，包括情绪和情感动机。

第一，情绪动机。其特点是具有冲动性、随机性和不稳定性，因为它是由购买者的"喜、怒、哀、乐、欲、爱、恶、恨"等情绪引起的购买动机。它可以促使消费者购买行为积极，也可以促使其消极。

第二，情感动机。情感动机一般具有较大的稳定性和深刻性，在一定程度上反映出人们的精神面貌和思想境界。这是在道德感、集体感、理想和美感等人类高级情感引导下产生的购买动机，它反映着人们的社会关系和社会生活状态，对购买行为产生直接的影响。例如，儿女为了孝敬父母而购买礼品，为朋友的婚礼准备贺礼等。在购买行为中情感动机常有求新、求美、求奇的特征。

② 理智动机。其具有客观性、周密性、可控制性的特点。这是购买者从自己的经济地位出发，在对企业和商品客观认识的基础上，经过分析比较和深思熟虑后而形成的购买动机。在购买决策上多持慎重态度，往往不受广告及店堂环境气氛影响，注重商品的质量、讲求实效，保持高度的理智性。在购买行为中，理智动机表现为求实、求廉、求安全的特点。

③ 惠顾动机。其具有明确的经常性、习惯性特点。这是顾客基于自己的经验和习惯而产生的购买动机。当顾客长期使用某种商品或某种品牌，或者习惯到某些商店购物，对此产生特殊的信任和偏爱，从而引起重复购买的动机。对企业而言，在众多消费者心中树立

良好的企业形象，激发消费者惠顾动机以扩大商品销售是很好的营销活动。

购买动机导致购买行为的产生，往往是多种因素综合的结果，因此，企业应从多方面研究消费者的购买动机，制定适宜的营销策略，以唤起消费者的需求欲望，促使其采取购买行动。

（3）马斯洛的需求层次理论。亚伯拉罕·马斯洛（Abraham H. Maslow）的"需求层次论"对消费者分析有一定的参考价值，因为它说明了需求和动机在不同的环境条件下侧重点是不同的。

马斯洛依据需要强度的次序，将人类的需要分为 5 个层次：生理需求、安全需求、社会归属需求、尊重需求及自我实现需求，如图 5.3 所示。

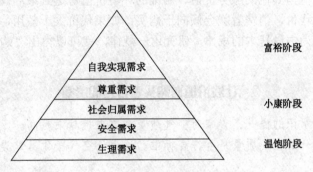

图 5.3　马斯洛需求层次理论

① 生理需求，即基本需求：包括寻求食物充饥和获得衣物御寒等最基本的需求，在这类需要没有得到满足时，人不会祈求更高的需求。

② 安全需求：当饥寒问题解决了以后，安全会成为人们所关心的首要问题。人们不再会不顾一切地去寻求食物等基本生活资料，重要的是为了保障人身安全和生活稳定。一般表现为保健、保险、生活安定的需求。

③ 社会归属需求，即爱和归属感的需求：生活有了充分保障的人们会把社交作为重要的追求目标，以满足其社会归属感。它包括感情、合群、希望被相关群体所接纳，给予和接受爱与友谊等方面的需求。

④ 尊重需求：包括威望、成就、自尊、他人对自己的尊重、社会身份和地位等需求。

⑤ 自我实现需求：追求自我价值的实现是最高层次的需求和动机。人们会在各种需求基本满足的前提下，努力按自己的意愿去做一些能体现自我价值的事情，并从中寻求一种满足感。

其理论要点为：第一，每个人同时都有许多需求；第二，这些需求的重要性不同，可按阶梯排列；第三，人总是先满足最重要的需求；第四，人的需求从低级到高级具有不同的层次，只有低一级的需求得到基本满足时，才会产生高一级需要。一种没有得到满足的需求，便成为消费者购买行为的推动力。需求未得到满足前，人们都有一种紧张、恐惧、不安的表现，需求满足后，也就减少了对行为的刺激作用。当然，这一结论在某些情况下并不绝对。但是，需求层次论对于企业分析和研究市场却不失为重要的理论依据，对于不同层次的需求，营销的策略和方法应随之改变。

第三节 大健康产业市场购买者价值理论

一、购买者让渡价值的构成

人们是否会购买某一产品，取决于两方面因素：一方面是其可能获得的满足，即其所得到的效用或价值；另一方面是在得到满足时的必要支出，即所付出的代价和成本，人们购买产品时总是希望能把金钱的耗费、体力与精神的消耗尽可能降到最低，与此同时又希望在获得产品的价值与其他的服务价值、店铺的环境价值等达到最高。这两方面因素比较时，如果效用大于代价，消费者就会倾向于购买；如果代价大于效用，则可能放弃购买。这是消费者购买行为中最基本的规律，研究这一规律，就可以得出"购买者价值理论"。

> **课堂案例**　　　　　　**让渡价值对购买者行为的影响**

随着人们环保意识的提升，大家对空气质量的要求也越来越高。无论是周末出行还是入住新房，都会看一下空气质量是否符合标准。这也让空气净化器这类健康家居用品成为家庭热门电器。

一对新婚夫妇，家住郊区，想购买空气净化器。在做调查时，他们发现：在小区附近的家电商场中，服务热情而且承诺负责免费送货、安装；在市中心的大商场家电的价格比郊区便宜一些，而且款式也比较多，选择性大，可就是有免费送货安装的区域范围，而他们的家恰恰超出了范围。这对小夫妻考虑再三，决定就在附近购买。

对于上述案例中的新婚夫妇购买决策的理由，可以用购买者价值理论分析。如果闹市区同类产品的价格比在附近购买便宜不了多少，消费者会想到：得到的总价值差异不大而总成本则省去了送货、安装等时间、精力和体力成本，因而大大低于在闹市区大商场购买的总成本，从而使让渡价值增大。于是，他们就决定在附近购买。当然，如果同类商品价格相差得比较大，消费者则会选择去市中心购买。

购买者价值理论是研究构成购买者价值的基本内涵和评价价值的基本标准的理论，消费者购买某一产品是为了获得一定的价值，即其期望的利益得到满足；而会不会购买这一产品则取决于"让渡价值"。当顾客让渡价值为正时，购买行为很有可能实现；顾客让渡价值为负时，购买行为则很难发生。

> 让渡价值=总价值-总成本
>
> 总价值：消费者获得的全部利益，包括产品价值、服务价值、人员价值和形象价值。
> 总成本：消费者支付的全部成本，包括货币成本、时间成本、体力成本和精力成本。

二、购买者让渡价值理论的具体运用

根据购买者让渡价值理论，企业要了解：人们购买行为是以让渡价值的最大化为主要

依据，购买者认为的购买总价值和总成本是包括多种因素的综合体，而不仅是产品效用和产品价格之间的比较。企业要想在竞争中取胜，就必须主动地对自己的主要竞争者的顾客让渡价值进行测算和评估比较，以调整购买者的总价值和总成本。在调整中，要注意掌握效益分析，如果一味提高企业总成本以迎合购买者，会不利于企业利润的形成和营销目标的实现。

让购买者得到更多让渡价值的途径有：第一，提高顾客获得价值的同时，也适当提高顾客成本，但要使两者的差值增大，使顾客认为总价值的确增加；第二，适当降价或给予购买者在价格上的实惠（如折扣、送赠品、优惠券等）来降低顾客总成本；第三，减少顾客在购买中花费在时间、体力、精神上的消耗来降低顾客总成本；第四，通过改变服务质量、提升企业形象、改进产品等顾客认可的价值来提高顾客总价值。

三、购买者满意度评价

购买者满意度评价理论认为，企业营销就是要使购买者感到购买商品得到的实际绩效超过他们的预先设想的期望，从而使企业能够真正受到购买者的欢迎，培养更多的惠顾者。

对购买者让渡价值的评价，取决于顾客对于其获得利益的满意程度。营销是以顾客需求的满足为核心的，在市场上就体现为能否使其感到最大程度的满意。满意度高，说明让渡价值大，顾客购买商品的可能性也就越大。值得注意的是，顾客满意的标准和程度是可以改变的，这正是市场营销工作的切入点。所以，很多企业都把提高顾客的满意程度作为企业营销工作的一项重要内容。可是，由于每个人的评价标准不一样，因此使人们满意程度的弹性很大，可塑性也很强。因为所谓"满意"是人们的一种感觉状态，是期望与实际绩效之间的比较。所以实际绩效等于或大于期望，人们就会比较满意；期望大于实际绩效，人们就会感到不满意。

企业可以用各种策略来改变顾客的评价，提高其满意度。例如，通过宣传和沟通，改变顾客对本企业产品的认识及价值评判标准，使他们感到本企业的产品比其他同类产品更能符合自己的要求；改进企业产品及销售中不符合顾客价值评价的成分，不断适应购买者对企业及产品的期望和要求。

第四节　大健康产业市场购买决策过程

消费者的购买决策是一个动态发展的过程，也是一个极为复杂的过程。购买决策全过程存在众多的可变因素和随机因素，必须进行全面分析才有可能把握其中的规律。

一、消费者购买决策的阶段

一般情况下，可将消费者购买决策过程分为 5 个阶段：确认需求、收集信息、判定选择、决定购买、购后评价，如图 5.4 所示。

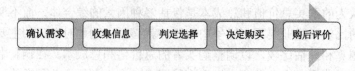

图 5.4 消费者购买决策过程

这 5 个购买阶段主要适用于复杂的购买行为的决策过程,对于某些日用品的购买行为,消费者可能跳过某些阶段。

(一)确认需求

确认需求是购买决策的初始阶段,因为消费者只有意识到其有待满足的需要到底是什么才会发生一系列的购买行为,需要的满足根据其性质的不同可分为几种不同的类型,按照需求的紧迫性和预见性将需求划分为以下几种类型。

1．日常需求

日常需求是属于需要立即解决的问题,每天少不了的物品经常要购买。这种需求的购买决策一般都比较简单,容易形成品牌忠诚性和习惯性的购买行为。但是如果消费者在购买中发现了更好的替代品,会立即改变原定的购买决定,而不需做多长时间的思考。

2．突发需求

突发需求是临时性的,而且必须立即解决。若不能立即解决,正常生活秩序将被打乱。这时消费者首先考虑的是如何尽快买到所适用的商品,而对商品的价格不会太过于计较。

3．计划需求

计划需求是预期中要发生的,但不必立即解决的需求。它主要发生在对价值较高的耐用消费品的购买计划。由于消费者从计划购买确认到实际购买时间比较长,因此收集信息和比较方案的过程很长,一般都考虑得比较周密。

4．潜在需求

潜在需求是无须立即解决的需求,它存在于消费者潜在意识中,是有待满足的需求。这种消费一旦得到社会的充分肯定,原来的潜在需求很可能就演变成了日常问题或计划解决的问题。

企业应从引起需求阶段开始,调查研究与本企业产品有关联的驱策力,按照消费者的购买规律,适当地安排诱因,促使消费者的需要变得强烈,并转换为购买行动。

(二)收集信息

消费者一旦对需求问题进行了确认,便会着手进行有关信息的收集,即寻找和分析与满足需求有关的商品和服务的资料,包括能满足需求的商品种类、规格、型号、价格、质量维修服务、有无替代品、何处何时有出售等。消费者一般会通过以下几种途径去获取其所需要的信息。

(1)商业来源:包括包装、广告、推销员、商品介绍、经销商、展览。

(2)相关群体:包括家庭成员、亲朋好友、同事、邻居、熟人。

(3)公共来源:包括报纸、杂志、广播、电视等大众传播媒体及消费者评价机构。

（4）个人经验：即通过对各种商品的触摸、查看、试验、比较和使用等得来的信息。

积极向消费者提供产品和服务的有关资料在消费者收集信息阶段是至关重要的。此外，商业信息只是起到参考作用，而相关群体和个人经验则会起主导作用。因此，企业不但应分析和了解消费者获得商品信息的渠道及对所获得各种信息的信赖程度，更重要的是坚持长期做好服务工作，创造有利于本企业的"口传信息"，从而影响消费者的购买决策，促使他们采取购买行动。

（三）判定选择

消费者在充分收集了各种有关信息之后，就会对已有的信息进行分析、整理，对可供选择的商品进行分析、对比和评估，形成不同的购买方案，最后确定选择、判定选择的过程会因消费者价值观念的不同而存在差异，根据消费者进行评价和选择的标准和方法的不同，会有以下 5 种情况。

1．独立式判定

独立式判定就是消费者只用一个评估标准为依据挑选商品（或品牌）。例如，某些消费者选择商品时可能仅仅会以价格作为唯一的评估标准。在具体进行独立判定的过程中，形式是多种多样的，不同的消费者对同种商品会采用不同的评估标准。

2．联合式判定

联合式判定即消费者在购买商品时同时考虑该商品的各方面特征，并规定各个特征所具备的最低标准。例如，消费者购买汽车时要考虑它的价格、款式、功能、售后服务等；购买房屋时要考虑房屋的价格、结构、地段、层次、朝向、内部设施等。

3．重点式判定

重点式判定是指消费者首先用他认为最重要的评估标准选购商品，如果不能选出时，再用他认为第二重要的标准进行挑选，以此类推。

4．排除式判定

排除式判定是指消费者在选择商品时逐步排除那些不具备最低要求的因素。例如，消费者购买汽车时首先考虑知名度高低，不知名的汽车不在考虑之列；其次是预定价格的大致范围，超出这一范围不予考虑；再次是款式；然后是色彩等，以此类推，消费者会不断地把不符合其基本指标的商品排除，直到满意为止。

5．互补式判定

互补式判定是根据商品的各种特性，进行取长补短、综合评估、集中挑选一个最满意的商品。

（四）决定购买

消费者在进行了评价和选择之后，就形成了明确的购买意图，最终进入做出购买决策和实施购买的阶段。但是，在形成购买意图和做出购买决策之间的过程中，仍可能受到其他因素的干扰，会使消费者临时改变其购买决策，这些因素主要来自两个方面：一是相关群体的态度；二是意外的变故。其他人如果在消费者准备进行购买时提出反对意见或提出了更有吸引力的建议，有可能使消费者推迟购买或放弃购买。相关群体的态度影响力的大小主要取决于两点：反对的强烈程度及其在消费者心中的地位。反对的程度越强烈，或者其在消费者心中的地位越重要，其对消费者购买决策的影响力也就越大。意外的变故也可能使消费者改变或放弃购买决策。影响消费者进行最终购买决策的根本因素是消费者对购买风险的预期。如果消费者认为购买之后会给其带来某些不利的影响且难以挽回，消费者改变或推迟购买的可能性就比较大。

（五）购后评价

消费者购买了商品并不意味着购买行为过程的结束，所购商品是否能使消费者满意，将影响消费者以后的行动，并对相关的群体产生影响。因此，现代企业均十分重视消费者购买后对产品及企业的评价。

企业判断消费者购后评价，主要依据"预期满意理论"，即消费者对产品的满意程度，取决于预期希望得到实现的程度。消费者购后的所有行为都基于对商品究竟是满意还是不满意的评价。一方面取决于其所购买的商品是否同其预期的理想产品相一致，如果符合或接近甚至超过原来的预期欲望，消费者就会比较满意；否则就会感到不满意。另一方面则取决于相关群体对其购买商品的评价，若周围的人对其购买的商品持肯定意见的多，消费者就会感到比较满意；反之，即使消费者已经认为比较满意的，也可能转为不满意。

如果消费者感到不满意，就可能会采取行动。如果不满意的程度较高或商品的价值较大，在消费者保护意识日益增强的情况下，他们一般都会采取相应的行动，如到商店要求对商品进行退换，将不满意的情况告诉亲戚朋友，以后再也不会购买此种品牌或该企业的商品等。这对企业致力于长期稳定市场份额影响较大。消费者另一种可能的做法就是将其不满意的情况诉诸公众，如向消费者协会投诉，向新闻媒体披露，甚至告上法庭等。这样的行为就会对企业造成较大的消极影响，企业应当尽可能利用公共关系危机处理方式避免这样的情况出现。

二、购买行为的类型

消费者对于不同类型的商品，购买决策行为是有很大的差异的。例如，购买一所住房和购买一包盐，其购买决策行为就会有很大不同。前者要广泛收集信息，反复比较选择；后者则基本不加思考，随时就可以购买。根据消费者对商品的熟悉程度和购买决策的风险大小，可以将购买行为分为 4 种类型。

（一）复杂性购买行为

复杂性购买行为主要是指购买那些消费者认知度较低、价格昂贵、购买频率不高的大件耐用消费品。由于价格昂贵，购买决策的风险就比较大，购买决策必然比较谨慎，加之由于消费者对产品不够熟悉，因此，需要收集的信息比较多，进行选择的时间也比较长。

（二）选择性购买行为

选择性购买行为主要是指购买价格比较昂贵的商品，具有较大的购买决策风险。但是由于消费者对于此类商品比较熟悉，知道应当怎样进行选择，因此，在购买决策时无须再对商品的专业知识做进一步的了解，而只要对商品的价格、购买地点及各种款式进行比较选择即可。

（三）简单性购买行为

对于某些消费者不太熟悉的新产品，由于价格比较低廉，购买频率也比较高，消费者不会花很大的精力去进行研究和决策，而常常会抱着试一试的心态来购买，因此，购买行为相对比较简单。

（四）习惯性购买行为

对于那些消费者比较熟悉而价格比较低廉的产品（通常产品的稳定性也比较好），消费者会采用习惯性的购买行为，即不假思考地购买自己习惯用的品种、品牌和型号。若无新的强有力的外部吸引力，消费者一般不会轻易改变其固有的购买方式。

了解购买行为的不同类型，有助于企业根据不同的产品和消费者情况去设计和安排其营销计划，知道哪些是应当重点予以推广和宣传的，哪些只要做一般的介绍，以使企业的营销资源得到合理的分配和使用。

三、组织机构市场采购过程

组织机构市场的采购与消费者购买有所不同，在做购买决策时，会受到一系列因素的影响，包括环境因素、组织因素、人际因素和个人因素，因此采购过程也更为复杂，要经过 8 个阶段，如图 5.5 所示。

（一）认知需要

企业会因为内部因素（如新的发展计划、机器故障等）或外部因素（广告、竞争等）考虑购买新产品。

（二）描述需要

企业的采购组织确定需要以后，会列出需要及同时排列各种需要的重要性，做出详细的技术说明，作为采购人员取舍的标准，如耐用度、可靠性、供应商的稳定性等。

（三）决定产品规格

企业的采购经理与技术人员共同决定产品的规格要求。

（四）寻找供应商

采购中心根据供应商的名单挑选一部分作为候选供应商。在此阶段要淘汰一些供货不稳定、服务不到位的供应商。

（五）收集供应商建议书

采购中心在做最后决定以前，还要从供应商提供的产品质量、价格、信誉、及时交货能力、技术服务等方面来评价供应商，收集他们的建议书。

（六）选择供应商

采购中心研究各备选供应商的建议书后，全面考虑与各供应商的关系、产品品质、价格、信誉、长远发展等情况，选定供应商。许多精明的采购经理可能采用多条供应来源，以免受制于人，而且这样能够比较各个供应商提供的产品。

（七）签订合约

采购者开具订货单给选定的供应商，在订货单上列举技术说明、需要数量、交货期、退货手续、品质保证、维修、支援等条件。

（八）评估检查合同履行情况

采购者最后还要向使用者征求意见，了解他们对购进的产品是否满意，评估与审核供应商及其产品的表现及履行合同情况，以便决定以后是否继续合作，还是更改，或者放弃与该供应商的采购合作。

组织机构市场采购过程如图 5.5 所示。

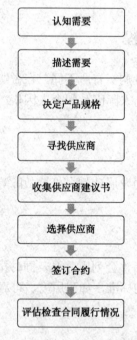

图 5.5　组织机构市场采购过程

本章小结

1. 消费者购买行为模式可以从消费者外界刺激、消费者的黑箱，消费者的反应来分析。外界对购买者的刺激有两类：一类是企业营销组合刺激，包括产品、价格、分销渠道、促销；另一类是企业不可控因素刺激，包括经济、技术、政治、文化。这些外界刺激因素进入"消费者的黑箱"（即消费者心理过程），产生了一系列消费者反应，如产品选择、品牌选择、经销商选择、购买时间选择和购买数量选择等。

2．影响购买行为的主要因素包括文化因素、社会因素、个人因素、心理因素。

3．购买者价值理论，达成购买取决于购买者让渡价值，让渡价值为正时，购买行为有实现的可能；反之，则不会形成购买。

4．购买者购买决策的过程包括确认需求、收集信息、判定选择、决定购买、购后评价。

5．组织购买的采购过程包括认知需要、描述需要、决定产品规格、寻找供应商、收集供应商建议书、选择供应商、签订合约、评估检查合同履行情况。

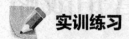

实训练习

一、选择题

1．消费者按照购买行为角色分类，可以分为（　　）。

　　A．发起者　　　　　B．影响者　　　　　C．决策者　　　　　D．购买者

　　E．使用者

2．针对消费者外界的刺激，下列（　　）因素属于不可控因素刺激。

　　A．经济　　　　　　B．技术　　　　　　C．政治　　　　　　D．文化

3．常见的亚文化群有（　　）。

　　A．国籍亚文化群　B．民族亚文化群　　C．种族亚文化群　　D．地理亚文化群

　　E．宗教亚文化群

4．影响消费者行为的主要因素包括（　　）。

　　A．文化因素　　　　B．社会因素　　　　C．个人因素　　　　D．心理因素

5．消费者购买决策过程分为（　　）阶段。

　　A．确认需求　　　　B．收集信息　　　　C．判定选择　　　　D．决定购买

　　E．购后评价

二、案例分析

小米公司推出了新的智能手环，能监测睡眠、热量消耗、心率、运动里程，还有来电显示、即时消息提示、闹钟显示等功能。从消费者购买行为角色出发，分析哪些人可能是智能手环的发起者、影响者、决策者、购买者和使用者？

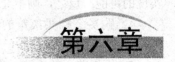

第六章

大健康产业市场 STP 营销战略

学习目标

1. 了解大健康市场竞争战略、市场细分、市场定位的概念、依据及作用。
2. 熟悉市场细分的标准和方法及营销组合理论。
3. 掌握分析和制定大健康企业的竞争战略方法，能够进行市场细分，目标市场的选择并能够对企业和提供的服务及产品进行有效定位。

案例引入

根据美国 AFS 协会调查，目前美国有超过 100000 家健身工作室。纵观中国市场，健身工作室如雨后春笋般出现在各大中型城市，特别是一线城市。目前，绝大部分健身工作室都提供团课服务，而不是让高价顾客加入会籍，部分工作室甚至不提供私教课服务。但是，小型健身工作室越来越受到消费者青睐。

思考题： 为什么小型健身工作室更吸引顾客？哪些健身者会更热爱小型健身工作室？健身工作室提供的团体课与传统健身房提供的服务区别是什么？

STP 理论中的 S、T、P 分别是 Segmenting、Targeting、Positioning 三个英文单词的缩写，即市场细分、目标市场和市场定位。市场细分（Market Segmentation）的概念是美国营销学家温德尔·史密斯（Wended Smith）在 1956 年最早提出的，此后，美国营销学家菲利浦·科特勒进一步发展和完善了温德尔·史密斯的理论并最终形成了成熟的 STP 理论，即市场细分（目标市场选择和市场定位），它是战略营销的核心内容。

STP 理论的根本要义在于选择确定目标消费者或客户，或者称为市场定位理论。根据 STP 理论，市场是一个综合体，是多层次的、多元化的消费需求集合体，任何企业都无法满足所有的需求，企业应根据不同需求、购买力等因素把市场分为由相似需求构成的消费群，即若干子市场，这就是市场细分。企业可以根据自身战略和产品情况从子市场中选取有一定规模和发展前景，并且符合公司的目标和能力的细分市场作为公司的目标市场。随后，企业需要将产品定位在目标消费者所偏好的位置上，并通过一系列营销活动向目标消费者传达这一定位信息，让他们注意到品牌，并感知到这就是他们所需要的。

第一节　大健康产业市场细分

一、市场细分的含义

大健康市场细分是指营销者通过市场调研，依据消费者的需要和欲望、购买行为和购买习惯等方面的差异，把某一产品的市场整体划分为若干消费者群的市场分类过程。每一个消费者群就是一个细分市场，每一个细分市场都是具有类似需求倾向的消费者构成的群体。

二、市场细分的作用

大健康细分市场不是根据产品品种、产品系列来进行划分的，而是从消费者的角度进行划分的，是根据市场细分的理论基础，即消费者的需求、动机、购买行为的多元性和差异性来划分的。通过大健康市场细分对大健康企业的生产、营销起着极其重要的作用。

（一）有利于选择目标市场和制定市场营销策略

市场细分后的子市场比较具体，比较容易了解消费者的需求，大健康企业可以根据自己的经营思想、方针及生产技术和营销力量，确定自己的服务对象，即目标市场。针对这较小的目标市场，便于制定特殊的营销策略。同时，在细分的市场上，信息反馈迅速而直接，一旦消费者的需求发生变化，大健康企业可迅速改变营销策略，制定相应的对策，以适应市场需求的变化，提高企业的应变能力和竞争力。

（二）有利于发掘市场机会，开拓新市场

通过大健康市场细分，企业可以对每一个细分市场的购买潜力、满足程度、竞争情况等进行分析对比，探索出有利于本企业的市场机会，使企业及时做出投产、异地销售决策或根据本企业的生产技术条件编制新产品开拓计划，进行必要的产品技术储备，掌握产品更新换代的主动权，开拓新市场，以更好地适应市场的需要。

（三）有利于集中人力、物力投入目标市场

任何一个大健康企业的资源、人力、物力、资金都是有限的。通过细分市场，选择了适合自己的目标市场，企业可以集中人、财、物及资源，去争取局部市场上的优势，然后再占领自己的目标市场。

（四）有利于大健康企业提高经济效益

前面 3 个方面的作用都能使企业提高经济效益。除此之外，大健康企业通过市场细分

后，企业可以面对自己的目标市场，生产出适销对路的产品，既能满足市场需要，又可增加企业的收入；产品适销对路可以加速商品流转，加大生产批量，降低企业的生产销售成本，提高生产工人的劳动熟练程度，提高产品质量，全面提高企业的经济效益。

三、市场细分的条件

大健康企业进行市场细分的目的是通过对顾客需求差异予以定位来取得较大的经济效益。众所周知，产品的差异化必然导致生产成本和推销费用的相应增长，所以，大健康企业必须在市场细分所得收益与市场细分所增成本之间做一权衡。由此，可以得出有效的细分市场必须具备的以下特征。

（1）可衡量性：指各个大健康细分市场的购买力和规模能被衡量的程度。如果细分变数很难衡量，就无法界定市场。

（2）可赢利性：指企业新选定的细分市场容量足以使大健康企业获利。

（3）可进入性：指所选定的细分市场必须与大健康企业自身状况相匹配，企业有优势占领这一市场。可进入性具体表现在信息进入、产品进入和竞争进入。考虑市场的可进入性，实际上是研究其营销活动的可行性。

（4）差异性：指大健康细分市场在观念上能被区别并对不同的营销组合因素和方案有不同的反应。

四、消费者市场细分的依据

消费者市场细分常用的细分方法有地理因素细分、人口因素细分、心理因素细分、行为因素细分4种。

（一）地理因素细分

由于处于不同地理位置和不同地理环境的消费者，会形成不同的消费需求、消费习惯和偏好，因此地理因素细分是常用的市场细分方法。例如，在大健康市场上，地域的不同影响了养生方式，北方更多的是球类运动，而南方更多的是游泳等水上活动；健身中心、中医保健和足疗按摩则是全国人民都喜爱的养生方式，区域性差异不明显。具体的细分依据有国别、地区、城市规模、人口密度、气候等。但是地理因素是一种静态因素，处于同一地理位置的消费者仍然会存在较大的需求差异，因此，大健康企业在进行市场细分时，还必须进一步考虑其他因素。

（二）人口因素细分

人口因素细分对于企业识别潜在顾客尤为重要，是市场细分最常用的细分依据。主要的细分依据有年龄、性别、收入、职业、教育程度、家庭结构、种族、宗教信仰等人口统计因素，这些因素比较容易获得和衡量，而且消费者的需求又与此有密切的关系。例如，收入是影响消费者对大健康市场不同等级产品需求的重要因素。

（三）心理因素细分

在上述地理因素、人口因素方面具有相同或相近特征的顾客，可能仍会表现出极大的需求差别，其原因主要在于消费者心理因素的影响。心理因素细分的依据主要有消费者的生活方式、性格和社会阶层。生活方式是指消费者对待生活、工作、娱乐的态度和行为。据此可将消费者划分为享乐主义者、实用主义者、紧跟潮流者、因循守旧者等不同类型。性格方面，消费者通常会选购一些能表现自己性格的服务或产品。根据性格的差异，可以将消费者分为独立、保守、外向、内向、支配、服从等类型。

此外，大健康市场消费者还会根据自己的背景，将自己主观地融入某一社会阶层，同时在消费和购买产品时也会反映出该阶层的特征。例如，在选择健康休闲活动时，高收入阶层可能会选择打高尔夫球，低收入阶层则可能选择在家附近的公园散步。

（四）行为因素细分

行为因素主要是指消费者在购买过程中对产品的认知、态度、使用等行为特点，主要的细分依据有寻求利益、使用率、消费时机、使用者状况等。

1. 按寻求利益细分

寻求利益是指大健康市场消费者对所购买的产品或服务能带给自己的好处有不同的要求。例如，购买养老住房时，消费者可能会有以下要求：环境、户型、配套服务、投资回报等。因此，经营者应了解消费者在购买某种大健康产品或服务时所重视的主要利益是什么，消费者还有哪些利益没有得到满足，进而使自己的产品突出这些利益要求，就可以更好地吸引消费者的兴趣。

2. 按使用率细分

使用率反映的是大健康市场消费者使用量的多寡。根据消费者使用量的不同，可将消费者分为少量使用者、中量使用者、大量使用者。例如，健身中心大多选择大量使用者作为自己的目标顾客，他们需要研究这些顾客的特征，制定出相应的营销策略。

3. 按消费时机细分

消费时机是指大健康市场顾客需求和消费产品的时间特性，如对康养旅游的需求一般在公共假期和寒暑假处于高峰。近年来盛行的"日本养身之旅"，提供给顾客到日本体检的服务，旅行团的旺季也是日本旅行旺季，如樱花盛开的春季及枫叶变红的秋季。

4. 按使用者状况细分

许多产品都可以按照消费者对产品的使用情况进行如下分类：未曾使用者、曾经使用者、潜在使用者、初次使用者、经常使用者。一般来说，实力雄厚的大企业，特别注重吸引潜在顾客，将其转变为企业的顾客；而中小型企业则以维持现有顾客为主，提高他们对企业和产品的偏好和忠诚。

五、市场细分的步骤

大健康市场细分的步骤主要包括调查、分析及细分。首先是通过调查列举潜在顾客的需求，可从地理、人口、心理等方面列出影响产品市场需求和顾客购买行为的各项变数。然后分析潜在顾客的不同需求，公司应对不同的潜在顾客进行抽样调查，并对所列出的需求变数进行评价，了解顾客的共同需求。最后制定相应的营销策略，调查、分析、评估各细分市场，最终确定可进入的细分市场，并制定相应的营销策略。

六、市场细分的方法

（一）单一因素法

单一因素法就是只选择一个细分依据进行市场细分的方法。Holland & Barrett（中文"荷柏瑞"或"和百瑞"，简称 HB），英国最大、最受欢迎的保健品品牌，拥有近百年历史，在英国可谓无人不知无人不晓。近百年来，HB 致力于为所有消费者提供高质量、纯天然的健康食品、营养保健品和天然护肤产品，其中，营养保健品尤为出名。HB 的女性营养保健品主要以消费者年龄分类，针对不同年龄女性提供不同类型保健品，使得产品覆盖面广，可供选择面宽。

（二）综合因素法

综合因素法是选择两个或三个细分依据进行市场细分的方法，这时可以借助二维或三维坐标图，直观地显示细分市场的状况。例如，以收入、年龄来细分某一市场，则可得到如图 6.1 所示的一些细分市场，即每一格可代表一个子市场，共有 3×4=12 个。

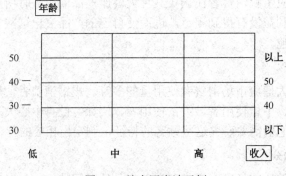

图 6.1　综合因素法示例

（三）系列因素法

系列因素法就是大健康企业选择多个细分依据，由粗到细，逐步进行大健康市场细分的方法。例如，可以对健身房市场选取性别、年龄、收入、健身目的 4 个因素进行如图 6.2所示的细分。

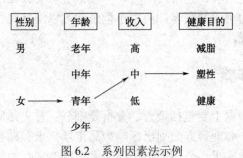

图 6.2　系列因素法示例

将不同因素进行不同的组合，就可以得到不同的细分市场，该例最终可以得到的全部细分市场的数目是：2×4×3×4=96 个。当然其中有些细分市场可能是没有实际意义的，因此还需要进行进一步的分析、筛选。

第二节　大健康产业市场目标的选择策略

著名的市场营销学者麦卡锡提出了应当把消费者看作一个特定的群体，这个群体称为目标市场。通过市场细分有利于明确目标市场，通过市场营销策略的应用有利于满足目标市场的需要，目标市场就是通过市场细分后，企业准备以相应的产品和服务满足其需要的一个或几个子市场。

选择目标市场，明确大健康企业应为哪一类用户服务，满足他们的哪一种需求，是企业在营销活动中的一项重要策略。

为什么要选择目标市场呢？因为不是所有的子市场对本企业都有吸引力，任何企业都没有足够的人力资源和资金满足整个市场或追求过大的目标，只有扬长避短，找到有利于发挥本企业现有的人力、财力、物力优势的目标市场，才不至于在庞大的市场上瞎撞乱碰。选择目标市场一般运用以下 3 种策略。

一、无差别市场策略

无差别市场策略，就是大健康企业把整个市场作为自己的目标市场，只考虑市场需求的共性，而不考虑其差异，运用一种产品、一种价格、一种推销方法，吸引可能多的消费者，如图 6.3 所示。惠氏制药有限公司在中国最为知名的保健药品之一——善存®[多维元素片（29）]即是采用无差别市场策略，生产一种配方、一种包装的产品满足所有人群对于维生素的补充需要。1978 年，善存在美国上市。善存由世界 500 强惠氏出品，已成为家喻户晓的健康品牌，市场份额超过 30%。可见，采用无差别市场策略，产品在内在质量和外在形体上必须有独特风格，才能得到多数消费者的认可，从而保持相对的稳定性。传统健身房大多采用办理会员卡的销售方式，无论什么人群来健身房都是加入会籍，有健身需求的客户加入会籍以后就可以使用健身房的各类器械。传统健身行业随着人们对于健康要求的提高一直欣欣向荣的发展，但新型健身工作室的出现对于传统健身房也有着巨大的冲击。工作室针对不同的健身人群往往会提供不同的健身服务，相比传统健身房的无差别策略少了一些局限性。

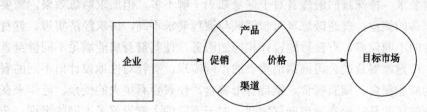

图 6.3　无差异市场营销策略

无差别市场策略的优点是产品单一，容易保证质量，能大批量生产，降低生产和销售成本。但如果同类企业也采用这种策略时，必然要形成激烈竞争。例如，目前保健品市场上已有多种多个品牌的多维元素片，善存市场份额已经远不如从前。

二、差别性市场策略

差别性市场策略就是把整个大健康市场细分为若干子市场，针对不同的子市场，设计不同的产品，制定不同的营销策略，满足不同的消费需求，如图 6.4 所示。

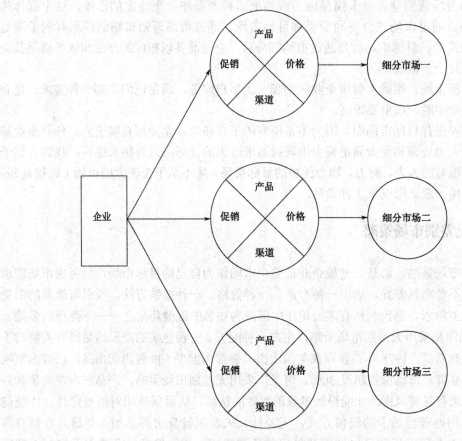

图 6.4　差异性目标市场营销策略

例如，大多数健身房，按照健身习惯把客户分为 3 种：健身爱好者、特殊目的锻炼者、普通锻炼者。健身爱好者对于健身知识了解比较多，注重全方位的锻炼，对于健身器械与健身指导有较高的要求；特殊目的锻炼者对于健身知识了解不多，但追求锻炼效果，需要专业指导及专业配备的课程；普通锻炼者对于器械与课程要求不高，讲求经济实惠。健身房根据不同健身者的不同偏好，有针对地设计相应的服务，使其健身房能满足不同健身者的需求。又如，生产健康餐食的公司根据消费者的不同需求，有针对性地设计出不同的餐食，如将餐食分为减脂餐食、增肌餐食、维持身形餐食，使餐食有更大的受众。近年来在中国市场逐渐受到热捧的马拉松赛事也同样如此，对于不同的人群设置了不同的组别，全程马拉松、半程马拉松组别面向于身体素质更好的跑步爱好者，短距离"欢乐跑"面向于对马拉松运动感兴趣，但没有能力参加前两项赛事的广泛大众。针对每个子市场的特点，制定不同的市场营销组合策略。这种策略的优点是能够满足不同消费者的不同要求，有利于扩大销售、占领市场、提高企业声誉。其缺点是由于产品差异化、促销方式差异化，增加了管理难度，提高了生产和销售费用。目前只有力量雄厚的大公司采用这种策略。例如，青岛双星集团公司，生产多品种、多款式、多型号的鞋，满足国内外市场的多种需求。

三、集中性市场策略

集中性市场策略就是在细分后的大健康市场上，选择两个或少数几个细分市场作为目标市场，实行专业化生产和销售。在个别少数市场上发挥优势，提高市场占有率。采用这种策略的企业对目标市场有较深的了解，这是大部分中小型企业应当采用的策略，如图 6.5 所示。日本尼西奇起初是一个生产雨衣、尿布、游泳帽、卫生带等多种橡胶制品的小厂，由于订货不足，面临破产。总经理多川博在一个偶然的机会，从一份人口普查表中发现，日本每年约出生 250 万个婴儿，如果每个婴儿用两条尿布，一年需要 500 万条。于是，他们决定放弃尿布以外的产品，实行尿布专业化生产。一炮打响后，又不断研制新材料、开发新品种，不仅垄断了日本尿布市场，还远销世界 70 多个国家和地区，成为闻名于世的"尿布大王"。

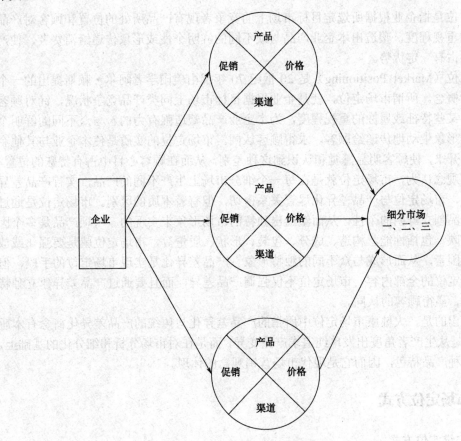

图 6.5　集中性市场营销策略

采用集中性市场策略，能集中优势力量，有利于产品适销对路，降低成本，提高企业和产品的知名度。但有较大的经营风险，因为它的目标市场范围小，品种单一。如果目标市场的消费者需求和爱好发生变化，企业就可能因应变不及时而陷入困境。同时，当强有力的竞争者打入目标市场时，企业就要受到严重影响。因此，许多中小企业为了分散风险，仍选择一定数量的细分市场为自己的目标市场。

3 种目标市场策略各有利弊。选择目标市场时，必须考虑企业面临的各种因素和条件，如大健康企业规模和原料的供应、产品类似性、市场类似性、产品寿命周期、竞争的目标市场等。

选择适合本企业的目标市场策略是一个复杂多变的工作。大健康企业内部条件和外部环境在不断发展变化，经营者要不断通过市场调查和预测，掌握和分析市场变化趋势与竞争对手的条件，扬长避短，发挥优势，把握时机，采取灵活的、适应市场态势的策略，去争取较大的利益。

第三节　大健康产业市场定位

一、市场定位的含义

市场定位是指企业根据所选定目标市场上的竞争者现有产品所处的位置和顾客对产品某种属性的重视程度，塑造出本企业产品与众不同的鲜明个性或形象传递给消费者，使产品在市场上占有一定优势。

市场定位（Market Positioning）是 20 世纪 70 年代由美国学者阿尔·赖斯提出的一个重要营销学概念。所谓市场定位，就是企业根据目标市场上同类产品竞争状况，针对顾客对该类产品某些特征或属性的重视程度，为本企业产品塑造强有力的、与众不同的鲜明个性，并将其形象生动地传递给顾客，求得顾客认同。市场定位的实质是使本企业与其他企业严格区分开来，使顾客明显感觉和认识到这种差别，从而在顾客心目中占有特殊的位置。

传统的观念认为，市场定位就是在每一个细分市场上生产不同的产品，实行产品差异化。事实上，市场定位与产品差异化尽管关系密切，但有着本质的区别。市场定位是通过为自己的产品创立鲜明的个性，从而塑造出独特的市场形象来实现的。一项产品是多个因素的综合反映，包括性能、构造、成分、包装、形状、质量等，市场定位就是要强化或放大某些产品因素，从而形成与众不同的独特形象。产品差异化是实现市场定位的手段，但并不是市场定位的全部内容。市场定位不仅强调产品差异，而且要通过产品差异建立独特的市场形象，赢得顾客的认同。

需要指出的是，大健康市场定位中所指的产品差异化与传统的产品差异化概念有本质区别，它不是从生产者角度出发单纯追求产品变异，而是在对市场分析和细分化的基础上，寻求建立某种产品特色，因而它是现代市场营销观念的体现。

二、市场定位方式

（一）二维定位方式

二维定位方式就是在定位时，选择两种变量或两个因素，每个变量又选择两种状态，分析由两种状态组合而得到的 4 种不同的结果，这种方法又称为平面定位法。

二维分析法的好处有：非常直观、形象，一目了然；分析全面，不易漏掉可能出现的结果；扩展方便，稍微做些改进，就可以进行扩展和进行更深入的分析。

（二）多维定位方式

多维定位通常选择三个或三个以上的因素进行分析和定位，所以也称为立体定位。一般来说，多维变量的构成越多，直观理解也越困难，这是因为，多维变量的构成是一个立体空间，其分析也是在立体空间上进行的。特殊情况，也有采取树形结构分析的，如旅游鞋市场，可以按照"年龄""性别""收入"3 个变量进行市场定位。

在市场定位过程中，不论采用二维定位还是多维定位法，核心是选择好变量。当一种定位不科学时，可通过重新选择变量来找到市场空白和发现可能出现的商机。上述分析表明，市场定位操作过程中，变量和状态选正确了，就可以产生新的思路、新的方法、新的策略；选择错误了，就会造成分析上的失误和错误的实践。

三、市场定位的策略

市场定位策略实质是一种竞争策略，它显示了一种商品或一家企业同类似的商品或企业之间的竞争关系。定位方式不同，竞争态势也不同，下面分析 4 种主要定位策略。

（一）市场领先者定位策略

市场领先者定位策略是指企业选择的目标市场尚未被竞争者所发现，企业率先进入市场，抢先占领市场的策略。企业采用这种定位策略，必须符合的条件有：①该市场符合消费发展趋势，具有强大的市场潜力；②本企业具备领先进入的条件和能力；③进入的市场必须有利于创造企业的营销特色；④有利于提高市场占有率，使本企业的销售额在未来市场的份额中占有 40% 左右。

（二）市场挑战者定位策略

市场挑战者定位策略是指企业把市场位置定在竞争者的附近，与在市场上占据支配地位的，即最强的竞争对手"对着干"，并最终把对方赶下现在的市场位置，让本企业取而代之的市场定位策略。企业采取这种定位策略，必须具备的条件有：①要有足够的市场潜力；②本企业具有比竞争对手更丰富的资源和更强的营销能力；③本企业能够向目标市场提供更好的商品和服务。

（三）跟随竞争者定位策略

跟随竞争者定位策略是指企业发现目标市场竞争者充斥，已座无虚席，而该市场需求潜力又很大，企业跟随竞争者挤入市场，与竞争者处在一个位置上的策略。企业采用这种策略，必须具备下列条件：①目标市场还有很大的需求潜力；②目标市场未被竞争者完全垄断；③企业具备挤入市场的条件和与竞争对手"平分秋色"的营销能力。

（四）市场补缺者定位策略

市场补缺者定位策略是指企业把自己的市场位置定在竞争者没有注意和占领的市场位置上的策略。当企业对竞争者的市场位置、消费者的实际需求和自己经营的商品属性进行评估分析后，如果发现企业所面临的目标市场并非竞争者充斥，存在一定的市场缝隙或空间，而且自身所经营的商品又难以正面抗衡，这时企业就应该把自己的位置定在目标市场的空档上，与竞争者成鼎足之势。采用这种市场定位策略，必须具备的条件有：①本企业有满足这个市场所需要的货源；②该市场有足够数量的潜在购买者；③企业具有进入该市场的特殊条件和技能；④经营必能盈利。

当然，企业的市场定位并不是一劳永逸的，而是随着目标市场竞争者状况和企业内部条件的变化而变化的。当目标市场发生下列变化时，就需要考虑重新调整定位的方向：①当竞争者的销售额上升，使企业的市场占有率下降，企业出现困境时；②企业经营的商品意外地扩大了销售范围，企业在新的市场上可以获得更大的市场占有率和较高的商品销售额时；③新的消费趋势出现和消费者群的形成，使本企业销售的商品失去吸引力时；④本企业对经营战略和策略做出重大调整时等。

总之，当企业和市场情况发生变化时，都需要对目标市场定位的方向进行调整，使企业的市场定位策略符合突出企业特色、发挥企业优势的原则，从而取得良好的营销利润。

四、市场定位策略实施的步骤

（一）识别可能的竞争优势

消费者一般都选择那些给他们带来最大价值的产品和服务。因此，赢得和保持顾客的关键是比竞争者更好地理解顾客的需要和购买过程，以及向他们提供更多的价值。通过提供比竞争者较低的价格，或者提供更多的价值以使较高的价格显得合理。大健康企业可以把自己的市场定位为：向目标市场提供优越的价值，从而企业可赢得竞争优势。

产品差异：大健康企业可以使自己的产品区别于其他产品。服务差异：除了靠实际产品区别外，企业还可以使其与产品有关的服务不同于其他企业。人员差异：企业可通过雇用和训练比竞争对手更好的人员取得较强的竞争优势。形象差异：即使竞争的产品看起来很相似，购买者也会根据企业或品牌形象观察出不同。因此，企业通过建立形象使自己不同于竞争对手。

（二）选择合适的竞争优势

假定大健康企业已很幸运地发现了若干个潜在的竞争优势。现在，大健康企业必须选择其中几个竞争优势，据以建立市场定位战略。企业必须决定促销多少种，以及哪几种优势。许多营销商认为企业针对目标市场只需大力促销一种利益，其他的经销商则认为企业的定位应多于 7 个不同的因素。

总体来说，企业需要避免 3 种主要的市场定位错误：第一种是定位过低，即根本没有真正为企业定好位；第二种是过高定位，即传递给购买者的公司形象太窄；第三种是企业必须避免混乱定位，给购买者一个混乱的企业形象。

（三）传播和送达选定的市场定位

一旦选择好市场定位，企业就必须采取切实步骤把理想的市场定位传达给目标消费者。企业所有的市场营销组合必须支持这一市场定位战略。给企业定位要求有具体的行动而不是空谈。

五、市场定位策略的有效性条件

并非所有的商品差异化都是有意义的或是有价值的，也不是每一种差异都是一个差异化手段。每一种差异都可能增加公司成本，当然也可能增加顾客利益。所以，公司必须谨慎选择能使其与竞争者相区别的途径，有效的差异化应满足下列各原则。

（1）重要性：该差异能给目标购买者带来高价值的利益。

（2）专有性：竞争对手无法提供这一差异，或者企业不能以一种更加与众不同的方法来提供该差异。

（3）优越性：该差异优越于其他可使顾客获得同样利益的方法。

（4）感知性：该差异实实在在，可为购买者感知。

（5）不易模仿性：竞争对手不能够轻易地复制出此差异。

（6）可支付性：购买者有能力支付这一差异。

（7）可盈利性：企业能从此差异中获利。

六、市场定位策略的差别化选择

假定大健康企业已很幸运地发现了若干个潜在的竞争优势。现在，企业必须选择其中几个竞争优势，据以建立市场定位战略。企业必须决定促销多少种及哪几种优势。

1. 单一性定位

例如，广告制作人罗泽·里福斯说，企业应为每一种品牌建立唯一的销售主张，并坚持这一主张。企业应给每一个品牌分派一个特点，并使它成为这一特点中的"第一名"。购买者趋向于熟记"第一名"，特别是在一个信息泛滥的社会中。因此，佳洁士牙膏始终宣传它能防止牙齿蛀洞的功能。有吸引力的"第一名"品牌有什么特征呢？最主要的是"最好的质量""最优的服务""最低的价格""最佳的价值"及"最先进的技术"等。大健康企业若着重围绕这其中的一个特点进行宣传，并且坚持不懈，就很有可能因此而闻名。

2. 双重定位

如果有两家或更多的公司在同样的属性上都声称是最好的，这样做就很有必要了。这样做的动机是在目标细分市场内找到一个特定的空缺。例如，将其康养中心定位为"环境最舒适"和"配套设施最完善"。这两项利益是可以兼容的。通常认为，一处环境舒适的康养中心配套设施也是完善的。

3. 三重利益定位

例如，中药保健牙膏提供了 3 种利益："中草药抗菌防蛀""爽口"和"增白"。显然，许多人觉得这 3 种利益都很重要，问题是要使他们相信这一品牌确实具有这 3 种利益。通过同时挤出 3 种颜色的牙膏，使顾客通过视觉相信该牙膏确实具有 3 种利益，从而解决了这一问题。

当公司为其产品推出较多的优越性时，可能会变得令人难以相信，并失去一个明确的定位。一般而言，一家公司必须避免下述 4 种主要的定位错误：

（1）定位过低：有些公司发现购买者对产品只有一个模糊的印象。购买者并没有真正地感觉到它有什么特别之处。

（2）定位过高：买主可能对该产品了解得十分有限。

（3）定位混乱：顾客可能对产品的印象模糊不清，这种混乱可能是由于主题太多所致。

（4）定位怀疑：顾客可能发现很难相信该品牌在产品特色、价格或制造商方面的一些有关宣传。

 本章小结

1．S、T、P 分别是 Segmenting、Targeting、Positioning 三个英文单词的缩写，即市场细分、目标市场和市场定位。

2．大健康市场细分是指营销者通过市场调研，依据消费者的需要和欲望、购买行为和购买习惯等方面的差异，把某一产品的市场整体划分为若干消费者群的市场分类过程。

3．消费者市场细分常用的细分方法有地理细分、人口细分、心理细分、行为细分四种。

4．大健康市场细分的步骤主要包括调查、分析以及细分。

5．市场细分的方法有单一因素法、综合因素法和系列因素法。

6．目标市场就是通过市场细分后，企业准备以相应的产品和服务满足其需要的一个或几个子市场。

7．选择目标市场的三种策略是无差别市场策略、差别性市场策略和集中性市场策略。

8．市场定位是指企业根据所选定目标市场上的竞争者现有产品所处的位置和顾客对产品某种属性的重视程度，塑造出本企业产品与众不同的鲜明个性或形象传递给消费者，使产品在市场上占有一定优势。

9．产品差异化是实现市场定位的手段，但不是市场定位的全部内容。

10．市场定位的方式有两维定位方式和多维定位方式，核心是选择好变量。

11．市场定位的策略有市场领先者定位策略、市场挑战者定位策略、跟随竞争者定位策略和市场补缺者定位策略。

12．市场定位策略实施的步骤是识别可能的竞争优势、选择合适的竞争优势、传播和送达选定的市场定位。

 实训练习

一、多项选择题

1．现代营销战略的核心可以称为 STP 营销，即（　　）。

　A．市场细分　　　　　　　　　　　B．供给市场

　　C．产品定位　　　　　　　　　　　　D．选择目标市场

　　E．需求市场

2．市场定位的方式包括（　　）。

　　A．一次定位法　　　　　　　　　　　B．二维定位法

　　C．多维定位法　　　　　　　　　　　D．多次定位法

3．选择目标市场的策略包括（　　）。

　　A．无差异市场策略　　　　　　　　　B．差异性目标市场策略

　　C．集中性目标市场策略　　　　　　　D．混合性目标市场策略

二、案例分析

　　迪拜建康城位于阿联酋市中心地段，总占地面积约为 214 万平方米。迪拜建康城以满足生活在欧洲和东亚之间 20 亿人口的医药和健康需求，打造世界级健康护理中心为目标。作为世界上第一个健康城，迪拜建康城由医疗区和健康护理社区构成，是医疗和度假的完美结合。医疗区重点提供急性医疗护理服务，包括传统医疗服务、替代性医疗服务、医疗教育与研究、医疗基础服务等功能。度假疗养社区包括健康护理社区医院、疾病预防及疗养中心、美容中心、运动康复中心，为前去度假疗养的客户提供全方位的健康管理和日常护理服务。

　　结合案例，分析迪拜建康城采用了什么市场细分方法，采用了哪种市场定位策略？

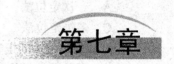

第七章

大健康市场竞争战略

1. 了解影响大健康市场竞争战略的因素。
2. 理解大健康市场竞争战略路径的选择理论。
3. 掌握大健康市场竞争战略类型选择的内涵。

案例引入

美国互联网医疗

美国是世界上信息产业最发达的国家,基于互联网的新技术与其他领域广泛渗透融合,极大地改变了传统产业图谱。其中互联网与医疗的结合,产生了极大的社会影响,也形成了庞大的商业市场。在美国,较为成熟的互联网医疗形态是远程医疗。虽然不同于中国医疗资源分布情况,美国远程医疗设计的产业环节远远超出了单纯的问诊模式,而切入互联网医疗的核心业务即诊断,通过发展线上诊断业务,产业附加值较之单纯问诊要高出许多。这也是美国互联网医疗吸引巨量资本的重要原因所在。

2017 年 5 月 27 日,美国德州废除了只能医患线下接触后才可以远程医疗服务的规定,在政策上消除了发展远程医疗的体制障碍,成为美国最后一个废除此项规定的州,至此美国全境均具备实施远程医疗的条件。追溯发展历史,美国远程医疗早期于 20 世纪 70 年代就已经形成,最初形态是医院与医院之间进行的远程医疗,即专业机构之间形成了远程医疗合作。此后,随着互联网技术的发展尤其是 2010 年前后移动互联网快速普及,促进远程医疗业务模式发生深刻改变,从传统的专业机构之间的合作,过渡为医院与医生直接面向患者。随着远程医疗应用范围的不断扩大,加上新技术的深度应用及新消费群体的崛起,使美国互联网医疗获得了强劲的发展动能,预计未来远程医疗将逐步进入较为成熟的发展阶段。

凯撒模式是美国互联网医疗的典型模式,由凯撒医疗集团(Kaiser Permanente)创立。该集团最初是一家初级医疗保健集团，经过多次转型升级，逐步演化成为具有全球示范引领性的医疗服务模式。其管理经验是：坚持"预防为主、防治结合"，加强医疗服务与医疗保险的结合，将专业诊治和健康服务融为一体，形成体系化竞争优势。其独特优势在于：通过将医疗服务与医疗保险进行整合，形成医疗机构与保险公司的激励共融，使得医疗机构提供服务后的结余资金可以在集团内部进行再分配，改变了在按项目付费方式下，医疗机构缺乏节约资金动力的问题。这一制度设计使得集团在为消费者提供一体化健康服务过程中，在各个环节都能得到医务人员的标准化服务，可有效防止厚此薄彼的现象。

在互联网医疗应用方面，凯撒医疗集团采用会员制，其会员可以通过线上线下预约医师，同时也提供一定数量的当日就诊服务，从而使医疗资源得到充分利用。凯撒模式的创新之处在于：通过在线服务，实现各相关主体之间的高校沟通，增强诊断服务效能。

（资料来源：丁建中，王学恭，徐珊，等. 大健康产业读本，江苏凤凰科学技术出版社，2018，第109、110页）

思考题：1. 什么因素促进美国实现了互联网医疗？
　　　　2. 凯撒医疗集团采用了哪种竞争战略路径而获得成功的？
　　　　3. 从大健康市场竞争战略类型来看，凯撒医疗集团属于哪一类型？

第一节　影响大健康市场竞争战略的因素

大健康市场竞争战略的制定，会受到众多因素的影响，其中最主要的有以下 4 个方面。

一、竞争环境状况

竞争环境是指直接或间接影响竞争战略制定的内外部力量，分为微观环境和宏观环境。

微观环境是指与制定竞争战略的大健康企业紧密相关，直接影响大健康企业竞争能力的各种参与者，如行业、战略集团，大健康企业本身。其中行业是微观环境中最重要的力量。所谓行业，是指按照生产同类产品或具有相同生产过程或提供同类劳动服务划分的经济活动类别。从大健康企业角度来看，行业主要是指生产相同产品的公司。大健康行业是大健康企业主要的竞争范围。大健康行业环境决定了大健康企业竞争的激烈程度。

宏观环境是指影响上述微观环境的一系列巨大的社会力量，如人口、经济、政治、文化、科技及自然生态等因素。宏观环境是大健康市场制定竞争战略不可控制的因素和力量。其中经济因素是大健康企业最值得重视的宏观因素，一般情况下，经济大发展，市场扩大，需求就会成比例增加，大健康企业发展机会就增多。另外，科技因素也至关重要，这里的科技不仅是指引起时代革命性变化的发明，而且主要是指与大健康企业相关的科技新技术、新工艺、新材料的出现、发展趋势及应用前景。文化因素也是影响大健康企业制定竞争战略不可忽略的因素。这里的文化因素是指习俗、道德观念、价值观念等。

二、顾客价值

顾客价值是指顾客感知的利得与利失之间的权衡，是对产品或服务效用的整体评价，是对公司绩效在整个业界的竞争地位的相对性评估。它具有两种不同的意义。一是中心价值。顾客以他们从产品或服务中所获得的核心利益来定义价值，也就是说，顾客以自己从产品或服务那里获得的满足感大小，主观地判别其价值高低。二是价格价值。用价格来认定他们所获得的价值。顾客认为可以用较低的价格买到相同的产品，所获得的价值较高。

大健康企业在考虑是否存在能获得竞争优势之前，必须要思考一个问题，那就是企业面临的顾客或用户特别看重什么，是中心价值还是价格价值。大健康企业在思考营销效果时，重点考虑是否存在一个使购买者或用户认为比竞争对手所提供的战略更有价值的战略，以至于购买者能心甘情愿以高于竞争对手的价格购买大健康产品。

三、组织的竞争能力

所谓竞争能力，是指企业在商品生产和商品交换过程中，为了争夺有利的生产条件和销售市场同其他企业进行竞争的能力。组织的竞争能力是一个综合因素。对于大健康企业组织的竞争能力审查，要重点思考 3 个问题：一是业务单位是否具有实施既定竞争战略的能力？二是这些能力能否提供可持续的竞争优势？三是竞争对手可能对此进行迅速模仿并进一步改善这些能力吗？将上述 3 个问题依次做出评估，就可以得出组织竞争能力的强弱。

四、组织的制约因素

所谓组织，是指为了达到某些特定目标经由分工与合作及不同层次的权力和责任制度，而构成的人的集合。任何组织都是在一定的环境下生存和发展的，组织与它的环境是相互作用的，组织依靠环境来获得资源及某些必要的机会，环境给予组织活动某些限制而且决定是否接受组织的产出。所以人物组织都要受到环境的制约。制约组织的因素有人力、物质、资金等。大健康企业在制定竞争战略时，一定要重点分析组织采取的竞争战略面临什么样的制约因素。

第二节 大健康市场竞争战略路径的选择

大健康企业在确定营销竞争战略时可以按照战略时钟来进行选择。所谓战略时钟，是指按照大健康企业产品或服务提供顾客价值的高低和价格的高低来衡量企业竞争战略路径的一种工具。战略时钟图如图 7.1 所示。其路径说明及需求或风险如表 7.1 所示。

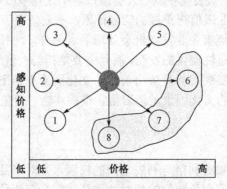

图 7.1 战略时钟图

表 7.1 战略时钟图路径说明及需求或风险

路 径	路 径 说 明	需求/风险	备 注
路径 1	只提供必要的价值或服务	可能只适用于特定的细分市场	路径 1~5 实施差异化
路径 2	价格战略	存在价格战和较低利润的风险，需是成本领先者	
路径 3	混合型	成本基础低，需在低价和差异化方面做再投资	
路径 4	差异化 （1）没有溢价 （2）有溢价	（1）客户感知的增值，产生市场份额收益 （2）客户感知的增值足以支撑溢价	
路径 5	集中差异化	在特定细分市场上形成的感知增值保证溢价	
路径 6	提高价格/标准价值	如果竞争对手不采取同样的措施，将有更高的利润，但有丢失市场份额的风险	失败的可能性较大
路径 7	提高价格/低价值	只有在垄断条件下才可行	
路径 8	低价值/标准价格	丢失市场份额	

战略时钟图以顾客感知价值为纵坐标，以价格为横坐标。战略时钟是一个以市场为基础，考虑一般性战略选择的模型。它的核心问题是，产品或服务对客户、用户资金提供方的价值是什么？战略时钟不否认成本基础对企业的重要意义，但需要注意的是，战略时钟将成本基础看作是制定一般性战略的一种方式，而不是作为竞争优势。根据战略时钟模型，大健康企业竞争战略的路径有以下 4 种可供选择。

一、以价格为基础的竞争战略路径

路径 1 是以价格为基础的竞争战略路径，从这条线路的信息来看，此路径只提供必要价值或服务，将低价格、低感知增值度和对价格比较敏感的细分市场上的关注结合起来。此竞争战略路径看似平常，没有太多的吸引力，但却非常可行。因为大健康市场的确存在着一个细分市场——客户意识到该细分市场中的产品或服务的质量较低，但他们无力购买或不愿意购买质量更好的产品或服务。例如，某养老院的设计简单，服务相对有限，没有特殊性或针对性的服务，但是价格非常低廉。大健康企业可能会通过路径 1 进入某个市场，并以该市场为主，扩大销售，然后再选中使用其他战略。

二、以差异化为基础的竞争战略路径

差异化战略也称为特色优势战略，是指企业力求在顾客广泛重视的一些方面，在该行业内独树一帜。它选择许多用户重视的一种或多种特质，并赋予其独特的地位以满足顾客的要求。它既可以是先发制人的战略，也可以是后发制人的战略。在战略时钟图中，路径 4 就是实现差异化战略。

大健康企业采用差异化战略的目的就是通过相同价格提供更好的产品或服务，从而赢得更大的市场份额。在大健康市场实现差异化战略一般可以通过以下 7 种方式。

（1）追求大健康产品品质的优异化，创造独家所有，确保市场占有率小而投资回报率高。

（2）追求大健康产品可靠度的优异化，稳定可靠标准化。

（3）追求大健康产品专利权的优异化，以专利保护技术创新，以此区别市场。

（4）追求大健康产品创新力的优异化，技术第一，是最先进的产品。

（5）追求大健康产品周边服务的优异化，创造特性和附属性功能。

（6）追求售前和售后服务的优异化

（7）追求大健康品牌的优异化，强调大健康产品的品牌诉求。

实施差异化战略也包含一系列风险，如可能丧失部分客户。如果采用成本领先战略的竞争对手压低产品价格，使其与实行差异化战略的企业的产品价格差距拉得很大，在这种情况下，用户为了大量节省费用，放弃取得差异的企业所拥有的产品特征、服务或形象，转而选择物美价廉的产品；再者，用户所需的产品差异的因素下降。当用户变得越来越老练，对产品的特征和差别体会不明显时，就可能发生忽略差异的情况；另外，大量的模仿缩小了差异的感觉。特别是当产品发展到成熟期时，拥有技术实力的厂家很容易通过逼真的模仿，减少产品之间的差异。

三、以集中差异化为基础的竞争战略路线

集中差异化竞争战略和差异化竞争战略是特殊与一般的关系。在战略时钟图中，路径5 就是集中差异化竞争战略。这种战略主要是向某一选定的细分市场提供较高的感知的价值，并收取较高价格的战略。

1．实施集中差异化竞争战略需要考虑以下问题

（1）要清楚地识别出企业瞄准的是哪一个细分市场。细分市场要根据客户的整体需求来划分，还要将客户需求的识别转换为可以满足客户需求的实际行动。如果一个大健康企业试图在具有不同需求的不同细分市场内竞争，就很难做到这一点。

（2）大健康企业在成立之初，采用非常集中的竞争战略是惯用的策略，然而问题也会随之出现。例如，很多新医院成立，都采用"专科"医院的方式提供新型的或领先的医疗服务。但是新企业很难找到合适的发展途径，因为从路径 5 转到路径 4 不仅意味着降低价格，还要在保持差异化特征的同时减少成本。另外，大健康企业维持高度集中化战略也并非那么容易，因为企业所面临的客户并没有能力支付较高的价格。

（3）大健康企业要随时监控集中差异化竞争战略的优势，因为随着科技的发展，市场环境的变化，细分市场之间的差异会越来越小，企业之间的竞争就会越来越激烈。

2．采用集中差异化竞争战略的优点和缺点

（1）优点在于集中差异化竞争战略追求的目标不是在较大的市场上占有较小的市场份额，而是在一个或几个市场上有较大的甚至是领先的市场份额。其优点是适应了本企业资源有限，可以集中力量向某一特定子市场提供最好的服务，而且经营目标集中，管理简单方便。使企业经营成本得以降低，有利于集中使用企业资源，实现生产的专业化，实现规模经济的效益。

（2）缺点在于集中差异化竞争战略对环境的适应能力较差，有较大风险，放弃了其他市场机会。如果目标市场突然变化，如价格猛跌、购买者兴趣转移等，企业就有可能陷入困境。集中单一大健康产品或服务的增长战略风险较大，因为一旦企业的产品或服务的市场萎缩，企业就会面临困境。所以，企业在使用单一产品或服务的集中增长战略时要谨慎。

四、以混合型为基础的竞争战略路径

所谓混合型战略，是指在实现差异化的同时，价格又低于竞争对手的战略。战略时钟图中路径 3 就是混合型竞争战略。

很多时候，大健康企业并不一定采用单一的战略而是各种战略的混合使用。需要注意的是，大健康企业面临的环境日趋复杂且多变，而战略一般会持续较长的时间，大健康企业经营上的灵活性、能动性和适应性就更加重要，单一的战略往往会面对来自环境的挑战而可能最终不能适应。

总体上来看，混合型竞争战略一般可能在以下一些情况适用。

（1）较大规模的大健康企业或产品系列较多的大健康企业，可能有较多的业务单位。

（2）市场区域较为宽泛的大健康企业，在不同的市场上可能面临不同的具体情况，因而根据不同的市场采用不同的战略。

（3）技术进步较快的大健康企业，如技术领导者，相应的大健康产品更新也快，为了推广其强势产品或与对手拉开更大的距离，往往会对处于生命周期不同的产品实施不同的战略，或者有所抑扬。

（4）实力有限的大健康企业可能也会采用混合型战略，一边致力于业务和业绩的快速增长，一边可能会做一些战略铺垫，为将来打好基础。

（5）大健康企业处于不同的发展时期，适当采用不同的战略模式，如从大健康企业初创时期到壮大的各个阶段，采用不同的战略组合。

第三节　大健康市场竞争战略类型的选择

大健康企业要想成功地实现市场营销目标，其关键在于选择适合自己的市场竞争战略。大健康企业要在激烈的市场竞争中立于不败之地，争取更多的市场份额，就必须树立竞争观念，制定符合企业自身实际情况的市场竞争战略。根据现代市场营销理论，可以将大健康市场竞争战略分为四类：大健康市场领导者、大健康市场挑战者、大健康市场跟随者和大健康市场补缺者。

一、大健康市场领导者

所谓大健康市场领导者，是指在某一大健康产品或服务市场中拥有最大市场份额的企业或营销组织。通常在价格变化、新产品引进、分销覆盖和促销强度上起领导作用。

1. 大健康市场领导者的特点

（1）该大健康企业在价格变动、新产品开发、分销渠道的宽度和促销力量等方面处于主导地位，为同业者所公认。

（2）该大健康企业是市场竞争的导向者，也是其他企业挑战、效仿或躲避的对象。

（3）其地位是在竞争中自然形成的，但不是固定不变的。

大健康市场领导者为保持优势地位，常会采用扩大市场总需求，保持现有市场份额，

甚至增加其市场份额的方法和手段来压制竞争对手。

2．扩大市场需求量的 3 条途径

扩大市场需求量是指处于市场主导地位的大健康企业，其营销方法首先是扩大总市场，即增加总体产品需求数量。通常可以运用以下 3 条途径。

（1）发现新的用户。通过发现新用户来扩大市场需求量，其大健康产品必须具有能够吸引新的使用者，增加购买者数量的竞争潜力。

（2）开辟产品的新用途。通过开辟大健康产品的新用途扩大市场需求量。领导者企业往往最有能力根据市场需求动态，为自己的产品寻找和开辟新的用途。

（3）增加用户的使用量。通过说服大健康产品使用者增加使用量也是扩大市场需求量的有效途径。

保持现有市场份额是指具有领导者的大健康企业必须防备竞争对手的进攻和挑战，保护企业现有的市场阵地。最佳的战略方案是不断创新，以壮大自己的实力。还应抓住竞争对手的弱点主动出击。当大健康市场领导者不准备或不具备条件组织或发起进攻时，至少也应使用防御力量，坚守重要的市场阵地。

3．提交市场占有率应考虑 3 个问题

提高市场占有率是指大健康市场领导者通过提高企业的市场占有率来增加收益、保持自身成长和市场主导地位。大健康企业在确定自己是否以提高市场占有率为主要努力方向时应考虑三个问题。

（1）是否引发反垄断行为。很多国家有反垄断法，当企业在市场占有率超过一定限度时，就有可能受到指控和制裁。

（2）经营成本是否提高。当市场占有率达到一定水平时，再要求进一步提高就要付出很大代价，结果可能得不偿失。

（3）采取的营销策略是否准确。有些市场营销手段对提高市场占有率很有效，却不一定增加收益。

二、大健康市场挑战者

所谓大健康市场挑战者，是指那些积极向大健康行业领先者或其他竞争者发动进攻来扩大其市场份额的企业，这些企业可以是仅次于大健康市场领先者的大公司，也可以是那些让对手看不上眼的小公司。只要是为了扩大市场份额，对其他企业发动进攻的企业，都可以称为市场挑战者。

一般来说，挑战者的对象是大健康市场领先者。这是一种既有风险又具潜在价值的战略。一旦成功，挑战者企业的市场地位将会发生根本性的改变，因此颇具吸引力。要进攻大健康市场领先者需要满足的基本条件：一是拥有一种持久的竞争优势，如成本优势或创新优势；二是挑战者必须有某种方法部分或全部地抵消大健康企业领先者的固有优势；三是具备阻挡大健康市场领先者反击的方法。这些方法使领先者不愿或不能对挑战者实施旷日持久的反击。

另外，大健康市场挑战者还可以攻击与自身实力相当的大健康企业。抓住有利时机，向那些势均力敌的企业发动进攻，把竞争对手的顾客吸引过来，夺取它们的市场份额，壮

大自己的市场。

大健康市场挑战者也可以攻击实力较弱的大健康企业。当某些中、小企业出现经营困难时，可以通过兼并、收购等方式，夺取这些企业的市场份额，以壮大自身的实力和扩大市场占有率。

大健康市场挑战者如果要向市场主导者和其他竞争者发起挑战，进攻方略有以下 5 种可供选择。

（1）正面进攻。大健康市场挑战者集中优势兵力向竞争对手的主要市场阵地正面发动进攻，即进攻竞争对手的强项而不是弱点。采用此方略需要挑战者必须在提供的产品、广告、价格等主要方面大大超过竞争对手，才有可能成功；否则采取这种进攻战略必定失败。所以当确定发起正面进攻时，进攻者已经具备有超过竞争对手的实力优势。

（2）侧翼进攻。大健康市场挑战者集中优势力量攻击竞争对手的弱点。此战略进攻者可采取"声东击西"的做法，佯攻正面，实际攻击侧面或背面，使竞争对手措手不及。具体可采取两种方式：一是地理性侧翼进攻，即在某一地理范围内针对竞争者力量薄弱的地区市场发动进攻；二是细分性侧翼进攻，即寻找还未被大健康领先者企业覆盖的商品和服务的细分市场迅速填空补缺。

（3）围堵进攻。大健康市场挑战者开展全方位、大规模的进攻策略。对此，大健康市场挑战者必须拥有优于竞争对手的资源，能向市场提供比竞争对手更多的质量更优、价格更廉的大健康产品，并确信围堵计划足以成功时，可采用围堵进攻策略。

（4）迂回进攻。大健康市场挑战者完全避开竞争对手现有的市场阵地而迂回进攻。具体做法有 3 种：①实行大健康产品多角化经营，发展某些与现有大健康产品具有不同关联度的产品；②实行大健康市场多角化经营，把现有大健康产品打入新市场；③发展大健康新技术产品、取代技术落后的产品。

例如，安怡打着"防止骨质疏松症"的旗号闯入中国奶粉市场，以产品"高钙脱脂奶"独一无二的优势，满足了消费者的独特需求，从而成为高钙脱脂奶粉市场第一品牌。面对已成气候的安怡，其后克宁高钙脱脂奶则打出了另一张牌——补充钙奶不在于喝多少牛奶，而在于留住多少钙质。克宁特有的金维他命 D，能够帮助身体更充分地吸收牛奶中的钙质。"克宁高钙脱脂奶粉，为你锁住钙质，留住钙质。"以发展大健康新技术产品，后发制人。

（5）游击进攻。大健康市场挑战者以小型的、间断性的进攻干扰对方，使竞争对手的士气衰落，不断削弱其力量。向较大竞争对手市场的某些角落发动游击式的促销或价格攻势，逐渐削弱对手的实力。游击进攻战略的特点是不能依仗每一个别战役的结果决出战局的最终胜负。

三、大健康市场跟随者

大健康市场跟随者是在某一大健康产品或服务市场居次要位置的企业或营销组织。常常希望保持其市场份额，以实现自身平稳发展。一般是挑战者攻击的主要目标，因此必须保持其低制造成本或高产品质量及服务方面的优势。

大健康市场跟随者的主要特征有 5 点：一是大健康产品的同质程度高，产品差异化和形象差异化的机会较低；二是服务质量和服务标准的趋同；三是消费者对价格的敏感程度高；四是大健康行业中任何价格挑衅都可能引发价格大战；五是大多数大健康企业准备在此行业中长期经营下去。企业之间保持相对平衡的状态，不采用从对方的目标市场中拉走顾客的做法。在行业中形成这样一种格局，大多数企业跟随市场领先者走，各自的势力范围互不干扰，自觉地维持共处局面。

大健康市场跟随者有以下 3 种类型。

（1）紧密跟随。实施跟随的大健康企业在各个细分市场和市场营销组合中，尽可能仿效大健康市场领先者。但是它从不激进地冒犯领先者的领地，在刺激市场方面保持"低调"，避免与大健康领先者发生直接冲突。

（2）距离跟随。实施跟随的大健康企业在市场的主要方面，如目标市场、产品创新与开发、价格水平和分销渠道等方面都追随大健康市场领先者，但仍与领先者保持若干差异，以形成明显的距离。对大健康市场领先者不构成威胁，可以通过兼并同行业中的一些小企业而发展自己的实力。

（3）选择跟随。实施跟随者的大健康企业在某些方面紧跟大健康市场领先者，而在另一些方面又有自己的不同做法。这类大健康企业不是盲目跟随，而是择优跟随，在对自己有明显利益时追随领先者，在跟随的同时还不断地发挥自己的创造性，依然不与大健康市场领先者进行直接竞争。

从以上 3 种大健康市场跟随者来看，它们都有一个共性，那就是不向市场领导者发起攻击，而是跟随在大健康市场领导者之后自觉和平共处的局面。

四、大健康市场补缺者

所谓大健康市场补缺者，是指那些选择不大可能引起大企业兴趣的市场的某一部分进行专业化经营的小企业。这些企业为了避免同大企业发生冲突，往往占据着市场的小角落。它们通过专业化的服务，来补缺可能被大企业忽视或放弃的市场，进行有效的服务。

作为大健康市场补缺者应注意以下两点。

（1）注重关系市场营销，建立市场营销网络。

大健康市场补缺者应着眼于长远利益，与顾客、供销商等建立、保持、加强互利交换、共同履行诺言的关系。应该把与顾客的长期关系视同核心，在各方面都能实现自己目的的基础上保持、发展与顾客的良好联系。因为，它可以为大健康市场补缺者带来营销网络，降低营销费用。

（2）强调顾客让渡价值。

一个顾客在购买大健康产品或服务时，总是希望得到更多的利益，包括大健康产品价值、服务价值、人员价值和形象价值等，这就是人们所说的顾客总价值。那么，顾客为买到大健康产品、得到服务会耗费一定的时间、精神、体力及货币资金等，这是顾客总成本。由此可知，任何顾客在购买产品时，都愿意把货币、时间、精神和体力等降到最低限度，而同时又希望从中获得更大的实惠。选购大健康产品时，选择价值最高、成本最低，即顾客让渡价值最大的产品。所以，大健康市场补缺者为了能够吸引更多的潜在顾客，就必须向顾客提供具有更多顾客让渡价值的大健康产品，进而使消费者购买本企业的产品。

本章小结

本章针对大健康市场竞争战略进行论述，厘清了影响大健康市场竞争战略的四大因素：竞争环境状况、顾客价值、组织的竞争能力和组织的制约因素。以战略时钟理论为背景，为大健康市场竞争战略提供了 4 条可选择的路径：以价格为基础的竞争战略路径、以差异化为基础的竞争战略路径、以集中差异化为基础的竞争战略路径、以混合型为基础的竞争战略路径，并分别诠释了 4 条路径在哪些情况下适用。详细阐释了以实现市场营销目标为前提大健康市场竞争战略的 4 种类型：大健康市场领导者、大健康市场挑战者、大健康市场跟随者、大健康市场补缺者，并分别总结了 4 种类型的优缺点以便在实际工作中运用。

实训练习

一、多项选择题

1. 大健康市场竞争战略的制定会受到（　　）的影响。
   - A．竞争环境状况
   - B．顾客价值
   - C．组织的竞争能力
   - D．组织的制约因素
2. 大健康市场竞争战略的路径一般有（　　）。
   - A．以价格为基础的竞争战略路径
   - B．以差异化为基础的竞争战略路径
   - C．以集中差异化为基础的竞争战略路径
   - D．以混合型为基础的竞争战略路径
3. 大健康市场竞争战略类型有（　　）。
   - A．大健康市场领导者
   - B．大健康市场挑战者
   - C．大健康市场跟随者
   - D．大健康市场补缺者

二、案例分析

2007 年 6 月 4 日，英国第二大制药企业阿斯利康（NYSE：AZN）宣布已经完成美国生物技术公司 Medimmune（Nasdaq：MEDI）的股权收购，拿到 96%的股权，MEDI 的首席执行官等高管已经辞去现职，成功并购 MEDI 不存在任何障碍。6 月 18 日，MEDI 将成为阿斯利康的一个全资子公司。阿斯利康出资 156 亿美元现金收购 MEDI 是 2007 年内生物制药产业最大也是最有影响的并购行动，也是该公司 1999 年成立以来的最大并购。

阿斯利康一直被苍白的研发线所困扰，特别是在 2007 年 2 月与 Athrogenics（Nasdaq：AGIX）联合开发心血管药物失败以后，公司管理层更是饱受股东批评。促使阿斯利康决心从单一的化学药物向传统药和生物制药混合型发展，成功收购 MEDI 为这一战略的实施奠定了坚实基础。MEDI 为新"东家"贡献了一个单抗药物（唯一的抗病毒感染单抗药，"重磅炸弹"药品）和一个疫苗（鼻喷剂型流感疫苗），使"新"阿斯利康进入抗体药和疫苗两大市场，重新焕发了活力。有趣的是：很多投资家认为这次并购不可能顺利进行，对 MEDI

实施大量卖空投（shorts）策略，以至于该公司上周被列为生物制药行业卖空投最多的 10 个公司之一，这些投资家亏老本已不可避免。

阿斯利康实施混合战略的脚步并没有停止，就在同一天，宣布从荷兰化学集团 DSM NV 手中买下一个以加拿大蒙特利尔为基地的制药工厂——DSM 生物公司，以进一步加强生产抗体药物的能力。阿斯利康指出这个工厂到 2009 年将全负荷的开动为新集团公司生产抗体和其他生物药。阿斯利康是继雅培公司（NYSE：ABT）、施贵宝公司（NYSE:BMY）、惠氏公司（NYSE: WYE）和礼来公司（NYSE:LLY）进军生物制药行业的又一个大型制药企业。另外，辉瑞公司（NYSE：PFE）和默克公司（NYSE: MRK）也购买了小型生物技术公司以加强自身的生物药研发线。

（资料来源：百度百科，https://baike.baidu.com/item/%E6%B7%B7%E5%90%88%E5%9E%8B%E6%88%98%E7%95%A5/10792628?fr=aladdin）

阿斯利康成功实施生物药和传统药同时研制，从而迎来了企业的新天地，该公司采用了以什么为基础的竞争战略路径？该竞争战略路径一般在哪些情况下适用？

第八章

大健康市场大健康产品策略

学习目标

1. 了解大健康产品整体性的概念；了解大健康市场大健康产品的概念与常见类别；了解新大健康产品开发的过程与策略。

2. 理解大健康市场大健康产品生命周期的概念与策略；理解品牌的概念、功能与策略。

3. 能够利用大健康产品生命周期理论对大健康市场大健康产品的不同阶段进行策略上的调整；掌握大健康市场新大健康产品开发策略；掌握大健康市场大健康产品品牌策略。

案例引入

打造医疗大健康服务超市

"健康160"希望能用互联网的方式改变用户的健康服务和就医体验，"健康160"平台上入驻的各类医疗、健康服务机构已超万家。从大型公立医院到民营医院；从国外知名医院到社区诊所；从医疗服务机构到体检中心；从药品到医疗器械。打开"健康160"微信或 APP，可以发现非常丰富的大健康服务。通过平台，用户可以制订个性化体检套餐，体检后，平台还提供检后咨询服务。用户只需上传自己的体检报告，平台入驻医生会为用户详细解读体检结果，并为后续医疗行为提供精确指引。如需药品，平台合作药店还可以送药上门。除此之外，用户还可根据自己的具体情况在平台选购相关保险产品，或做口腔保健、产后康复等服务。

（资料来源：https://m.baidu.com/sf_edu_wenku/view/
57df06e8f021dd36a32d7375a417866fb94ac002）

思考题：大健康市场大健康产品的特征是什么？与实物大健康产品的区别是什么？

第一节   大健康市场大健康产品概述

一、大健康产品整体概念

大健康产品是市场营销组合中最重要的因素。狭义的大健康产品概念是指通过劳动创造的有形物品，是看得见，摸得着的东西，如健身器械、医疗用品等。但按照市场营销观念，广义的大健康产品是指人们通过购买而获得的能够满足某种需求和欲望的物品的总和，它既包括具有物质形态的大健康产品实体，又包括非物质形态的利益。大健康产品可能是物质商品或服务，或者两者的结合（图 8.1），这就是大健康产品的整体概念。

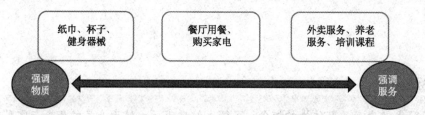

图 8.1   大健康产品中物质和服务大健康产品的混合情况

二、大健康产品整体概念的内容

市场营销学术中广泛认可的大健康产品整体概念内容为菲利普·科特勒于 1984 年在《营销管理》著作中提出的五层次大健康产品整体模型，即核心大健康产品、形式大健康产品、期望大健康产品、延伸大健康产品和潜在大健康产品，如图 8.2 所示。

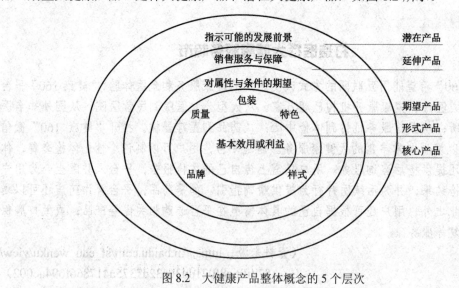

图 8.2   大健康产品整体概念的 5 个层次

（一）核心大健康产品

核心大健康产品也称为实质大健康产品，是指大健康产品提供给顾客的基本效用或利益，即消费者对大健康产品功能方面的基本需求。例如，买面包是为了充饥；买空调是为了更好地控制室内温度，达到冬暖夏凉的效果；买跑步机是为了健身。

（二）形式大健康产品

形式大健康产品主要是指大健康产品的各种物理特性，具有一定的可见性，即向市场提供实体和服务的形象，包括包装、特色、样式、品牌、质量。例如电视机，形式大健康产品不仅指其视听功能，还包括它的画质、颜色、款式等。

（三）期望大健康产品

期望大健康产品是指消费者在购买大健康产品时通常希望和默认的属性和条件，如购买洗衣机时希望其操作简单、噪声小、节电省水等。选择远程医疗项目时希望提供服务的医生具备较高的医术水平，即期望大健康产品是指消费者在满足基本功能需求后对大健康产品本身属性和条件优越性的要求。

（四）延伸大健康产品

延伸大健康产品是指顾客购买有形大健康产品时获得的全部附加服务和利益。例如，消费者购买家用电器时安装、保修、意见反馈等其他售后服务；在餐厅就餐时获得的免费零食饮品、其他个性化服务等附加利益。目前的市场竞争环境中，大健康产品呈现同质化的特点。要想突出重围，营销人员必须意识到不仅要重视核心大健康产品的开发，还应考虑如何在延伸大健康产品方面创造自己的核心竞争力，为抢占市场取得先机。

（五）潜在大健康产品

潜在大健康产品是指现有大健康产品可能发展成未来状态的一种趋势与前景。潜在大健康产品层是大健康产品的第五个层次，也就是指此种大健康产品最终可能的所有的增加和改变，是大健康企业努力寻求的满足顾客并使自己与其他竞争者区别开来的新方法。

大健康产品整体概念五层次理论其本质来源于消费者对大健康产品不同层次的需求。作为营销者，应当时刻了解当下市场环境中消费者需求的变动与未来的发展趋势，以便及时调整营销策略，更加积极地应对市场的变化。

◢ 知识拓展

"现代竞争的关键，不在于厂家能生产什么，而在于它们能为其大健康产品增加什么内容，如包装、服务、广告、用户咨询、融资信贷、及时送货、仓储及人们所重视的其他价值。每个公司应寻找有效途径，为其大健康产品提供附加价值。"

———美国著名营销专家利维特

三、大健康市场大健康产品

（一）大健康市场大健康产品的概念

大健康市场是近年来兴起的一个概念，同时包括广义的健康产业与健康活动关联的产业。大健康市场是维护健康、修复健康、促进健康的大健康产品生产、服务提供及信息传播等活动的总和，包括医疗服务、医药保健大健康产品、营养保健食品、医疗保健器械、休闲保健服务、健康咨询管理等多个与人类健康紧密相关的生产和服务领域。由此可见，大健康市场大健康产品涉及行业领域很宽，种类很多。其涵盖了农业、工业、服务业这三大产业领域。

大健康市场大健康产品可分为实物大健康产品、服务大健康产品两个导向。以实物为主导的大健康产品包括保健食品、保健茶、保健酒、养生大健康产品、药妆、医疗器械、健身器械等健康相关概念的所有实物大健康产品。以服务为主导的大健康产品包括康复治疗、健康疗养、养生旅游、健康咨询等健康服务业相关的大健康产品。

（二）大健康市场大健康产品的特征

1. 传统健康产业的延伸和拓展

随着居民生活水平的提高，其生活方式与理念也较过去有了显著的变化。越来越多的居民开始重视个人健康与养生，这也促使大健康市场逐步向多元化发展。传统医疗行业大健康产品种类范围较小，主要以医药方面为主。而大健康市场大健康产品范围包括保健品、健康消费品、服务业等多个领域。

2. 科技联系紧密

随着科技水平的不断提升，生物科技、3D 打印技术、基因工程、医疗诊断等新兴技术也在不断地优化和创新，并且在不同行业领域进行了融合。例如，在大健康市场中对于这些现代科技的应用越来越普遍。互联网医疗就是在这一大背景下催生出来的产物。互联网医疗是互联网赋能医疗行业的新型医疗业态。互联网与医疗信息查询、电子健康档案等结合，有效地解决了用户就医成本高、排队挂号难等痛点。并且互联网医疗运营平台具备大数据收集、整理、分析、交流的能力，这彻底颠覆了诊断与医疗科研的传统模式。可能将摆脱对传统医生诊断医疗的依赖，用户可通过案例数据使得自诊断成为可能。这将可能缓解医疗资源分配不均导致的矛盾。又如，大数据、云计算、人工智能等新一代信息技术驱动医疗器械向远程化、移动化、智慧化方向发展。

3. 与传统医疗行业大健康产品功能的差异

传统医疗行业中大健康产品主要消费对象为有疾病的患者，大健康产品的功能在于基本的治疗。而在大健康市场背景下，其大健康产品使用对象为普通大众，功能包括在疾病来临之前的防范。例如，健康检测与评估大健康产品、慢性病防御与治疗大健康产品、老年人颐养与延缓衰老大健康产品等。

四、实物大健康产品与服务大健康产品

（一）实物大健康产品与服务大健康产品的特点

大健康产品一般可分为两种类型：实物大健康产品和服务大健康产品。就如前文提及的，尽管两种大健康产品类型的纯粹形式都存在，但两种大健康产品类型结合的情况在市场中也很常见。

实物大健康产品即有形大健康产品，在购买过程中消费者能够通过颜色、款式、价格、包装、质量等物理特性对大健康产品进行评估，从而做出购买决定。交易后，消费者能够占有该大健康产品并能够决定在任意需要的情况下使用。

服务大健康产品的特点则与实物大健康产品有明显的差异。在服务交易中，消费者可能拥有该服务过程中卖主提供的相关大健康产品，但对服务本身却不能占有。具体特性表现为以下几方面。

（1）无形性（Intangibility）：服务大健康产品在表现形式上具有不透明、不可见性，消费者无法在购买前对其特性有直观的了解。例如，在接受一次医疗服务前，患者无法提前预知疗效与服务质量。

（2）同时性（Simultaneity）：服务大健康产品具有不可分割性，即服务大健康产品的消费与服务大健康产品的提供是同时进行的。服务的消费者直接参与到服务大健康产品生成的过程中，甚至能与提供者共同影响服务结果。例如，私人健身教练在提供服务的过程中，需要与健身者有良好的互动，以便取得良好的教学效果。

（3）异质性（Variability）：一般情况下，实物大健康产品在生产厂家由相同的原材料、制作工艺，生产线完成制造，质量方面具有高度的一致性。而服务大健康产品的质量则存在一定的差异。这取决于服务人员、服务流程及服务大健康产品的有形展示。例如，接受同一公司不同工作人员提供的健康咨询服务，服务质量可能会有所不同，这主要取决于服务人员的个人经验、专业技术水平等方面。又如，海底捞火锅的服务模式近年来被多家火锅店效仿，其原因在于它独特的、个性化的服务流程深得消费者的青睐。为顾客在候餐过程中提供免费美甲、擦鞋等服务，缓解顾客因等待而急躁的心情。

（4）不可存储性（Perishability）：服务大健康产品较实物大健康产品具有不可存储的特点。过剩的服务能力不能被存储以后再出售或使用。例如，航空客运服务，在非高峰时段闲置的服务能力不能储备至高峰段使用。

（二）实物大健康产品与服务大健康产品营销的区别

1．无形与有形的区别

由于服务大健康产品具有无形的特点，因此服务价值难以衡量。在进行营销时，应当考虑此方面，充分做好品牌形象的塑造、品牌定位等。使得消费者易于对除大健康产品可见特性外的其他方面进行评价。

2．大健康产品的可拓展性存在区别

服务大健康产品可提升、拓展空间较大。服务时间、形式的调整也具有很强的灵活性。营销人员可随时根据市场环境的变化对大健康产品策略进行调整。而实物大健康产品一旦遇到技术、消费者需求改变则显得灵活性较差，大健康产品策略转变难度大且成本较高。

3．营销难点不同

服务大健康产品的营销难点在于如何让大健康产品价值更为直观地让消费者衡量。而实物大健康产品的营销难点在于如何在大健康产品物理特性可见的情况下顺利完成大健康产品的销售，取得满意的销量。

4Ps 与 7Ps 营销理论

7Ps 服务营销理论是以经典营销理论中的 4Ps 营销理论为基础发展而来的，于 1981 年由布姆斯（Booms）和比特纳（Bitner）提出。此理论结合服务自身的特点，将大健康产品（product）、渠道（place）、促销（promotion）、价格（price）的 4P 理论进一步拓展为包含人员（people）、有形展示（physical evidence）、过程（process）的 7Ps 理论，基于此的营销策略就是 7Ps 服务营销策略。

营销理论	适用大健康产品类型
4Ps	实物大健康产品
7Ps	服务大健康产品

第二节　大健康市场大健康产品生命周期策略

一、大健康产品生命周期的概念

（一）大健康产品生命周期的定义

大健康产品生命周期（Product Life Cycle，PLC）是指大健康产品的市场寿命。大健康产品在市场上销售情况和获利能力随着时间的推移而变化。这种变化正像人和其他动物的生命一样，从诞生、成长到成熟，最终走向衰亡。这个过程在市场营销学上就称为大健康产品生命周期，它指大健康产品从进入市场到被市场淘汰而退出市场的全过程。大健康产品经过研究开发、试销，然后进入市场，其生命周期开始；大健康产品逐渐退出市场，其生命周期结束。

（二）大健康产品生命周期阶段

大健康产品生命周期，按一般商品的销售历史表现为一条 S 型曲线，分为导入期、成长期、成熟期和衰退期 4 个阶段，如图 8.3 所示。

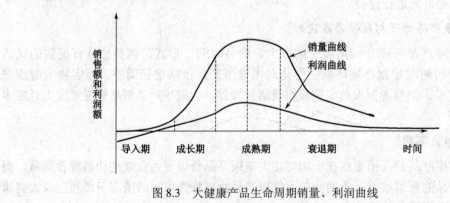

图 8.3　大健康产品生命周期销量、利润曲线

大健康产品导入期又称为大健康产品投入期，指大健康产品刚进入市场的阶段，销量增加缓慢。成长期则销量陡然增加，大健康产品逐渐受到消费者的认可。成熟期竞争最为激烈，消费者的开拓逐渐减缓，大健康企业把重心再次放在大健康产品的促销与推广方面，以尽量保持市场份额不被竞争对手侵占。衰退期为大健康产品销售、利润不断下降的时期。

为什么需要了解生命周期的各阶段呢？简单来说，因为大健康企业的市场营销组合策略不可能是一成不变的，它需要结合大健康产品所处生命周期阶段的相关特征进行营销策略的调整。所以，研究大健康产品的生命周期对于营销者来说至关重要。

二、大健康产品生命周期各阶段的特征及其营销策略

（一）大健康产品导入期

大健康产品导入期是指新大健康产品刚投入市场的时期。在此阶段，消费者对于大健康产品还不够了解，可能只有少数追求新奇的消费者购买，销量非常低。同时，由于技术和需求等原因，大健康产品不能大规模进行生产，生产成本较高。另外，由于刚进入市场，营销人员需要大力进行宣传与推广，让消费者知道此大健康产品，了解其优势及用途。因此，在大健康产品导入期大健康企业往往需要投入大量资金，暂无法从此大健康产品中获利，甚至可能亏损。

（二）大健康产品成长期

大健康产品经过导入期后，便进入到成长期。在此阶段，大健康产品由于逐渐受到消费者的肯定，其销量与利润不断增加，市场逐步扩大。并且需求增加使得大健康产品大规模生产，这也导致规模效应的产生，大健康产品生产成本逐渐降低。因此，高盈利性吸引越来越多的竞争对手进入此市场，竞争逐渐激烈。

在成长期，大健康企业为了能够尽可能长时间地维持市场增长而经常采取扩张的营销策略。例如，积极寻找进入新的市场；增加规格不同的大健康产品品项；开辟新渠道，扩大营业网点等。但不是所有大健康企业都适合以上策略，首先需要进行资源与能力的评估。需要有足够的资金与技术资源、能力，根据投资回报评估结果进行相关决策。

（三）大健康产品成熟期

经过成长期后，该大健康产品市场趋于饱和，很难再开拓新的消费者，此大健康产品进入到成熟期。在此阶段，大健康产品市场竞争达到最激烈的程度，并且利润达到顶峰。客观来看，大健康产品成熟期分为前期和后期。在销售额和利润达到顶峰后，大健康产品进入成熟后期，销量与利润逐渐下滑，促销费用再次增加。有能力的大健康企业还会在此时进行新大健康产品的研发、上市，尽可能避免旧大健康产品进入衰退期后对大健康企业盈利造成较大的影响，又或者对旧大健康产品进行改良、调整市场或营销策略，尽可能延长其生命周期或使大健康产品生命周期再次出现循环。例如，改进大健康产品功能、调整大健康产品包装设计。以此来尽量维持其市场竞争地位与市场份额不被挤压。

（四）大健康产品衰退期

在大健康产品生命周期的最后一个阶段为衰退期，大健康产品销量与利润下滑趋势较成熟后期更为明显。因为随着新大健康产品或新的替代品出现，消费者的消费习惯也发生了较大的变化。在此阶段，大健康企业需要评估大健康产品的剩余价值以决定其未来发展的路径，是坚持还是放弃。对此，大健康企业一般采取以下 3 种对策。一是对于衰落比较迅速的大健康产品，应当机立断，放弃经营。二是不再对此大健康产品进行资金投入，使其自然的在市场中淘汰，也称为"自然死亡"。三是寻找新的市场，延长其生命周期；或者在原有多个细分市场的基础上，找出最有利的市场，将人力、物力、财力集中于此，争取获得利润。

三、正确认识大健康产品生命周期

（一）大健康产品生命周期应与特定市场相联系

需要强调的一点是，大健康产品生命周期描述的是在一个特定大健康产品市场中的一个大健康产品创意的行业销量及利润。一个大健康企业可能在大健康产品生命周期的任何阶段引入或投放一个特殊的大健康产品。例如，某公司推出一个新的服务，但是此服务项目已经被其他某公司做的相当出色了。此时，可能出现的一种情况是消费者并不会觉得此公司新的服务具有更大的竞争力与吸引力，不一定会选择消费。那么该公司推出的这个服务项目有可能在未获利时就会退出市场。有时用"大健康产品——市场生命周期"的思维方式来思考会更合适。

一个特定大健康产品的销售会遵循大健康产品生命周期模式，但需注意此生命周期与特定市场也有一定的联系。例如，健康体检服务项目，在日本此项目起源较早，相关医疗器械、医生技术水平等软硬件资源均处世界领先地位。这也使得日本是世界上恶性疾病防治最先进的国家，恶性疾病术后 5 年生存率接近 70%，远远超过世界平均水平。我国健康体检产业在近年来也发展迅速，强大的需要更是催生行业的快速发展。日本医院相关健康体检服务项目在我国也开始出现，越来越多的消费者通过中介远赴日本享受该服务项目。从这个案例可知，一个有着成熟大健康产品的公司有时可以在国际市场上找到新的增长点。

（二）大健康产品生命周期的长度是不一样的

一个完整的大健康产品生命周期时长在业界、学术界并没有确切的数据。生命周期的不同阶段的时长同样无法进行统一界定。一个新大健康产品投入市场，如果不具有竞争力，那么在导入期可能将会花费更多的时间让消费者认可。但假如此大健康产品的功能独树一帜，与其他竞争大健康产品相比有更明显的优势，如性价比高、使用更便捷；或者在宣传推广方面做的非常出色，传播效率高。那么这样的大健康产品则会更快地经历导入期，进入成长阶段。

当然，大健康产品生命周期的长度除了与大健康产品自身特性有关外，还与其他市场内外部环境因素有关，如社会文化环境、科技环境等。近年来，这些因素也导致很多大健康产品生命周期在逐渐缩短，如养老服务产品、个别医疗器械等。

第三节　大健康市场新大健康产品开发策略

一、新大健康产品的概念

大健康产品只要在其整体概念中任何一部分进行变革或创新，功能或形态上得到改进或与原有大健康产品产生差异，为顾客带来新的利益、新的满足则视为新大健康产品。一个大健康企业，只有不断地进行技术的创新、新大健康产品的研发，才能永葆活力，在市场上占据有力的竞争地位，不被市场所淘汰。因为市场环境是动态的，而不是一成不变的。这包括消费者的需求、科技水平、国家政策与法律法规等因素的变化。具体来说，新大健康产品主要包括以下 4 种类型。

（一）全新大健康产品

全新大健康产品的要求就是运用新的原理、新的技术、新的结构、新的材料所制作而成的大健康产品。例如，首次推出的康养服务大健康产品、保健类大健康产品、健身器械等。该大健康产品在全世界首先开发，能开创全新的市场。可取得发明专利权，能促使生活方式的改变。但是全新大健康产品的研发需要花费大量的时间与财力、物力、人力。只有拥有足够资源与能力的大健康企业才更有可能提供此类新大健康产品。

（二）换代新大健康产品

换代新大健康产品是指在原有大健康产品的基础上，一部分采取新的技术、新的材料所制成的性能具有显著性提高的大健康产品。这类新大健康产品主要是在大健康产品性能上做出革新，因此，一般研发制作过程较短，成本比研发全新大健康产品低，并且消费者的普及和接受过程也较短。市场中大部分的新大健康产品为此类。例如，3M 公司开发了蓝牙听诊器，能够在计算机上以无线方式录制和存储心脏、肺和其他身体部位的声音。声音文件可以附在计算机记录上，或者发送给其他医生寻求帮助，以便更好地诊断和救治病人。

（三）改进新大健康产品

改进新大健康产品是指在原来基础上，通过改善它的性能、提高质量从而派生出来的新大健康产品，新大健康产品在结构、功能、品质、花色、款式及包装等方面有新的突破。改进后的新大健康产品能更多地满足消费者不断变化的需要。例如，健康咨询类产品，不仅可以采取线下方式为消费者提供服务，还可以通过 APP、公众号等线上平台与消费者进行服务。从而增加了产品的便捷与灵活性。但是如果是快销品，改进型新大健康产品很容易受到竞争对手的模仿。那么，可能会很快导致激烈的市场竞争。

（四）仿制新大健康产品

仿制新大健康产品是指大健康企业通过对已经在市场上售卖的大健康产品从形态上或性质上的模仿所产生出来的新大健康产品。例如，2014 年，小米手机推出了运动手环，其功能包括监测运动量、睡眠质量、智能闹钟震动唤醒等功能。此大健康产品一经推出，便受到广大消费者的青睐。其竞争对手看此情况也陆续研发制造此功能类型的大健康产品，所以就有了华为手环、荣耀手环、乐心手环等大健康产品。

◄ **知识拓展** **产业、行业和企业**

一个公司只有在有限的时间中可以称其大健康产品是新的。6 个月的限制是根据联邦贸易委员会（Federal Trade Commission, FTC）的反垄断法律规定的。联邦贸易委员会认为，大健康产品如果被称为新的，就必须是全新的或在"功能性的重大或重要的方面"有变化。

二、开发新大健康产品的意义

（一）有利于大健康企业提高市场竞争力

当下市场中大健康产品的同质化情况非常严重，由此导致了激烈的市场竞争。大健康企业要想能够可持续性健康发展，就必须不断创新，开发新大健康产品，提高市场竞争力。因此，大健康企业必须要重视研发投入，争取做到引领市场。

（二）有利于大健康企业满足消费者不断变化的需求

随着生活水平的提高，消费者的价值观、生活方式也发生了翻天覆地的变化。这直接导致了消费需求发生日新月异的改变。伴随着消费水平的提高，消费者对大健康产品的可见与隐形价值的要求也越来越高。方便、高效、轻巧的市场需求及健康大健康产品的市场潜力也逐渐表现出来。大健康企业必须保持对市场需求的敏锐性，能够灵活地对大健康产品进行策略上的调整，如研发新大健康产品或改进旧大健康产品，以便及时满足消费者的需求。

（三）有利于大健康企业保持产品活力

大健康产品生命周期理论要求大健康企业不断开发新大健康产品。大健康产品在市场上的销售情况及其获利能力会随着时间的推移而变化。这种变化的规律就像人和其他生物的生命历程一样，从出生、成长到成熟，最终将走向衰亡。由此得到启示，任何大健康产品不管其在投入市场时如何畅销，总有一天会退出市场，被更好的新大健康产品所取代。大健康企业如果能不断开发新大健康产品，就可以在原有大健康产品退出市场时利用新大健康产品占领市场。

三、新大健康产品开发策略

（一）抢先策略

抢先策略是指大健康企业抢在竞争对手之前，利用现有资源与能力进行新大健康产品的研发与制造并投入市场，从而使大健康企业处于领先地位。需要强调的是，大健康企业需要根据自身情况选择是否使用此策略。一般情况下，大健康企业需要具备强大的研发能力、有一定的试制与生产能力、足够的财力、人力、物力才能更有效地施行此策略。

（二）紧跟策略

紧跟策略是指大健康企业发现市场上的畅销大健康产品，然后加紧步伐对此大健康产品进行模仿制造并投放市场。采用此策略的大健康企业需要具备较强的信息收集与分析能力。除此之外，还需要具备良好的研发、生产技术基础，有较强的、高效的仿制能力。

（三）引进策略

引进策略是指大健康企业把购买的专利和技术进行消化、吸收和创新，并将其转换为自己的技术与生产力。采用此策略的路径可以为收购大健康企业、购买技术或引用专业技术人才。

四、新大健康产品开发过程

为了提高新大健康产品的开发效率，大健康企业在开发新大健康产品时需要遵循科学化的流程。具体流程如下。

（一）调查分析

新大健康产品开发的基础是深入的市场调查结果。大健康企业需要通过调查了解当下消费者被满足或未被满足的需求情况，从而分析消费者的潜在需求，确定大健康产品开发的大致方向。例如，可以从消费者在使用大健康产品时的体验感着手，找到需要解决的问题，进而挖掘消费者的潜在需求。

（二）寻求创意

所谓创意，就是开发新大健康产品的设想，也称为大健康产品的构思。一般产生于消费者、竞争者、大健康企业内部人员、中间商或科技人员。大健康企业需要明确自身的行业范围、大健康企业战略目标、大健康产品定位、目标市场、优劣势情况、资源分配情况、竞争态势等因素。从而生成更适合大健康企业当下所处情况的新大健康产品创意。

（三）甄别创意

在取得足够多的创意之后，大健康企业营销策划人员需要对其进行筛选，选出可行性较高的创意，剔除不可行或可行性较低的创意。尽可能地抓住成功性较高的机会。在筛选创意时大健康企业需要考虑以下两个方面：新大健康产品构思是否与大健康企业战略目标相适应，不冲突；大健康企业能否有足够的资源和能力支撑新大健康产品的研发与制造。

（四）概念形成

在甄别出最优创意后，新大健康产品开发有了方向。但是此时需要将抽象的概念转换为具体的大健康产品概念才能指导大健康产品的研发。所谓大健康产品概念，是指大健康企业从消费者的角度对创意所做的详尽描述，使大健康产品创意具体化，以便消费者在头脑中形成一种大健康产品形象。例如，用文字、图片或其他恰当的方式详细地描述大健康产品的构造、颜色、性能、用途等。

（五）商业分析

在商业分析阶段，大健康企业需要对新大健康产品进行经济效益分析，包括预测新大健康产品的市场销售额和生命周期、预测其可能的市场价格与投资费用，以及进行风险、投资回报情况的评估。如果符合公司的目标，则可进入大健康产品研发阶段。

（六）开发研制

开发研制阶段是将大健康产品概念转换为实质的大健康产品的过程。首先进行大健康产品设计，再进行样品试制。当原型准备好后，需要通过一系列严格的功能测试和消费者测试，也就是大健康产品鉴定环节。功能测试是在实验室和现场条件下进行的，条件非常严格。在消费者测试的过程中，可以征求其对大健康产品的意见，包括功能、包装等设计。

（七）市场试销

新大健康产品经鉴定后，可进行小批量生产，并投放到可信的消费环境中进行市场试销。此环节的目的在于了解消费者对此大健康产品的态度、购买力情况及其他意见。这将为后续大批量生产提供大健康产品改进的客观资料。除此之外，大健康企业还能通过试销情况预测未来的市场前景，以便在需要的情况下为生产计划与营销策略的调整提供依据。

（八）正式上市

新大健康产品试销成功后，可进行大批量生产、正式上市销售。

第四节　大健康市场品牌策略

一、品牌的概念

品牌是使用名称、术语、符号、设计，或者它们的结合来识别大健康产品，包括使用品牌商标和几乎所有其他的大健康产品识别特点。

（一）品牌名称

品牌名称是指在品牌中可以用语言称呼的部分，它可以是一个单词、字母，或者是一些单词和字母的组合。例如，"京东""蒙牛""Louis Vuitton""Hermès"。

（二）品牌标志

品牌标志是指在品牌中可以被认出、易于记忆但不能用言语称谓的部分，包括符号、图案或明显的色彩、字体。品牌标志同时也是一种视觉语言，营销人员通过对其颜色、图案的设计刺激消费者的感官，传输大健康产品品牌相关信息，以达到识别品牌，促进销售的作用。

（三）商标

商标是一个法律名词，包括那些在法律上被注册只由一个公司使用的单词、符号或标识，其他公司不能再使用相同或类型的商标。所以，商标对于大健康企业来说也是一项无形资产，其知名度能代表其价值高低。商标不一定需要附在大健康产品上，甚至也不用是个词，可以是一个符号，如图 8.4 所示。需要强调的是，在我国法律界定中，商标分为两种类型：一种是"注册商标"；另一种是"未注册商标"。前者享有专用权并受到法律保护；后者则不受法律保护。因此，大健康企业需要注意及时申请注册商标，以免蒙受不必要的损失。

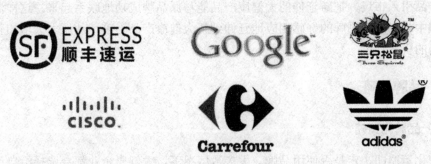

图 8.4　商标实例

二、品牌的意义与作用

（一）区别对手

品牌有助于消费者识别大健康产品来源，从而使自己与竞争对手区别开来。品牌的英文单词为"Brand"，原意为"烙印"。远古时期，人们就是通过给牲畜或其他物件加上烙印来区别个人与他人财产。现在则有了不同的意义。大健康企业给自己的品牌赋予不同的颜色、名称或图案，用以区别竞争对手的品牌。这更易于让消费者在市场中进行辨识，方便其挑选商品，提高购买效率。

（二）建立忠诚度

消费者在长时间的购物经历中可能会根据经验对某些类别的商品建立起购物习惯，逐渐形成品牌偏好。他们会习惯地购买这一品牌的大健康产品或服务。对于这些消费者来说，品牌的转换会存在一定的风险，而他们不愿意承担这一风险性。当然，一个好的品牌建设对于培养消费者的品牌忠诚度是有正面影响的，包括品牌命名、品牌图案设计、品牌宣传和管理等。

知识拓展	好的大健康品牌名称的特征

- 短而简单
- 易于拼读
- 容易识记
- 容易发音
- 无歧义

- 暗示大健康产品好处
- 无不良形象
- 具有时尚感
- 适于各种广告媒体
- 法律上可用

（三）有利于新品上市

成功的品牌可以利用其知名度与信誉度将新品上市风险性降低。新的大健康产品推出市场，难免会存在不被消费者所接受的可能性。对于消费者来说，接受并购买一个全新的大健康产品是有一定风险性的。因为对其还不够了解，未有过使用经验，很难对其质量与特性进行评估。但是一个成功的品牌可以使大健康企业在现有基础上，运用品牌延伸将新大健康产品引入市场，把新延伸的大健康产品能与原品牌成功地联系起来。这样消费者会从潜意识中将对原有品牌的好感相应地延伸到新大健康产品上来，从而大大增加新大健康产品成功的机会。

三、品牌策略

（一）品牌化策略

品牌化策略即决定是否使用品牌。大多数情况下，大健康企业都会选择给自己的大健康产品赋予品牌，确保其顺利打入市场。但是在某些情况下，大健康企业可能不会选择使用品牌这一需要花费巨大成本的策略。例如，某些大健康企业经营未经加工的绿色农副产品；或者有些大健康企业生产的大健康产品对于消费者来说不会有认品牌的习惯，如健康花卉、绿色蔬菜等。

（二）品牌归属策略

制造商决定给其大健康产品规定品牌后，下一步便是要决定品牌的归属，即决定用谁的品牌。

1．制造商品牌

制造商品牌即制造商决定使用自己的品牌。一般来说，绝大多数制造商都会选择使用自己的品牌，以便在市场中拥有自己的影响力，甚至控制市场。

2．中间商品牌

中间商品牌即制造商决定将其大健康产品卖给中间商，中间商再用自己的品牌将货物卖出去。此策略往往适合实力、规模较小的大健康企业。其市场影响力较低，很难进行市场开拓，品牌价值较低。因此，需要借助影响力较大的中间商进行大健康产品的销售，占取一定的市场份额。目前，国外的许多大型零售商不断地大力发展他们自己的品牌，如家乐福、Sainsbury's（英佰瑞）。因为拥有自己的品牌能够使得中间商更高效的、低成本的对整个销售环节进行控制与管理。同时也能降低部分商品的单价，使得自己售出的产品更具有市场竞争力。

（三）品牌名称策略

1．个别品牌名称

个别品牌名称即大健康企业决定其各种不同的大健康产品分别使用不同的品牌名称。大健康企业一般在以下两种情况下使用此策略：一是当同一大类大健康产品之间性质差异较大时。例如，农夫山泉推出了不同类别的饮品，其产品品牌因为类别不同而有所差异。茶饮品牌为"茶 π"，浓缩果汁品牌为"农夫果园"。二是当同一大类大健康产品定位差异较大时。例如，华为手机，不同系列的产品会因为其定位有所差异而使用不同的品牌名称，如华为 Mate 与华为荣耀、OPPO R17 与 OPPO Find X。当大健康产品定位有所差异，为了避免消费者对大健康产品形象产生混淆，企业需要对这些大健康产品进行形象方面的区分，包括使用不同的品牌名称。以此来达到不同大健康产品市场的共同发展，互不干扰的目的。

2．统一品牌名称

统一品牌名称即大健康企业的所有产品都统一使用一个品牌名称。例如，汤臣倍健所有旗下的产品都使用"汤臣倍健"这个品牌名称。大健康企业采用此策略的好处是减少新大健康产品的宣传与推广费用，同时也能够让消费者更容易接受。另外，长时间使用统一品牌还能够增加市场影响力与知名度。

3．分类品牌名称

分类品牌名称是指大健康企业的各类产品分别命名，一类大健康产品使用一个品牌。例如，置信公司同时推出了多个不同类型的大健康服务产品，包括养老、医养等，其品牌名称具有差异性。这是因为两种截然不同的大健康产品，需要使用不同的品牌名称，以免相互混淆。

（四）多品牌策略

多品牌策略是指大健康企业同时为一种大健康产品设计两种以上互相竞争的品牌的做法。这种策略由美国的宝洁公司（P&G）首创并成功使用。此策略的好处在于能够分摊大健康企业在多元化发展时面对的巨大风险。同时还能够给消费者增加更多的选择，满足其更多的需求。在分销的过程中占据更多的排面，进而压缩竞争对手的货架面积。但是，此策略的使用也存在缺点。过多的品牌可能会给大健康企业带来宣传促销方面资金的压力，并且也存在自身的竞争风险。所以，在运用此策略时，大健康企业需要注意各品牌市场份额的大小和变化趋势，适当地撤销不能够带来获利的品牌，以免造成巨大损失。宝洁在面对中美市场同时出现的品牌老化问题时，就以削减品牌数的策略集中资源发展有潜力的核心品牌，挽回其失去的市场份额。在砍掉超过 100 个品牌后，宝洁的品牌依然没有达到集团认为的合理状态。于是在 2017 年 8 月左右宣布，继续缩减品牌总数，在 200 个的基础上减少到 65 个左右，完成再一次的"大瘦身"。

（五）品牌重新定位策略

如果品牌在最初定位时出现了定位过高、过低、模糊不清等失误，影响大健康产品的销售，那么就需要对品牌进行重新定位。当然，无论品牌定位在最初是否适宜，在动态的市场环境中，随着时间的推移，会受到多个外部环境因素的影响，如竞争对手推出竞争性品牌、消费者需求发生了改变等。在这些情况下，品牌往往需要重新定位。

本章小结

1．大健康产品整体概念的内容

大健康产品整体概念包括核心大健康产品、形式大健康产品、期望大健康产品、延伸大健康产品及潜在大健康产品。

2．服务大健康产品的特点

服务大健康产品特点包括无形性、同时性、异质性、不可存储性。

3．大健康产品生命周期

大健康产品生命周期的 4 个阶段依次为导入期、成长期、成熟期及衰退期。

4．新大健康产品类型

新大健康产品主要包括 4 种类型，分别是全新大健康产品、换代新大健康产品、改进新大健康产品和仿制新大健康产品。

5．新大健康产品开发策略

新大健康产品开发策略主要有抢先策略、紧跟策略和引进策略。

6．新大健康产品开发过程

调查分析→寻求创意→甄别创意→概念形成→商业分析→开发研制→市场试销→正式上市

7．品牌名称策略

品牌名称策略有个别品牌、统一品牌、分类品牌名称策略。

 实训练习

一、选择题

1．下列选项中，属于核心大健康产品的是（　　　）。

    A．大健康产品包装　　　　　　　　B．大健康产品质量

    C．大健康产品功能　　　　　　　　D．大健康产品销售服务和保障

2．服务大健康产品的特点不包括（　　　）。

    A．无形性　　　　　B．易存储性　　　C．同时性　　　　D．异质性

3．大健康产品在成长期时（　　　）。

    A．可获取最多利润　　　　　　　　B．竞争最激烈

    C．销量增长最迅速　　　　　　　　D．后期销量下滑

4．大健康产品进入成熟阶段时不应该（　　　）。

    A．增加促销费用　　　　　　　　　B．减少促销费用

    C．大健康产品功能进行改进　　　　D．研发新大健康产品

5．不属于新大健康产品开发策略的是（　　　）。

    A．跟随策略　　　B．抢占策略　　　C．引进策略　　　D．重定位策略

6．品牌的意义和作用不包括（　　　）。

    A．增加竞争力　　B．区别对手　　　C．建立忠诚度　　D．利于新品上市

7. 某公司同时推出两款定位不同的手表，应该选择的品牌名称策略是（　　）。

   A．统一品牌名称　B．分类品牌名称　　C．中间商品牌名称 D．个别品牌名称

8. 多品牌策略的特点不包括（　　）。

   A．满足消费者多元化需求　　　　　B．成本较高

   C．存在竞争风险　　　　　　　　　D．品牌越多越好

二、案例分析

宝洁公司品牌策略

要问世界上哪个公司的牌子最多，恐怕非宝洁公司莫属。宝洁公司创立于 1837 年，是世界上规模最大、历史最悠久的日用消费品公司。公司全球雇员超过 10 万人，在北美、拉美、欧洲、亚洲的 80 多个国家设有工厂及分公司，所经营的包括美容美发、妇幼保健、食品与饮料、纸品、家居护理、洗涤、医药等。宝洁公司追求同类大健康产品不同品牌之间的差异，包括功能、包装、宣传等诸方面，从而形成每个品牌的鲜明个性。于是宝洁公司就利用洗衣粉的 9 个细分市场，设计了 9 种不同的品牌。宝洁公司全球品牌战略所展现出的鲜明、完美的多品牌特征。宝洁公司全球品牌最多的品类是：染发剂（hair color）、洗涤用品（laundry）、个人清洁用品（personal cleaning）、头发护理大健康产品（hair care）。也正因为具有品牌众多的优势，在过去的很长一段时间里，宝洁都是快消领域的王者，几乎占领了中国日化市场的半壁江山。

但是，宝洁公司 2015 年第四季度的财报显示，在 2015 年实际净利润 5.21 亿美元，大幅倒退了将近 80%，营业收入 177.9 亿美元，同比下降 9.2%。2016 年，面对宝洁公司在中国市场连连受挫，销售额与利润均下滑的尴尬现状，宝洁公司 CEO 大卫泰勒说道：宝洁公司一直把中国当成一个发展中国家，而实际上中国已经成为世界上消费者最挑剔的市场。为改变失败的局势，宝洁公司开始了"瘦身计划"，近几年，宝洁公司已经将旗下 100 多个产能不佳的品牌或出售，或停产，或淘汰。原本 400 多个品牌的宝洁公司截至目前只剩不到 100 个有利品牌。除此之外，宝洁公司在营销渠道上也开始减少开支。但从 2016 年财报来看，宝洁公司的"瘦身计划"并没有得到意想之中的结果，虽然运营成本得到了控制，但销售额仍没有起色。

（资料来源：https://baijiahao.baidu.com/s?id=1575071148551251&wfr=spider&for=pc）

思考题：

1. 宝洁公司起初采取的品牌策略是什么？为什么要选择此策略？
2. 为什么宝洁公司在近几年采取了大量削减品牌的策略？
3. 宝洁公司起初的品牌策略隐藏了什么风险？
4. 请从大健康产品策划的角度出发为宝洁公司提出策略性意见以改变目前被动的情况。

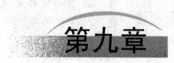

大健康产业定价策略

1. 理解价格的内涵及影响定价的因素。
2. 掌握定价的一般方法及基本战略。
3. 能够综合运用价格变动反应及价格调整。

云南白药：转身拥抱"大健康"

从 2001 年的白药创可贴，到 2004 年的白药牙膏，再到 2010 年面世的养元青洗发水，云南白药的产业转型之路走得既稳又准，不仅摆脱了医药行业的竞争，更在日化等领域内不断取得佳绩。

起初，云南白药生产出来的牙膏只在自己最熟悉的医药渠道进行小范围尝试。云南白药通过统计牙膏的销售数据发现，有 90%的产品是从超市卖出去的。作为一个跨界新兵，为消化巨额的渠道建设成本，云南白药冒险提价：把产品定价提高到 20 元以上。结果市场反应出乎所有人意料的热烈，2007 年，其在牙膏市场的销售额猛增至 6 亿元，同时市场占有率开始快速上升，2011 年，市场销售额份已达到 6.6%，而随后的 2012 年和 2013 年，更是从 7.9%跃升到 9.5%。

2011 年，云南白药正式启动了"新白药、大健康"发展战略，通过多项并购重组和资本运作，以及一系列产业结构调整，令旗下产业呈现出百花齐放的局面——在保持牙膏系列稳步增长的同时，重点培育养元青、日子等系列产品，经营范围覆盖医药制品、医疗器械、日化用品、茶业等多个领域。

2015 年，在"大健康"产业战略取得初步成果的背景下，云南白药再一次提出了新的蓝海战略：依托白药品牌，进军药妆领域，借力中药国粹，为中国药妆正名。于是，云南白药采之汲面膜应运而生。中药化妆品作为药妆品中的一个新生力量，目前正处于快速成长期。2015 年，中国药妆市场规模达到 410 亿元。预计到 2022 年，中国药妆市场规模将达到 780 亿元。

（资料来源：中国经济导报-中国发展网）

　　思考题： 该案例给人们的启示是什么？

第一节　大健康产业产品定价目标与方法

　　所有营利性组织和许多非营利性组织都必须为自己的产品或服务定价。在营销组合中，价格是营销组合中唯一能创造收益的因素；其他因素都表现为成本。价格是最容易调节的营销组合因素，同时也是企业或产品或品牌的意愿价格同市场交流的纽带。价格通常是营销产品销售的关键因素，是营销成功与否的决定性因素之一。本节将集中讨论定价问题。首先来看一下企业必须考虑的定价因素、定价目标及一般定价方法，然后再讨论在大健康行业的新产品定价、产品组合定价与价格变化的战略，以及针对购买者和形势变化所做出的价格调整。

一、价格的内涵

（一）价格的定义

　　从狭义的角度来看，价格是对一种产品或服务的标价；从广义的角度来看，价格是消费者在交换中所获得的产品或服务的价值。历史上，价格是通过买卖双方的协商来确定的。价格并不是一个数字或一种术语，它可以用许多名目出现。大致可以分为商品的价格和服务的价格两大类。商品价格是各类有形产品和无形产品的价格，货物贸易中的商品价格称为价格；服务价格是各类有偿服务的收费，服务贸易中的商品价格称为费用，如运输费或交通费、保险费、利息、学费、服务费、租金、特殊收费、贿赂、薪金、佣金、工资等。

（二）价格的构成

　　商品价格的形成要素及其组合，也称为价格组成。它反映商品在生产和流通过程中物质耗费的补偿，以及新创造价值的分配，一般包括生产成本、流通费用、税金和利润 4 个部分。

价格 = 生产成本+流通费用+税金+利润

　　生产成本和流通费用构成商品生产和销售中所耗费用的总和，即成本。这是商品价格的最低界限，是商品生产经营活动得以正常进行的必要条件。生产成本是商品价格的主要组成部分。构成商品价格的生产成本，不是个别企业的成本，而是行业（部门）的平均成本，即社会成本。流通费用包括生产单位支出的销售费用和商业部门支出的商业费用。商品价格中的流通费用是以商品在正常经营条件下的平均费用为标准计算的。

　　税金和利润是构成商品价格中盈利的两个部分。税金是国家通过税法，按照一定标准，强制地向商品的生产经营者征收的预算缴款。按照税金是否计入商品价格，可以分为价内税和价外税。利润是商品价格减去生产成本、流通费用和税金后的余额。按照商品生产经营的流通环节，可以分为生产利润和商业利润。不同类型的价格，其构成的要素及其组合状态也不完全相同。例如，高电位治疗仪出厂价格由产品的生产成本加利润、税金构成；高电位治疗仪零售价格由高电位治疗仪批发价格加零售企业的流通费用、利润、销售税金构成。这两种价格的各个要素所占的比重也略有不同，如高电位治疗仪出厂价格中利润所占的比重一般要高于高电位治疗仪零售价格中的利润比重。

二、企业制定价格需考虑的因素

价格策略是企业营销组合的重要因素之一，它直接决定着企业市场份额的大小和盈利率的高低。企业的定价决策受企业内部因素的影响，也受外部环境因素的影响。随着营销环境的日益复杂，制定价格策略的难度越来越大，不仅要考虑成本补偿问题，还要考虑消费者接受能力和竞争状况。

（一）影响定价决策的内部因素

1. 营销目标

产品的定价要遵循市场规律，讲究定价策略，而定价策略又是以企业的营销目标为方向的，不同的目标决定了不同的策略、不同的定价方法和技巧。同时，价格策略作为企业实现经营目标的手段，直接影响企业的经营成效，具体表现在不同的价格水平会对企业的利润、销售额和市场占有率产生不同的影响，因此，企业在实施定价策略时，要结合企业内部情况、目标市场的经济、人文情况及竞争对手情况，根据对企业的生存和发展影响最大的战略因素来选择定价目标。

2. 营销组合战略

由于价格是市场营销组合因素之一，产品定价时要注意价格策略与产品的整体设计、分销和促销策略相匹配，形成一个协调的营销组合。如果产品是根据非价格图表来定位的，那么有关质量、促销和销售的决策就会极大地影响价格；如果价格是一个重要的定位因素，那么价格就会极大地影响其他营销组合因素的决策。因此，营销人员在定价时必须考虑到整个营销组合，不能脱离其他营销组合而单独决定。

3. 成本

产品从原材料到成品要经过一系列复杂的过程，在这个过程中必定要耗费一定的资金和劳动，这种在产品的生产经营中所产生的实际耗费的货币表现就是成本，它是产品价值的基础，也是制定产品价格的最低经济界限，是维持简单再生产和经营活动的基本前提。产品的价格必须能够补偿产品生产、分销和促销的所有支出，并能补偿企业为产品承担风险所付出的代价。低成本的企业能设定较低的价格，从而取得较高的销售量和利润额。因此，企业想扩大销售或增加利润，就必须降低成本，从而降低价格，提高产品在市场上的竞争力。如果企业生产和销售产品的成本大于竞争对手，那么企业将不得不设定较高的价格或减少利润，从而使自己处于竞争劣势。

4．组织考虑

每个企业规模大小、财务状况、经销指标及企业价值取向不同，对于追求利润型企业，高价格是企业选择定价方向；而对于追求市场份额的企业来讲，中、低价格定位是企业定价方向。同时，根据企业自身状况需考虑综合因素（品牌、市场地位、推广费用、渠道建设情况、产品的包装、产品规格）来制定价格。

（二）影响定价决策的外部因素

1．市场和需求的性质

与成本决定价格的下限相反，市场和需求决定价格的上限。在设定价格之前，营销人员必须理解产品价格与产品需求之间的关系。

在市场经济条件下，市场结构不同，即企业及其产品在市场上的竞争状况不同，企业的定价策略也不同。企业价格决策面临的竞争主要来自同行业生产者、经营者之间的竞争，尤其是市场处于买方市场的势态下，卖方间的竞争十分激烈，企业价格决策者必须熟悉本企业产品在市场竞争中所处的地位，分析市场中竞争对手的数量，它们的生产、供应能力及市场行为，从而做出相应的价格策略。不同的市场结构采用的定价策略是不同的。根据市场竞争程度的具体因素，可以把市场结构划分为完全竞争市场、垄断竞争市场、完全垄断市场和寡头垄断市场4种类型。

同时市场供求状况也是企业价格决策的主要依据之一。企业对产品的定价，一方面必须补偿经营所耗费的成本费用并保证一定的利润；另一方面也必须适应市场对该产品的供求变化，能够为消费者所接受。例如，企业的产品由哪一个人群使用，是儿童、老人、男士、女性，还是用于家庭消费、团体消费，还是豪华型消费、普通消费。一般来讲，用于儿童、女性、团体消费或豪华型消费的产品价格都相应较高，企业多采用高价位，反之亦然；否则，企业的价格决策会陷入一厢情愿的境地。企业需考虑整体消费水平、消费习性、市场规模和容量，以及市场发展趋势几个因素来对产品进行综合评价制定价格。

2．竞争对手

竞争价格因素对定价的影响主要表现为竞争价格对产品价格水平的约束。同类产品的竞争直接表现为价格竞争。如果企业采取高价格、高利润的战略，就会引来竞争；而低价格、低利润的战略可以阻止竞争对手进入市场或把他们赶出市场。如果企业试图通过适当的价格和及时的价格调整来争取更多顾客，这就意味着其他同类企业将失去部分市场，或者维持原有市场份额要付出更多的营销努力，因而在竞争激烈的市场上，企业都会认真分析竞争对手的价格策略，密切关注其价格动向并及时做出反应。

3．其他外部因素

在设定价格时，企业还必须考虑外部环境中的其他因素。经济条件对企业的定价策略有很大影响，如经济增长和衰退、通货膨胀和利率等因素会影响产品的生产成本及消费者对产品和价值的看法。企业制定价格时应该能够给销售商带去可观的利润，鼓励他们对产品的支持，以及帮助他们有效地销售产品。营销人员需要了解影响价格的政府法律法规，并确保自己的定价决策具有可辩护性。同时企业在制定价格时，企业的短期销售、市场份额和目标利润将必须服从于整个社会的需要。

三、大健康产业定价的目标

企业定价目标是指企业对其产品定价时预先确定所要达到的目的和标准，是企业营销目标在价格决策上的反映，一般可分为利润目标、销售额目标、市场占有率目标和稳定价格目标。企业定价时，应根据营销总目标、面临的市场环境、产品特点等多种因素来选择定价目标。定价目标是以满足市场需要和实现企业盈利为基础的，它是实现企业经营总目标的保证和手段，同时，又是企业定价策略和定价方法的依据。

（一）生存导向定价目标

生存导向定价目标又称为维持生存的目标，是特定时期过渡性目标。当企业经营不善或由于市场竞争激烈、顾客需求偏好突然变化时，会造成产品销路不畅，大量积压，资金周转不灵，甚至面临破产危险时，企业应以维持生存作为主要目标。短期而言，只要售价高过产品变动成本，足以弥补部分固定成本支出，则可继续经营。企业长期目标还是要获得发展。

（二）利润导向定价目标

利润目标是企业定价目标的重要组成部分，获取利润是企业生存和发展的必要条件，是企业经营的直接动力和最终目的。因此，利润导向定价目标为大多数企业所采用。

1．以利润最大化为定价目标

以最大利润为定价目标是指企业在一定时期内综合考虑各种因素后，以总收入减去总成本的最大差额为基点，确定单位产品的价格，以获得最大利润总额。最大利润有长期和短期之分，还有单一产品最大利润和企业全部产品综合最大利润之分。一般而言，企业追求的应该是长期的、全部产品的综合最大利润，企业就可以取得较大的市场竞争优势，占领和扩大更多的市场份额。对于一些中小型、产品生命周期较短、产品在市场上供不应求的企业来说，也可以谋求短期最大利润。价格太高会导致销售量下降，利润总额可能因此而减少。高额利润是可以通过采用低价策略，待占领市场后再逐步提价来获得的；同时企业也可以通过对部分产品定低价、甚至亏本销售，以招徕顾客，带动其他产品的销售，进而谋取最大的整体效益。因而高价策略而达到的利润最大化只能是一种短期行为，最大利润应以公司长期最大利润和全部产品的总利润为目标。

2．以投资收益为定价目标

投资收益定价目标是指使企业实现在一定时期内能够收回投资并能获取预期的投资报酬的一种定价目标。投资收益率又称为投资报酬率，是衡量企业经营实力和经营成果的重要标志，它等于净利润与总投资之比，一般以一年为计算期，其值越高，企业的经营状况就越好。采用这种定价目标的企业，一般是根据投资额规定的收益率，计算出单位产品的利润额，加上产品成本作为销售价格。但必须注意以下两个问题。一是要确定适度的投资收益率。一般来说，投资收益率应高于同期的银行存款利息率。但不可过高；否则消费者难以接受。二是企业生产经营的必须是畅销产品。与竞争对手相比，产品具有明显的优势。

3. 以合理利润为定价目标

合理利润定价目标是指企业为避免不必要的价格竞争，在补偿正常情况下的社会平均成本的基础上，适当地加上一定量的利润作为产品价格，以适中、稳定的价格获得长期利润的一种定价目标。采用这种定价目标包括各种原因：以适度利润为目标使产品价格不会显得太高，从而可以阻止激烈的市场竞争；某些企业为了协调投资者和消费者的关系，树立良好的企业形象，不仅使企业可以避免不必要的竞争，还能获得长期利润，而且由于价格适中，消费者愿意接受，又符合政府的价格指导方针，因此这是一种兼顾企业利益和社会利益的定价目标。但实际运用时常常会受到各种限制，必须充分考虑产销量、投资成本、竞争格局和市场接受程度等因素。临时性的企业一般不宜采用这种定价目标。

（三）销售导向定价目标

销售导向定价目标又称为市场占有率目标，是在保证一定利润水平的前提下，谋求某种水平的销售量或市场占有率而确定的目标。以销售额为定价目标具有获取长期较好利润的可能性。

采用销售额为目标时，确保企业的利润水平尤为重要，销售额和利润必须同时考虑。因为某种产品在一定时期、一定市场状况下的销售额由该产品的销售量和价格共同决定，销售额的增加，不一定带来利润的增加。有些企业的销售额上升到一定程度，利润就很难上升，甚至销售额越大，亏损越多。因此，对于需求的价格弹性较大的商品，降低价格而导致的损失可以由销量的增加而得到补偿，因此企业宜采用薄利多销策略，保证在总利润不低于企业最低利润的条件下，尽量降低价格，促进销售，扩大盈利；反之，若商品的需求价格弹性较小时，降价会导致收入减少，而提价则使销售额增加，企业应采用高价、厚利、限销的策略。

（四）竞争导向定价目标

在产品的营销竞争中，价格竞争是最有效、最敏感的手段。企业在设定价格前，一般要广泛搜集信息，把自己产品的质量、特点和成本与竞争者的产品进行比较，然后制定本企业的产品价格。根据企业的不同条件，一般有以下决策目标可供选择。

1. 稳定价格目标

稳定价格目标是指以保持价格相对稳定，避免正面价格竞争为目标的定价。稳定的价格通常是大多数企业获得一定目标收益的必要条件。其实质是通过本企业产品的定价来左右整个市场价格，可以使市场价格在一个较长的时期内相对稳定，减少企业之间因价格竞争而发生的损失。为达到稳定价格的目的，通常情况下是由那些拥有较高的市场占有率、经营实力较强或具有竞争力和影响力的领导者企业采用的定价目标，其他企业的价格则与之保持一定的距离或比例关系。这样，对大企业是稳妥的价格保护政策，中、小企业也以此避免因价格竞争带来的风险。在钢铁、采矿业、石油化工等行业内，稳定价格目标得到最广泛的应用。

2. 追随定价目标

企业有意识地通过给产品定价主动应付和避免市场竞争。企业价格的制定，主要以对市场价格有影响的竞争者的价格为依据，根据具体产品的情况稍高或稍低于竞争者。竞争者的价格不变，实行此目标的企业也维持原价，竞争者的价格变动，此类企业也相应地参照调整价格。一般情况下，中、小企业的产品价格定得略低于行业中占主导地位的企业的价格。

3. 挑战定价目标

如果企业具备强大的实力和特殊优越的条件，可以主动出击，挑战竞争对手，获取更大的市场份额。一般常用的策略目标包括以下几个。①打击定价。实力较强的企业主动挑战竞争对手，扩大市场占有率，可采用低于竞争者的价格出售产品。②特色定价。实力雄厚并拥有特殊技术或产品品质优良或能为消费者提供更多服务的企业，可采用高于竞争者的价格出售产品。③阻截定价。为了防止其他竞争者加入同类产品的竞争行列，在一定条件下，往往采用低价入市，迫使弱小企业无利可图而退出市场或阻止竞争对手进入市场。

第二节　大健康产业产品定价策略

定价方法是企业在特定的定价目标指导下，依据对成本、需求及竞争等状况的研究，运用价格决策理论，对产品价格进行计算的具体方法。定价方法主要包括以成本为基础的方法、以购买者为基础的方法和以竞争为基础的方法 3 种类型。

一、基于成本的定价策划

基于成本的定价法是以产品成本为基础，加上目标利润来确定产品价格的成本导向定价法，是企业最常用、最基本的定价方法。它主要有总成本加成定价法、目标收益定价法、边际成本定价法、盈亏平衡定价法等几种具体的定价方法。

（一）总成本加成定价法

总成本加成定价法是指按照单位成本加上一定百分比的加成来制定产品的销售价格，即把所有为生产某种产品而发生的耗费均计入成本的范围，计算单位产品的变动成本，合理分摊相应的固定成本，再按一定的目标利润率来决定价格。其计算公式为

$$单位产品价格 = 单位产品总成本 \times （1+目标利润率）$$

【例 9-1】某皮具厂生产 1000 个皮箱，固定成本为 3000 元，每个皮箱的变动成本为 45 元，企业确定的成本利润率为 30%，用成本加成定价法进行定价。

解：
$$p = (TC/Q) \times (1+R)$$
$$= (FC/Q + VC) \times (1+R)$$
$$= (3000 \div 1000 + 45) \times (1+30\%)$$
$$= 62.4 （元）$$

采用成本加成定价法，关键问题是确定合理的成本利润率。而成本利润率的确定，必须考虑市场环境、行业特点等多种因素。这种方法的优点是：简化了定价工作，便于经济核算；价格竞争会减到最少；在成本加成的基础上制定出来的价格对买卖双方来说都

比较公平。

（二）目标收益定价法

目标收益定价法又称为投资收益率定价法，是根据企业的总成本或投资总额、预期销量和投资回收期等因素来确定价格。企业试图确定它能带来正在追求的目标投资收益。它是根据估计的总销售收入（销售额）和估计的产量（销售量）来制定价格的一种方法。其公式为

$$单位产品价格=（总成本+目标收益额）÷预期销量 \tag{9-1}$$

$$目标利润价格=单位成本+（目标利润率×投资成本）÷销售量 \tag{9-2}$$

其中，目标利润率或目标收益率=1÷投资回收期。

【例 9-2】某企业预计其产品的销量为 10 万件，总成本为 740 万元，决定完成目标利润为 160 万元，求单位产品的价格是多少？

解：$P=（TC+TR）/Q$
$=（740+160）÷10$
$=90（元）$

与成本加成定价法相类似，目标收益定价法也是一种生产者导向的产物。其缺陷表现为：很少考虑到市场竞争和需求的实际情况，只是从保证生产者的利益出发制定价格。另外，先确定产品销量，再计算产品价格的做法完全颠倒了价格与销量的因果关系，把销量看成是价格的决定因素，在实际上很难行得通。尤其是对于那些需求的、价格弹性较大的产品，用这种方法制定出来的价格，无法保证销量的必然实现。

（三）边际成本定价法

边际成本是指每增加或减少单位产品所引起的总成本的变化量。边际成本定价法又称边际贡献法，其基本思想是只考虑变动成本，不考虑固定成本，以预期的边际贡献补偿固定成本并获得盈利。采用边际成本定价法时是以单位产品变动成本作为定价依据和可接受价格的最低界限。在价格高于变动成本的情况下，企业出售产品的收入除完全补偿变动成本外，尚可用来补偿一部分固定成本，甚至可能提供利润。其公式为

$$单位产品价格 = 单位产品变动成本 + 单位产品边际贡献$$

其中，单位产品边际贡献是指企业增加一个单位的销售，所获得的收入减去边际成本的数值。边际贡献=销售收入-变动成本，若边际贡献大于固定成本，企业就有盈利；若边际贡献小于固定成本，企业就会亏本；若边际贡献等于固定成本，企业盈亏平衡。只要边际贡献≥0，企业就可以考虑生产。这种定价方法适合于企业存在生产能力过剩、市场供过于求的情况。

（四）盈亏平衡定价法

盈亏平衡定价法为又称为收支平衡法，是利用收支平衡点来确定产品的价格，即在销量达到一定水平时，企业应如何定价才不会发生亏损；反之，已知价格在某一水平上，应销售多少产品才能保本。其公式为

$$盈亏平衡点价格 = 固定总成本÷销量+单位变动成本$$

$$P=FC/Q+VC$$

【例9-3】某产品生产的固定成本为150000元，单位变动成本为15元，若销量为3000件，则价格应定多少企业才不会亏损？若销售价格为40元，则企业必须销售多少，才能保本？

解：P=FC/Q+VC

   =150000÷3000+15

   =65（元）

Q=FC/(P-VC)

   =150000÷（40-15）

   =6000（件）

实际上，这种定价法的实质就是确定总收入等于总支出时的价格，以盈亏平衡点确定价格只能使企业的生产耗费得以补偿，而不能得到收益。若实际价格超过收支平衡价格，企业就可盈利。科学地预测销量和已知固定成本、变动成本是盈亏平衡定价的前提。有时，为了开展价格竞争或应付供过于求的市场格局，企业采用这种定价方式以取得市场竞争的主动权。

从本质上说，成本导向定价法是一种卖方定价导向。它忽视了市场需求、竞争和价格水平的变化，有时与定价目标相脱节。此外，运用这一方法制定的价格均是建立在对销量主观预测的基础上，从而降低了价格制定的科学性。因此，在采用成本导向定价法时，还需要充分考虑需求和竞争状况，来确定最终的市场价格水平。

二、基于需求的定价策划

市场营销观念要求企业的一切生产经营必须以消费者需求为中心，并在产品、价格、分销和促销等方面予以充分体现。

基于需求定价方法是根据市场需求状况和消费者对产品的感觉差异来确定价格的方法，又称为"市场导向定价法"。需求导向定价法主要包括认知价值定价法、需求差别定价法和逆向定价法。

（一）认知价值定价法

认知价值定价法是根据顾客对产品价值的认知程度，即产品在顾客心目中的价值观念为定价依据，运用各种营销策略和手段，影响顾客对产品价值认知的定价方法。作为定价的关键，不是卖方的成本，而是购买者对价值的认知。企业如果过高地估计认知价值，便会定出偏高的价格；相反，则会定出偏低的价格。

（二）需求差别定价法

所谓需求差别定价法，是指产品价格的确定以需求为依据，首先强调适应消费者需求的不同特性，而将成本补偿只放在次要的地位。这种定价方法，对同一商品在同一市场上制定两个或两个以上的价格，或者使不同商品价格之间的差额大于其成本之间的差额。其好处是可以使企业定价最大限度地符合市场需求，促进商品销售，有利于企业获取最佳的经济效益。根据需求特性的不同，需求差异定价法通常有以下几种形式：以用户为基础的差别定价、以地点为基础的差别定价、以时间为基础的差别定价、以产品为基础的差别定价、以流转环节为基础的差别定价。

企业采取差别定价必须具备以下条件。

（1）市场必须是可以细分的，而且各个细分市场必须表现出不同的需求程度。

（2）以较低价格购买某种产品的顾客没有可能以较高价格把这种产品倒卖给别人。

（3）竞争者没有可能在企业以较高销售产品的市场上以低价竞销。

（4）细分市场和控制市场的成本费用不得超过因实行价格歧视而得到的额外收入，这就是说，不能得不偿失。

（5）价格歧视不会引起顾客反感而放弃购买，影响销售。

（6）采取的价格歧视形成不能违法。

（三）逆向定价法

逆向定价法也称为零售价格定价法，是依据消费者能够接受的最终销售价格，逆向推算出中间商的批发价和生产企业的出厂价格。这种定价方法主要不是考虑产品成本，而重点考虑需求状况。逆向定价法的特点是：价格能反映市场需求情况，有利于加强与中间商的良好关系，保证中间商的正常利润，使产品迅速向市场渗透，并可根据市场供求情况及时调整，定价比较灵活。其公式为

$$批发价格=市场可销价格×（1-批零差率）$$
$$出厂价格=批发价格×（1-销进差率）$$
$$=市场可销价格×（1-销进差率）×（1-批零差率）$$

三、基于竞争的定价策划

对于一些市场竞争十分激烈的产品，许多企业制定价格时，往往不是根据成本和需求，而是以竞争者的价格水平为基础进行定价。

竞争导向定价法是指通过研究竞争对手同类产品的商品价格、生产条件、服务状况等，结合企业自身的发展需求，以竞争对手的价格为基础进行产品定价的一种方法。其特点是价格与成本和市场需求不发生直接关系。当然，为实现企业的定价目标和总体经营战略目标，谋求企业的生存或发展，企业可以在其他营销手段的配合下，将价格定得高于或低于竞争者的价格，并不一定要求和竞争对手的产品价格完全保持一致。竞争导向定价主要包括随行就市定价法、主动竞争定价法、竞争投标定价法和拍卖定价法。

（一）随行就市定价法

随行就市定价法又称为流行水准定价法，是指在一个竞争比较激烈的行业或部门中，某个企业根据市场竞争格局，跟随行业或部门中主要竞争者的价格，或者各企业的平均价格，或者市场上一般采用的价格，来确定自己产品价格的方法，即企业按照行业的平均现行价格水平来定价。采用随行就市定价法，企业就不必去全面了解消费者对不同价差的反

应，也不会引起价格波动，从而为营销、定价人员节约了很多时间。

在以下情况下往往采取随行就市定价法。

（1）难以估算成本。

（2）主要适合同质产品市场，其目的是为了与同行企业和平共处，避免发生激烈的竞争。

（3）如果另行定价，则很难了解购买者和竞争者对本企业的价格的反应。

（4）在完全竞争与寡头竞争的条件下，这种定价方法经常使用。

注意：这种定价法以竞争对手的价格为依据，并不否认本企业商品的成本、质量等因素对价格形成的直接作用。

（二）主动竞争定价法

主动竞争定价法又称为价格领袖定价法或寡头定价法，是指在某个行业或部门中，由一个或少数几个大企业首先定价，其余企业参考定价或追随定价的方法。这一个或少数几个大企业就是价格领袖。他们的价格变动往往会引起其他企业的价格随之变动。

其实，这种定价法与前一种定价法有相同之处。不追随竞争者的价格，而是根据本企业产品的实际情况给予竞争对手产品的差异来确定产品的价格。

（三）竞争投标定价法

竞争投标定价法又称为密封投标定价法，是指一个企业根据招标方的条件，主要考虑竞争情况来确定标的价格的一种方法。在国内外，许多大宗商品、原材料、成套设备和建筑工程项目的买卖和承包，以及征招经营协作单位、出租出售小型企业等，往往采用发包人招标、承包人投标的方式来选择承包者，确定最终承包价格。

一般来说，招标方只有一个，处于相对垄断地位，而投标方有多个，处于相互竞争地位。一个企业能否中标，在很大程度上取决于该企业与竞争者投标报价水平的比较。标的物的价格由参与投标的各个企业在相互独立的条件下确定，在买方招标的所有投标者中，报价最低的投标者通常中标，它的报价就是承包价格，这种竞争性的定价方法就是密封投标定价法。

（四）拍卖定价法

拍卖定价法由卖方预先发表公告，展示拍卖物品，买方预先看货，在规定时间公开拍卖，由买方公开叫价，不再有人竞争的最高价格即为成交价格，卖方按此价格拍板成交。拍卖式定价越来越被广泛地使用，其作用之一是处置积压商品或旧货。它主要的拍卖形式有以下3种。

（1）英国式拍卖。一个卖方和多个买方，是一种加价拍卖方式。卖方出示一个商品，买方不断加价竞标，直到达到最高价格。英国式拍卖经常被用来出售古董、家畜、不动产和旧设备、车辆。

（2）荷兰式拍卖。一个卖方多个买方，或者一个买方多个卖方，是一种降价拍卖方式。在一个卖方多个买方情况下，拍卖人宣布一个最高的价格然后逐渐降低价格直至出价人接受为止；在一个买方多个卖方情况下，买方宣布他想买的商品，多个卖方不断压低价格以寻求最后中标。每个卖方都能看到当前最低价格，从而决定是否继续降价。

（3）封闭式投标拍卖。供应商只能提供一份报价，并且不知道其他人的报价如何。供应商不会低于自己的成本报价，但是考虑到可能失去订单也不会报得太高。政府部门经常利用这种方法采购。

第三节　大健康行业定价策略

在确定企业定价目标、定价方法，得出产品的基本价格之后，还要根据市场环境、产品特点等采用不同的定价策略。企业定价策略是指企业为实现定价目标，根据市场中影响产品价格的不同因素，在制定价格时灵活采取的各种定价手段和定价技巧。主要有 3 种定价策略：新产品定价策略、产品组合定价策略和价格调整策略。

一、新产品定价策略

新产品定价关系到新产品能否顺利进入市场，企业能否站稳脚跟，能否取得较大的经济效益。常见的新产品定价策略主要有 3 种，即撇脂定价策略、渗透定价策略和满意定价策略。

（一）撇脂定价策略

撇脂定价策略又称为取脂定价策略，是指新产品上市之初，将其价格定得较高，以便在短期内获取厚利，迅速收回投资，减少经营风险，待竞争者进入市场，再按正常价格水平定价。这一定价策略有如从鲜奶中撇取其中所含的奶油一样，取其精华，所以称为撇脂定价策略。

（1）一般而言，对于全新产品、受专利保护的产品、需求的价格弹性小的产品、流行产品、未来市场形势难以测定的产品等，可以采用取脂定价策略，其优点如下。

① 新产品上市之初，顾客对其尚无理性认识，此时的购买动机多属于求新求奇，利用较高价格可以提高产品身份，适应顾客求新心理，创造高价、优质、名牌的印象，有助于开拓市场。

② 主动性大，先制定较高的价格，在其新产品进入成熟期后可以拥有较大的调价余地，不仅可以通过逐步降价保持企业的竞争力，而且还可以从现有的目标市场上吸引潜在需求者，甚至可以争取到低收入阶层和对价格比较敏感的顾客。

③ 在新产品开发之初，由于资金、技术、资源、人力等条件的限制，企业很难以现有的规模满足所有的需求，利用高价可以限制需求的过快增长，缓解产品供不应求的状况，并且可以利用高价获取的高额利润进行投资，逐步扩大生产规模，使之与需求状况相适应。

④ 在短期内可以收回大量资金，用作新的投资。

（2）撇脂定价策略也存在着以下一些缺点。

① 高价产品的需求规模毕竟有限，过高的价格不利于市场开拓、增加销量。

② 不利于占领和稳定市场，容易导致新产品开发失败。

③ 高价高利容易引来大量的竞争者，仿制品、替代品迅速出现，从而迫使价格急剧下

降。此时，若无其他有效策略相配合，则企业苦心营造的高价优质形象可能会受到损害，失去一部分消费者。

④ 价格远远高于价值，在某种程度上损害了消费者利益，容易招致公众的反对和消费者抵制，甚至会被当作暴利来加以取缔，诱发公共关系问题。

（二）渗透定价策略

渗透定价策略是与取脂定价相反的一种定价策略，即企业在新产品上市之初将其价格定得较低，吸引大量的购买者，借以打开产品销路，扩大市场占有率，谋求较长时期的市场领先地位。

当新产品没有显著特色，竞争激烈，需求弹性较大时宜采用渗透定价法。

（1）优点：①低价可以使产品迅速为市场所接受，并借助大批量销售来降低成本，获得长期稳定的市场地位；②微利可以阻止竞争对手的进入，减缓竞争，获得一定市场优势。

（2）缺点：投资回收期较长，见效慢，风险大。

利用渗透定价的前提条件有新产品的需求价格弹性较大、新产品存在着规模经济效益。对于企业来说，采取撇脂定价还是渗透定价，需要综合考虑市场需求、竞争、供给、市场潜力、价格弹性、产品特性，企业发展战略等因素。

（三）满意定价策略

满意定价策略又称为适中定价策略，是一种介于撇脂定价与渗透定价之间的定价策略，以获取社会平均利润为目标。它既不是利用价格来获取高额利润，也不是让价格制约占领市场，而是尽量降低价格在营销手段中的地位，重视其他在产品市场中更有效的营销手段，是一种较为公平、正常的定价策略。当不存在适合于采用取脂定价或渗透定价的环境时，企业一般采取满意定价。

（1）优点：①产品能较快为市场接受且不会引起竞争对手的对抗；②可以适当延长产品的生命周期；③有利于企业树立信誉，稳步调价并使顾客满意。

（2）缺点：虽然与撇脂定价或渗透定价相比，满意定价策略缺乏主动进攻性，但并不是说正确执行它就非常容易。满意定价没有必要将价格定的与竞争者一样，或者接近平均水平。与撇脂价格和渗透价格类似，满意价格也是参考产品的经济价值决定的。当大多数潜在的购买者认为产品的价值与价格相当时，纵使价格很高也属于适中价格。

二、产品组合定价策略

当产品只是某产品组合的一部分时，企业必须对定价方法进行调整。这时，企业要研究出一系列价格，使整个产品组合的利润实现最大化。因为各种产品之间存在需求和成本的相互联系，而且会带来不同程度的竞争，所以定价十分困难。

产品组合定价是指企业为了实现整个产品组合（或整体）利润最大化，在充分考虑不同产品之间的关系，以及个别产品定价高低对企业总利润的影响等因素基础上，系统地调整产品组合中相关产品的价格。主要的策略有产品线定价、任选品定价、连带品定价、分级定价、副产品定价、产品捆绑定价。

（一）产品线定价

产品线定价又称为产品大类定价，是指企业为追求整体收益的最大化，为同一产品线中不同的产品确立不同的角色，制定高低不等的价格。若产品线中的两个前后连接的产品之间价格差额小，顾客就会购买先进的产品，此时若两个产品的成本差额小于价格差额，企业的利润就会增加，若价格差额大，顾客就会更多地购买较差的产品，如某品牌保健品有 300 元、800 元、1500 元 3 种价格。产品线定价策略的关键在于合理确定价格差距。

（二）任选品定价

任选品是指那些与主要产品密切相关的可任意选择的产品。例如，饭菜是主要产品，酒水为任选品。不同的饭店定价策略不同，有的可能把酒水的价格定得高，把饭菜的价格定得低；有的把饭菜的价格定得高，把酒水的价格定得低。

（三）连带品定价

连带品又称为互补品，是指必须与主要产品一同使用的产品。例如，胶卷是相机的连带品，磁带与录音机、隐形眼镜与消毒液、饮水机与桶装水等。许多企业往往是将主要产品（价值量高的产品）定价较低，连带品定价较高，这样有利于整体销量的增加，增加企业利润。

（四）分级定价

分级定价又称为分部定价或两段定价法。服务性企业经常收取一笔固定的费用，再加上可变的使用费。例如，体检费用套餐价格，如果超过了规定项目，则需支付其他费用。

（五）副产品定价

在生产加工肉类、石油产品和其他化工产品的过程中，经常有副产品。如果副产品过低，处理费用昂贵，就会影响到主产品的定价。制造商确定的价格必须能够弥补副产品的处理费用。如果副产品对某一顾客群有价值，就应按其价值定价。副产品如果能带来收入，将有助于公司在迫于竞争压力时制定较低的价格。

（六）产品捆绑定价

产品捆绑定价又称为组合产品定价。企业经常将一些产品组合在一起定价销售。完全捆绑是指公司仅把它的产品捆绑在一起。在一个组合捆绑中，卖方经常比单件出售要少收很多钱，以此来推动顾客购买。例如，对于成套设备、服务性产品等，为鼓励顾客成套购买，以扩大企业销售，加快资金周转，可以使成套购买的价格低于单独购买其中每一产品的费用总和。

第四节　大健康产业产品调价技巧

一、价格调整策略

企业通常还需要针对顾客差异及形势变化调整它们的基础价格。下面介绍 5 种价格调整战略：折扣与折让定价、差别定价、心理定价、促销定价和地理定价。

（一）折扣定价

大多数企业为了鼓励顾客及早付清货款或大量购买，或者为了增加淡季销售量，还常常需酌情给顾客一定的优惠，这种价格的调整称为价格折扣和折让。折扣定价是指对基本价格做出一定的让步，直接或间接降低价格，以争取顾客，扩大销量。其中直接折扣的形式有数量折扣、现金折扣、功能折扣、季节折扣，间接折扣的形式有回扣和津贴。

1．数量折扣

数量折扣是指按购买数量的多少，分别给予不同的折扣，购买数量越多，折扣越大。其目的是企业给那些大量购买某种产品的顾客的一种减价，鼓励大量购买或集中向本企业购买。数量折扣包括累计数量折扣和一次性数量折扣两种形式。数量折扣的优点是：促销作用非常明显，企业因单位产品利润减少而产生的损失完全可以从销量的增加中得到补偿；销售速度的加快，使企业资金周转次数增加，流通费用下降，产品成本降低，从而导致企业总盈利水平上升。例如，顾客购买某种商品 100 单位以下，每单位 10 元；购买 100 单位以上，每单位 9 元。

2．现金折扣

现金折扣是给予在规定的时间内提前付款或用现金付款者的一种价格折扣，其目的是鼓励顾客尽早付款，加速资金周转，降低销售费用，减少财务风险。采用现金折扣一般要考虑 3 个因素：折扣比例、给予折扣的时间限制与付清全部货款的期限。例如，"2/10，n/30"，表示付款期是 30 天，但如果在成交后 10 天内付款，给予 2%的现金折扣。许多行业习惯采用此法以加速资金周转，减少收账费用和坏账。

3．功能折扣

功能折扣也称为贸易折扣或交易折扣，是指中间商在产品分销过程中所处的环节不同，其所承担的功能、责任和风险也不同，企业据此给予不同的折扣，即制造商给某些批发商或零售商的一种额外折扣，促使他们执行某种市场营销功能，如推销、储存、服务等。其目的是：鼓励中间商大批量订货，扩大销售，争取顾客，并与生产企业建立长期、稳定、良好的合作关系；对中间商经营的有关产品的成本和费用进行补偿，并让中间商有一定的盈利。功能折扣的比例，主要考虑中间商在分销渠道中的地位、对生产企业产品销售的重要性、购买批量、完成的促销功能、承担的风险、服务水平、履行的商业责任及产品在分销中所经历的层次和在市场上的最终售价等。

4．季节折扣

季节折扣是企业鼓励顾客淡季购买的一种减让，以使企业的生产和销售一年四季能保持相对稳定。有些商品的生产是连续的，而其消费却具有明显的季节性。为了调节供需矛盾，生产企业对在淡季购买商品的顾客给予一定的优惠，使企业的生产和销售在一年四季能保持相对稳定。例如，啤酒生产厂家对在冬季进货的商业单位给予大幅度让利，羽绒服生产企业则为夏季购买其产品的客户提供折扣，旅馆和航空公司在经营淡季期间也提供优惠。季节折扣比例的确定，应考虑成本、储存费用、基价和资金利息等因素。季节折扣有利于减轻库存，加速商品流通，迅速收回资金，促进企业均衡生产，充分发挥生产和销售潜力，避免因季节需求变化所带来的市场风险。

5. 回扣和津贴

回扣是间接折扣的一种形式，指购买者在按价格目录将货款全部付给销售者以后，销售者再按一定比例将货款的一部分返还给购买者。

津贴又称为折让，是根据价目表给顾客以价格折扣的另一种类型。津贴是企业为特殊目的，对特殊顾客以特定形式所给予的价格补贴或其他补贴。例如，零售商为企业产品刊登广告或设立橱窗，生产企业除负担部分广告费外，还在产品价格上给予一定优惠。旧货折价折让就是当顾客买了一件新品目的商品时，允许交还同类商品的旧货，在新货价格上给予折让；促销折让是卖方为了报答经销商参加广告和支持销售活动而支付的款项或给予的价格折让。

（二）差别定价

由于市场上存在着不同的顾客群体、不同的消费需求和偏好，企业为了适应在顾客、产品、地理等方面的差异，常采用差别定价策略。所谓差别定价（歧视定价），是指企业以两种或两种以上不同反映成本费用的比例差异的价格来销售一种产品或服务，即价格的不同并不是基于成本的不同，而是企业为满足不同消费层次的要求而构建的价格结构。差别定价有以下几种形式：以顾客为基础的差别定价策略、以产品为基础的差别定价策略、以地点为基础的差别定价策略和以时间为基础的差别定价策略。

1. 顾客差别定价

企业把同一种商品或服务按照不同的价格卖给不同的顾客。例如，公园、旅游景点、博物馆将顾客分为学生、年长者和一般顾客，对学生和年长者收取较低的费用；铁路公司对学生、军人售票的价格往往低于一般乘客；自来水公司根据需要把用水分为生活用水、生产用水，并收取不同的费用；电力公司将电分为居民用电、商业用电、工业用电，对不同的用电收取不同的电费。

2. 产品差别定价

企业根据产品的不同型号、不同式样，制定不同的价格，但并不与各自的成本成比例。例如，33 英寸彩电比 29 英寸彩电的价格高出一大截，可其成本差额远没有这么大；一件裙子 70 元，成本 50 元，可是在裙子上绣一组花，追加成本 5 元，但价格却可定到 100 元。一般来说，新式样产品的价格会高一些。

3. 地点差别定价

地点差别定价是指对处于不同地点或场所的产品或服务制定不同的价格，即使每个地点的产品或服务的成本是相同的。例如，影剧院不同座位的成本费用都一样，却按不同的座位收取不同的价格，因为公众对不同座位的偏好不同；火车卧铺从上铺到中铺、下铺，价格逐渐增高。

4. 时间差别定价

产品或服务的价格因季节、时期或钟点的变化而变化。一些公用事业公司，对于用户按一天的不同时间、周末和平常日子的不同标准来收费。长途电信公司制定的晚上、清晨的电话费用可能只有白天的一半；航空公司或旅游公司在淡季的价格便宜，而旺季一到价格立即上涨。这样可以促使消费需求均匀化，避免企业资源的闲置或超负荷运转。

企业采取差别定价策略的前提条件是：①市场必须是可以细分的，而且各个细分市场表现出的需求程度不同；②细分市场之间不会因价格差异而发生转手或转销行为，且各销售区域的市场秩序不会受到破坏；③市场细分与控制的费用不应超过价格差别所带来的额外收益；④在以较高价销售的细分市场中，竞争者不可能低价竞销；⑤推行这种定价法不会招致顾客的反感、不满和抵触。

（三）心理定价

心理定价是根据消费者不同的消费心理而制定相应的产品价格，以引导和刺激购买的价格策略。常用的心理定价策略有数字定价、声望定价、招徕定价、习惯定价等。

1．数字定价策略

尾数定价策略又称为零数定价、奇数定价、非整数定价，是指企业利用消费者求廉的心理，制定非整数价格，而且常常以零数作为尾数。例如，某种产品价格定价为 19.99 元而不是 20 元。使用尾数定价，可以使价格在消费者心中产生 3 种特殊的效应：便宜、精确、中意，一般适用于日常消费品等价格低廉的产品。

与尾数定价相反，整数定价针对的是消费者的求名、自豪心理，将产品价格有意定为整数。对于那些无法明确显示其内在质量的商品，消费者往往通过其价格的高低来判断其质量的好坏。但是，在整数定价方法下，价格的高并不是绝对的高，而只是凭借整数价格来给消费者造成高价的印象。整数定价常常以偶数，特别是用"0"作为尾数。整数定价策略适用于需求的价格弹性小、价格高低不会对需求产生较大影响的中高档产品，如流行品、时尚品、奢侈品、礼品、星级宾馆、高级文化娱乐城等 。整数定价的好处有：可以满足购买者显示地位、崇尚名牌、炫耀富有、购买精品的虚荣心；利用高价效应，在顾客心中树立高档、高价、优质的产品形象。

愿望数字定价策略。由于民族习惯、社会风俗、文化传统和价值观念的影响，某些数字常常会被赋予一些独特的含义，企业在定价时如能加以巧用，则其产品将因其而得到消费者的偏爱。当然，某些为消费者所忌讳的数字，如西方国家的"13"、日本国的"4"，企业在定价时则应有意识地避开，以免引起消费者的厌恶和反感。

2．声望定价策略

声望定价策略是指根据产品在顾客心中的声望、信任度和社会地位来确定价格的一种定价策略。例如，一些名牌产品，企业往往可以利用消费者仰慕名牌的心理而制定高于其他同类产品的价格，国际著名的欧米茄手表，在我国市场上的销价从一万元到几十万元不等。消费者在购买这些名牌产品时，特别关注其品牌、标价所体现出的炫耀价值，目的是通过消费获得极大的心理满足。声望定价的目的是可以满足某些顾客的特殊欲望，如地位、身份、财富、名望和自我形象，可以通过高价显示名贵优质。声望定价策略适用于一些知名度高、具有较大的市场影响、深受市场欢迎的驰名商标的产品。

3．招徕定价策略

招徕定价又称为特价商品定价，是指企业将某几种产品的价格定得非常高，或者非常低，在引起顾客的好奇心理和观望行为之后，带动其他产品的销售，加速资金周转。这一定价策略常为综合性百货商店、超级市场，甚至高档商品的专卖店所采用。

值得企业注意的是，用于招徕的降价品，应该与低劣、过时商品明显地区别开来，必须是品种新、质量优的适销产品，而不能是处理品；否则，不仅达不到招徕顾客的目的，还可能使企业声誉受到影响。

北京地铁有家每日商场，每逢节假日都要举办"一元拍卖活动"，所有拍卖商品均以1元起价，报价每次增加5元，直至最后定夺。但这种由每日商场举办的拍卖活动由于基价定得过低，最后的成交价就比市场价低得多，因此会给人们产生一种"卖得越多，赔得越多的感觉"。岂不知，该商场用的是招徕定价术，它以低廉的拍卖品活跃商场气氛，增大客流量，带动了整个商场的销售额上升，这里需要说明的是，应用此法所选的降价商品，必须是顾客都需要，而且市场价为人们所熟知的才可以。

4．习惯定价策略

习惯定价策略是指根据消费市场长期形成的习惯性价格定价的策略。对于经常性、重复性购买的商品，尤其是家庭生活日常用品，在消费者心理上已经"定格"，其价格已成为习惯性价格，并且消费者只愿付出这么大的代价。有些商品，消费者在长期的消费中，已在头脑中形成了一个参考价格水准，个别企业难于改变。降价易引起消费者对品质的怀疑，涨价则可能受到消费者的抵制。企业定价时常常要迎合消费者的这种习惯心理。

（四）促销定价

促销定价是指企业暂时地将其产品价格定得低于目录价格，有时甚至低于成本，从而达到促进销售的目的。促销定价有以下几种形式。

1．牺牲品定价

一些超市和百货商店会用几个产品作为牺牲品招徕客户，希望他们购买其他有正常加成的产品。

2．特殊事件定价

销售者在某些季节还可以用特殊事件定价来吸引更多的客户。例如，企业在利用开业庆典或开业纪念日或节假日等时机，降低某些产品的价格，以吸引更多的顾客。

3．现金回扣

制造商对在特定的时间内购买企业产品的顾客给予现金回扣，以清理存货，减少积压。回扣最近在汽车制造商、耐用品和小器具生产商中间十分流行。一些制造商提供低息贷款、较长期担保或免费保养来减让消费者的"价格"。这一做法最近极受汽车行业的推崇。

4．心理折扣

企业开始时给产品制定很高的价格，然后大幅度降价出售，刺激顾客购买。企业可以从正常价格中简单地提供折扣，以增加销售量和减少库存。

（五）地理定价

地理定价是指由企业承担部分或全部运输费用的定价策略。它包括公司如何针对国内不同地方和各国之间的顾客决定其产品定价。当市场竞争激烈或企业急于打开新的市场时常采取这种做法。通常一个企业的产品不仅在本地销售，同时还要销往其他地区，而产品从产地运到销地要花费一定的运输、仓储等费用。那么应如何合理分摊这些费用？不同地区的价格应如何制定，就是地区定价策略所要解决的问题。具体有以下 5 种方法。

1．产地定价策略

顾客（买方）以产地价格或出厂价格为交货价格，企业（卖方）只负责将这种产品运到产地某种运输工具（如卡车、火车等）上交货，运杂费和运输风险全部由买方承担。这种做法适用于销路好、市场紧俏的商品，但不利于吸引路途较远的顾客。

2．统一交货价策略

统一交货价策略也称为邮资定价法，与产地定价策略相反，企业对不同地区的顾客实行统一的价格，即按出厂价加平均运费制定统一交货价。这种方法简便易行，但实际上是由近处的顾客承担了部分远方顾客的运费，对近处的顾客不利，而比较受远方顾客的欢迎。

3．分区定价策略

分区定价：介于前二者之间，企业把销售市场划分为远近不同的区域，各区域因运距差异而实行不同的价格，同区域内实行统一价格。分区定价类似与邮政包裹、长途电话的收费。对企业来讲，可以较为简便地协调不同地理位置用户的运费负担问题，但对处于分界线两侧的顾客而言，还会存在一定的矛盾。

4．基点定价策略

企业在产品销售的地理范围内选择某些城市作为定价基点，然后按照出厂价加上基点城市到顾客所在地的运费来定价。这种情况下，运杂费用等是以各基点城市为界由买卖双方分担的。该策略适用于体积大、费占成本比重较高、销售范围广、需求弹性小的产品。有些公司为了提高灵活性，选定许多个基点城市，按照顾客最近的基点计算运费。

5．津贴运费定价策略

津贴运费定价又称为减免运费定价，是指由企业承担部分或全部运输费用的定价策略。有些企业因为急于和某些地区做生意，负担全部或部分实际运费。这些卖主认为，如果生意扩大，其平均成本就会降低，因此足以抵偿这些费用开支。此种定价方法有利于企业加深市场渗透。当市场竞争激烈或企业急于打开新的市场时常采取这种做法。

二、变动价格的策略

企业在产品价格确定后，由于客观环境和市场情况的变化，往往会对现行价格进行修改和调整。企业产品价格调整的动力既可能来自于内部，也可能来自于外部。倘若企业利用自身的产品或成本优势，主动地对价格予以调整，将价格作为竞争的利器，称为主动调整价格。有时，价格的调整出于应付竞争的需要，即竞争对手主动调整价格，而企业也相应地被动调整价格。无论是主动调整，还是被动调整，其形式不外乎是削价和提价两种。

（一）价格变动的方式

企业常面临是否需要降低或提高价格的问题。

1．企业提价

企业提价一般会遭到消费者和经销商反对，但在以下情况下企业可能会提价：

（1）产品已经改进。

（2）应付产品成本增加，减少成本压力。

（3）适应通货膨胀，物价普通上涨，企业生产成本必然增加，为保证利润，减少企业损失，不得不提价。

（4）产品供不应求，遏制过度消费。一方面买方之间展开激烈竞争，争夺货源，为企业创造有利条件；另一方面也可以抑制需求过快增长，保持供求平衡。

（5）有利用顾客心理，创造优质高价效应。

（6）政府或行业协会的影响。

2．企业降价

企业降价是定价者面临的最严峻且具有持续威胁力量的问题。企业在以下情况下需考虑降价。

（1）生产能力过剩，产品供过于求，急需回笼资金，企业以降价来刺激市场需求。

（2）市场份额下降，通过降价来开拓新市场。

（3）决策者决定排斥现有市场的竞争者。

（4）由于技术的进步而使行业生产成本大大降低，费用减少，使企业降价成为可能，并预期降价会扩大销售。

（5）政治、法律环境及经济形势的变化，迫使企业降价。

（二）价格变动的反应

任何价格变化都将受到购买者、竞争者、分销商、供应商，甚至政府的注意。

1．顾客对价格变动的反应

不同市场的消费者对价格变动的反应是不同的，即使处在同一市场的消费者对价格变动的反应也可能不同。顾客对提价的可能反应有：产品很畅销，不赶快买就买不到了；产品很有价值；卖主想赚取更多利润。顾客对降价可能有以下看法：产品样式老了，将被新产品代替；产品有某些缺点，销售不畅；企业财务困难，难以继续经营；价格还要进一步下跌；产品质量下降了。

购买者对价值不同的产品价格的反应也有所不同，对于价值高，经常购买的产品的价格变动较为敏感；而对于价值低，不经常购买的产品，即使单位价格高，购买者也不大在意。此外，购买者通常更关心取得、使用和维修产品的总费用，因此卖方可以把产品的价格定得比竞争者高，取得较多利润。

2．竞争者对价格变动的反应

虽然透彻地了解竞争者对价格变动的反应几乎不可能，但为了保证调价策略的成功，主动调价的企业又必须考虑竞争者的价格反应。没有估计竞争者反应的调价，往往难以成功，至少不会取得预期效果。

在实践中，为了减少因无法确知竞争者对价格变化的反应而带来的风险，企业在主动调价之前必须明确回答以下问题：本行业产品有何特点；本企业在行业中处于何种地位；主要竞争者是谁；竞争对手会怎样理解我方的价格调整；针对本企业的价格调整，竞争者会采取什么对策；这些对策是价格性的还是非价格性的；它们是否会联合做出反应；针对竞争者可能的反应，企业的对策又是什么；有无几种可行的应对方案；在细致分析的基础上，企业才可确定价格调整的幅度和时机。

竞争者对调价的反应有以下几种类型。

（1）相向式反应。你提价，他涨价；你降价，他也降价。这样一致的行为，对企业影响不太大，不会导致严重后果。企业坚持合理营销策略，不会失掉市场和减少市场份额。

（2）逆向式反应。你提价，他降价或维持原价不变；你降价，他提价或维持原价不变。这种相互冲突的行为，影响很严重，竞争者的目的也十分清楚，就是乘机争夺市场。对此，企业要进行调查分析，首先摸清竞争者的具体目的；其次要估计竞争者的实力；最后要了解市场的竞争格局。

（3）交叉式反应。众多竞争者对企业调价反应不一，有相向的、逆向的、不变的，情况错综复杂。企业在不得不进行价格调整时应注意提高产品质量，加强广告宣传，保持分销渠道畅通等。

（三）价格变动的应对

竞争对手在实施价格调整策略之前，一般都要经过长时间的深思得失，仔细权衡调价的利害，但是，一旦调价成为现实，则这个过程相当迅速，并且在调价之前大多要采取保密措施，以保证发动价格竞争的突然性。企业在做出反应时，首先必须分析：竞争者调价的目的是什么；调价是暂时的，还是长期的；能否持久；企业面临竞争者应权衡得失：是否应做出反应；如何反应；另外还必须分析价格的需求弹性，产品成本和销售量之间的关系等复杂问题。企业要做出迅速反应，最好事先制定反应程序，到时按程序处理，提高反应的灵活性和有效性。

一般来说，在同质产品市场上，如果竞争者降价，那么企业必随之降价；否则企业会失去大部分顾客。但面对竞争者的提价，本企业既可跟进，也可暂且观望。如果大多数企业都维持原价，则最终迫使竞争者把价格降低，从而使竞争者涨价失败。

在异质产品市场，由于每个企业的产品质量、品牌、服务和消费者偏好等方面有着明显的不同，因此面对竞争者的调价策略，企业有较大的选择余地。

（1）价格不变，任其自然。

（2）价格不变，加强非价格竞争：广告、售后服务、销售网点等。

（3）部分或完全跟随竞争者的价格变动。

（4）以优越于竞争者的价格跟进并结合非价格手段进行反击，如比竞争者更大的幅度降价，更小的幅度提价。

本章小结

1. 影响定价的主要因素

（1）定价目标。

（2）产品成本。

（3）其他营销组合因素。

（4）公司所处的市场特征（独家垄断市场、寡头垄断市场、垄断性竞争市场、完全竞争市场）。

（5）市场需求。

（6）竞争者的产品和价格。

（7）政府的政策法规

（8）其他外部因素。

2．定价方法

（1）成本导向定价。

成本加成定价法、增量分析定价法、目标定价法

（2）需求导向定价。

① 认知价值定价法：也称为觉察价值定价法，是以消费者对商品价值的感受及理解程度作为定价的基本依据。

关键在于：确定市场的认知价值。为了提高顾客愿意支付的价格限度，企业必须：进行有效的市场定位，进行产品差异化；综合运用各种营销手段，加深消费者对产品的印象。

3 种评比方法：直接价格评比法、直接认知评比法、诊断法。

② 反向定价法：企业依据消费者能够接受的最终价格，计算自己经营的成本和利润后，逆向推算产品的批发价和零售价。在分销渠道中，批发商和零售商多采取这种定价方法。

（3）竞争导向定价。

① 通行价格定价法（随行就市定价法）。

定价原则：使本企业产品的价格与竞争产品的平均价格保持一致。

适合于：竞争激烈的均质产品。

目的：平均价格水平在人们观念中被认为是"合理价格"，易为消费者所接受；试图与竞争者和平相处，避免激烈竞争产生的风险；一般能为企业带来合理、适度的盈利。

② 主动竞争定价法。

适用于：实力雄厚或产品独具特色的企业。

定价原则：根据本企业产品的实际情况及与竞争对手的产品差异状况来确定价格。

③ 密封投标定价法。

定价目标：根据对竞争者的报价估计来确定企业的价格，最终目的是"中标"。

报价越高，利润越大，中标机会越小；反之亦然。

因此，报价时，既要考虑实现企业目标利润，又要结合竞争状况考虑中标概率。

最佳报价：预期利润达到最高水平的价格。

3．定价的基本策略

（1）心理定价策略包括：声望定价（价高质必优）、尾数定价（保留价格尾数）、招徕定价（利用顾客求廉心理，将某些商品定低价）、中间价格定价法、便利定价法（整数定价，合零凑整；同一等级制定相同价格）、习惯定价法（按照消费者习惯价格定价）。

（2）差别定价策略包括：顾客差别定价、产品形式差别定价、产品地点差别定价、销售时间差别定价。

4．价格调整策略

（1）根据产品的生命周期调整价格策略。

① 引入期的价格策略（高价撇脂、低价渗透、满意定价）。

② 成长期的价格策略（企业的定价目标是扩大市场占有率）。

③ 成熟期的价格策略（此时企业的定价目标是维持原有的市场份额、适应价格竞争）。

④ 衰退期的价格策略（企业定价目标是保持营业）。

（2）变价的发动者。

降价原因：生产能力过剩，需要扩大销售；市场份额下降；企业的成本费用低于竞争者，有降价空间时，用来提高市场占有率；技术进步使得行业生产成本大大降低。

提价原因：通货膨胀，企业的成本费用上升；企业产品供不应求产品的包装、款式、性能等有所改进。

顾客对降价及提价的反应：产品降价时，用户的购买量会增加，但可能会由顾客对企业降价行为的误解而减少购买量；产品提价时，通常会使销售量减少，但是购买者也可能因为提价而购买。

（3）变价的应对者。

异质市场的企业如何应对：维持原价；提高感受价值；降价。

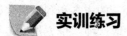

实训练习

一、单项选择题

1．随行就市定价法是（　　）市场的惯用定价方法。

    A．完全垄断   B．异质产品

    C．同质产品   D．垄断竞争

2．某服装店售货员把相同的服装以 800 元卖给顾客 A，以 600 元卖给顾客 B，该服装店的定价属于（　　）。

    A．顾客差别定价   B．产品形式差别定价

    C．产品部位差别定价   D．销售时间差别定价

3．如果企业按 FOB 价出售产品，那么产品从产地到目的地发生的一切短损都将由（　　）承担。

    A．企业   B．顾客

    C．承运人   D．保险公司

4．统一交货定价就是人们通常说的（　　）。

    A．分区定价   B．运费免收定价

    C．基点定价   D．邮资定价

5．企业利用消费者具有仰慕名牌商品或名店声望所产生的某种心理，对质量不易鉴别的商品的定价最适宜用（　　）法。

    A．尾数定价   B．招徕定价

    C．声望定价   D．反向定价

6．当产品市场需求富有弹性且生产成本和经营费用随着生产经营经验的增加而下降时，企业便具备了（　　）的可能性。

A. 渗透定价   B. 撇脂定价

C. 尾数定价   D. 招徕定价

7. 准确地计算产品所提供的全部市场认知价值是（   ）的关键。

A. 反向定价法   B. 认知价值定价法

C. 需求差异定价法   D. 成本导向定价法

8. 按照单位成本加上一定百分比的加成来制定产品销售价格的定价方法称为（   ）定价法。

A. 成本加成   B. 目标

C. 认知价值   D. 诊断

二、简答题

1. 简述定价的主要方法有哪些？

2. 简述撇脂定价及其适用条件。

3. 简述价格折扣的主要类型及其影响折扣策略的主要因素。

4. 简述企业在哪些情况下可能需要采取降价策略？

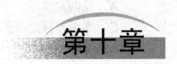

第十章

大健康市场分销渠道策略

学习目标

1. 了解分销渠道的概念、流程、功能；了解分销渠道的基本分类；掌握中间商的作用，了解批发商、零售商的类型。

2. 理解不同类型渠道的利弊和适用情况；理解分析渠道规划的思路与选择方法。

3. 具备根据具体市场情况选择适当渠道类型的能力；掌握渠道设计的方法与步骤；基本掌握渠道管理中的中间商管理和渠道控制方法。

案例引入

安利大健康产品分销渠道模式

安利是美国最大的著名直销大健康企业，主要经营日用消费品，包括纽崔莱营养保健食品、雅姿美容化妆品、个人护理用品、家具护理用品和家具耐用品等系列，安利同时兼任生产与销售商。

安利大健康产品销售过程非常直接。首先，它抹去了大量的中间环节，没有中间商、代理商、批发商和零售商，直接利用人员推销，接近消费者。安利大健康产品分销渠道的设计影响因素很多。由于安利面向的对象是大中型城市，面对的主体是收入较高的社会中上层，因此目标顾客少而集中，所以方便安利进行较少中间环节的营销。其次，安利系列化妆品、保健品等大健康产品质量好，价格较高，传统多环节分销收益可能不明显。另外，化妆品、保健品行业质量参差不齐，需要专业知识和技能给消费者进行讲解。

（资料来源：https://wenku.baidu.com/view/4fb50ab151e79b89680226ee.html?from=search）

思考题：

1. 安利采取的分销渠道模式有什么特点？

2. 安利主要通过哪几方面的考虑来确定此渠道模式？

第一节　大健康市场分销渠道概述

一、分销渠道的概念

分销渠道是指某种大健康产品或服务从生产者向消费者转移过程中，取得这种大健康产品或服务的所有权或帮助转移其所有权的所有组织或个人，即大健康产品所有权转移过程中经过的各个环节连接起来形成的通道。一条分销渠道主要包括中间商、分销渠道起点与终点的生产者和消费者。需要注意的是，分销渠道不包括供应商和辅助商，如图 10.1 所示。

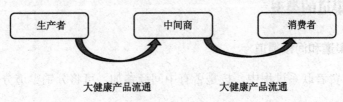

图 10.1　分销渠道模式

要想充分理解分销渠道的概念，需要注意以下几点。

（一）不同于市场营销渠道

市场营销渠道是指那些配合起来生产、分销和消费的某些货物或劳务的一整套所有大健康企业和个人，某种大健康产品供产销过程中所有的大健康企业和个人。而分销渠道只针对产销过程。

（二）起点与终点

分销渠道的起点是生产者，即制造商，终点是终端消费者。这也反映了某一特定大健康产品价值实现的全过程经由的所有权转移的通道。

（三）物质与非物质形态运动

在分销渠道中，除了大健康产品的所有权发生转移外，在生产者与消费者之间还隐含其他的物质与非物质形态运动"流"，包括物流、信息流、货币流、促销流等。因此，信息流是指大健康产品转移过程中所发生的信息收集、传递和处理活动。促销流是指大健康产品转移过程中，大健康企业通过各类传媒进行的一切促销。

二、分销渠道的功能

（一）了解和掌握市场需求

分销渠道是大健康企业了解和掌握市场需求的重要来源。通过与中间商的合作与联系，大健康企业可以得到一些关于一线消费者的反馈信息，包括大健康产品性能相关的优缺点、大健康产品未满足消费者需求的方面等。这对大健康企业新大健康产品的研发与旧大健康产品的改进提供了客观可靠的指导依据。

（二）实现大健康产品销售的重要途径

分销渠道是实现大健康产品销售的重要途径，分销渠道能够寻找可能的购买者并与其进行沟通。通过这一过程的有效组织来灵活调和大健康产品、服务及使用者之间的差异，如时间、地点差异。最终达到理想的销售目标。

（三）提供服务

分销渠道可以提供不同方面的服务，包括信用、物流、售后服务等。

三、分销渠道的类型

（一）直接渠道和间接渠道

生产者和消费者联系过程中，按是否有中间商参加，可将分销渠道分为直接渠道和间接渠道。

1. 直接渠道

直接渠道也称为零渠道，是指大健康产品不经过任何中间环节，直接由生产者供应给消费者。直接渠道的主要形式有上门推销、电话订购、邮购、电视直销、设立门市部销售等。一般来说，价值较高的耐用品、技术性强的商品或日常保健用品、养生旅游、健康保险类产品等大健康产品适合采用此类分销渠道进行销售。例如，戴尔计算机就采取的是直销的模式，消费者可通过其官方网站，根据自己的特殊需求与喜好订购大健康产品，完成在线下单。戴尔收到订单信息后进行相应的大健康产品组装并通过物流公司将大健康产品配送给消费者。又如，安利品牌的大健康产品，包括日常清洁产品、个人护理类产品等，目前主要利用线上购物云平台的直接渠道进行分销。

（1）直接渠道的优点非常突出，主要表现在以下几方面。

①了解市场。生产者通过与用户直接沟通，能够及时、具体、准确地了解消费者的需求与市场变化情况，从而能够及时调整生产经营策略。

②减少流通成本。销售环节少，商品可以更高效地到达消费者手中，进而缩短商品流通的时间，减少流通成本。

③控制价格。去除中间环节还可以利于生产者控制大健康产品售价，使其价格更具市场竞争力。

（2）直接渠道仍然存在不可忽略的缺点。

①经营成本较高。生产者需要独立完成整个营销过程。这要求生产者必须配备专门人才，设立专门机构或部门、销售设施和销售人员。这必然使得大健康企业的经营成本增加。

②销售风险增大。在直接渠道模式下，生产者需要独自完成商品的分销。这就增加了大健康产品销售成功与否的风险。如果大健康产品宣传、销售环节稍有差池，将会很大程度上影响大健康产品整体的销售情况。假如有中间商，那么大健康企业就可以把此风险进行转移、平摊。所以，此类渠道模式会增加销售风险。

2．间接渠道

间接渠道是指生产者通过中间商来销售商品。绝大部分生活消费品和部分生产资料都是采取这种分销渠道的。其中，间接渠道又分为一级渠道、二级渠道、三级渠道，如图 10.2 所示。一级渠道指仅有一个中间商的渠道。采用这种分销渠道的大健康企业通常生产半耐用品、高级选购品，如服装、鞋帽、家具等。二级渠道则包括两个中间环节。这两个环节在消费者市场是批发商和零售商。这种分销渠道对于中小大健康企业来说是传统的渠道模式。三级渠道包含了 3 个中间环节的渠道。除了批发商和零售商外，中间环节还增加了一个代理商或一个更大的批发商，是最长、最复杂、销售环节最多的渠道结构。一般来说，需求大且范围广的生活用品及其他价值较低的快消品适合用此分销渠道。

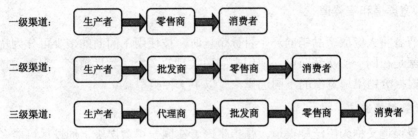

图 10.2　间接渠道类型

（1）间接渠道的优点。

①市场覆盖面广。大健康企业的资源毕竟是有限的，能够进行市场开拓和覆盖的能力也是有限的。对于大部分生产者来说，需要通过中间商庞大的销售网络来获取更广的市场覆盖。

②有利于生产者合理分配资源。对于生产者来说，此分销模式将减少销售方面人力、物力、财力的花费，并且仓储、运输、保管等功能也将由中间商代为执行，这也减少了部分现金流的占用。因此，间接渠道更利于将现有资源进行合理分配，提高大健康企业经济效益。

（2）间接渠道的缺点。

①增加流通时间。间接渠道使得大健康产品从生产者到消费者的过程变得更为复杂，流通时间也随之增加。

②不利于生产者了解实时市场信息。在此渠道模式下，生产者要了解市场信息需要通过中间商逐级向上反馈。所以可能导致信息回收不及时、不准确。这将不利于大健康企业生产及经营决策的调整，错过商机。

③增加销售费用。流通环节多，使得销售费用增加。生产者很难对商品售价进行控制。这也使得部分商品价格远高于出厂价，消费者可能无法接受，进而影响大健康产品销量。

（二）短渠道和长渠道

按商品通过多少环节销售出去，可将分销渠道分为短渠道和长渠道。

1．短渠道

短渠道是指生产者仅利用一个中间商或自己销售大健康产品。短渠道类型主要有两种，分别为零级渠道和一级渠道。短渠道能减少流通环节，缩短流通时间、减少流通费用，使得大健康产品最终价格较低，能增强市场竞争力。另外，如前文所述，中间环节减少，使得信息传播和反馈速度加快。在此情况下，生产者和中间商较易建立直接的、密切的合作关系。但短渠道迫使生产者承担更多的商业职能，对大健康企业资源情况要求较高。

2. 长渠道

长渠道是指生产者在大健康产品销售过程中利用两个或两个以上的中间商分销商品。二级、三级渠道就属于长渠道。长渠道的优点是：分布广，能有效地覆盖市场，扩大商品的销售。并且能充分利用中间商的职能作用，减少大健康企业部分经营开支，分散市场风险。其缺点是：使得生产者市场信息获取滞后；生产者、中间商、消费者之间关系复杂，难以协调各方利益；商品价格一般较高，不利于市场竞争。

（三）宽渠道和窄渠道

当生产者将大健康产品销向一个目标市场时，按使用中间商的多少可分为宽渠道和窄渠道。也就是在同一层次环节中，使用中间商数目的多少。数目越多，则渠道越宽；反之则越窄。根据分销渠道宽窄的不同选择，有以下 3 种类型。

1. 密集型渠道

密集型渠道又称为广泛型渠道，是指生产者在同一渠道层级上通过尽可能多的中间商来销售自己的大健康产品，以达到扩大市场覆盖面的一种宽渠道结构。此渠道使得顾客的接触率较高，能快速提高销售业绩，适合快消品的分销。但是生产者较难控制渠道，容易导致市场混乱。而且分销商在执行生产者下达的营销策略时也有可能产生步调不统一的情况，如促销策略的执行时间节点、执行方式不一致等。最终影响营销策略的实施效果。

2. 选择型渠道

选择型渠道结构是指生产者在某一层级上选择信誉度高、实力强的少数几家中间商来销售大健康产品，以维护其自身形象和信誉，巩固市场地位的一种渠道结构。适合用于选购品、特殊品、工业品中的零配件的分销，如化妆品、汽车零件等。

3. 独家型渠道

独家型渠道是指生产者在某一地区只选定一家中间商经销或代销，实行独家分销。独家分销有利于控制市场，提高中间商的积极性。可以与中间商建立长期、稳定的密切合作关系。但是在此分销模式下，市场覆盖面有限，有一定的销售风险。独家分销适合贵重、名牌商品，如珠宝首饰、豪华跑车等。

第二节　中间商

一、中间商概述

（一）中间商的概念

中间商是指介于生产者和消费者之间，专门从事商品流通活动的经济组织或个人。中间商可以按照不同的标准进行分类。按照中间商是否拥有大健康产品所有权可将其划分为经销商和代理商。经销商是指从生产大健康企业进货的个人或单位。拥有商品的所有权，获得经营利润。其经营活动不受供货限制，通过进货转手贩卖获得利差来取得收益。代理商是指从事商品交易业务，接受生产大健康企业委托，但不具有商品所有权的中间商。按照销售对象的不同，中间商又可分为批发商和零售商。

（二）中间商的作用

1．减少交易次数

中间商能够将不同类别的商品进行组织采购、仓储、销售。这使得消费者不用分别去厂家购买多种所需要的商品，可能在一家中间商就能完成所有商品的交易。因此中间商的存在可以减少交易次数、交易成本和时间，增加购买效率。

2．调节生产与消费之间的矛盾

一般情况下，对于生产者来说，消费者是分散存在的。如果仅靠生产大健康企业自主去寻找潜在消费者并给其提供所需商品，成本是极高的，效率也较低。中间商则能起到桥梁的作用，解决空间分离的矛盾。另外，中间商的存在还可以缓和供需之间在时间、地点和商品数量、种类等方面的矛盾。

3．分担大健康企业市场营销职能

对于大多数生产者来说，将大健康产品直接销售给终端消费者所需的资源和能力是匮乏的，而这是中间商所擅长的。中间商由从事市场营销的专业人员组成，具备丰富的营销实践经验，并能合理利用资源进行商品的宣传与推广，包括组织营销人员开展各类促销活动。因此，中间商能够帮助大健康企业分担一定的营销费用。

二、中间商类型

如上所述，中间商主要有零售商、批发商、代理商和经销商等类型。而批发商和零售商是分销渠道中常见的重要机构，因此下面进行着重介绍。

（一）批发商

1．批发商概念

批发包括一切将大健康产品或服务销售给以转卖或再加工商品为目的或满足其他商业用途而进行购买的人的活动。从事批发业务的中间商就称为批发商。

2．批发商的特点

因为批发商只与商业顾客沟通，与终端消费者不发生直接的购销关系（批发兼零售除外），所以批发商不太注重促销、环境和地点。并且批发业务量、覆盖的贸易地区往往比零售商大。

3．批发商的主要类型

按不同的标准，批发商可分为不同的类型。批发商主要分为商人批发商、经纪人和代理商、制造商自设的销售机构3种类型。

（1）商人批发商。商人批发商是指自己进货，取得大健康产品所有权后再批发出售的商业大健康企业，即人们常说的独立批发商。商人批发商按职能和提供的服务是否完全来分类，可分为完全服务批发商和有限服务批发商。完全服务批发商执行批发商业的全部职能。他们提供的服务主要有保持存货、雇用固定的销售人员、提供信贷送货等。有限服务批发商为了减少成本费用，降低批发价格，往往只执行一部分服务。有限服务批发商类型如表 10.1 所示。

表 10.1　有限服务批发商类型

有限服务批发商名称	特　征
现购自运批发商	不赊销、不送货，顾客需自备货车在批发仓库选购货物、付清货款再运回货物
承销批发商	拿到顾客订单后向制造商进货，并通知生产者将货物直运给顾客。无须仓储
卡车批发商	从生产者处进货装上卡车，立即送给各零售商。主要经营易腐和半易腐商品
托售批发商	在超市或杂货店设置自己的货架，展销其经营的商品，商品卖出后，零售商才付货款。主要经营化妆品、玩具等
邮购批发商	借助邮购方式进行批发业务。主要经营食品杂货、小五金等
农场主合作社	负责将农大健康产品组织到当地市场销售的批发商。年终合作社进行利润分红

（2）经纪人和代理商。经纪人和代理商指为委托人服务的批发机构。他们不需要有商品的所有权，只代表委托人与对方洽谈，主要功能是促进买卖。经纪人和代理商主要有大健康产品经纪人、制造商代表、销售代理商、采购代理商和佣金商。

（3）制造商自设的销售机构。此批发类型不通过独立的批发商进行商品的销售，而是通过生产者设立自己的销售分店和办事处进行销售。

（二）零售商

零售商直接向最终消费者销售大健康产品和服务，主要包括店铺销售零售商和无店铺销售零售商。

1. 店铺销售零售商

店铺销售零售商有固定的营业场所，其经营项目与特点如表 10.2 所示。

表 10.2　店铺销售零售商的经营项目与特点

序　号	零售商	经营项目	特　点
1	百货商店	日用百货、服装、文化用品等	设在城市闹市区，规模较大；经营项目范围广，服务项目多，商品选择性强
2	专业商店	某一大类商品（如钟表、渔具、摄影器材等）	经营大健康产品线较窄，但系列多，专业性强
3	便利店	周转率高的快消品（如方便食品）	位于居民区、学校或写字楼附近；规模较小，营业时间较长；商品类有限，主要为食品
4	超级市场	各种食品和家庭日常用品	规模较大，大健康产品品类丰富且价格低

续表

序　号	零售商	经营项目	特　点
5	仓储商店	食品、家庭生活用品、耐用品等	地点常设在郊区；运营成本较低、商店布置简陋；经营品种多，规模大
6	折扣商店	知名品牌商品	地点远离市中心，位于房租较低地段；设施、设备简单；质量有保证，销售价格比一般专卖店低

2．无店铺销售零售商

无店铺销售零售商没有固定的营业场所，其特点及主要形式如表 10.3 所示。

表 10.3　无店铺销售零售商

序　号	零售商	特点及主要形式
1	直接销售	生产商不通过店铺直接对消费者进行商品的推销，包括上门推销的形式
2	直复营销	使用一种或几种广告媒体的互相作用的市场营销体系，主要包括邮购、电话营销、电视营销、网络营销 4 种形式
3	自动售货	使用硬币控制的机器自动销售大健康产品；常见于商场、写字楼、车站、机场等公共场所

第三节　大健康市场分销渠道的选择

一、分销渠道规划的意义

大健康企业对分销渠道的合理规划（分销渠道的选择）对大健康产品营销效果具有重要作用。通过渠道的规划，大健康企业可以预测市场，确定营销目标，并且可以合理地组织分配资源，将其最大化利用。

二、分销渠道规划的思路

分销渠道不能按照主观意愿进行规划，必须依照更理性的思路，具体如下。

（1）观察分析目标消费者的消费习惯、动机和期望。

（2）观察所在行业渠道形态，分析其演变趋势。

（3）分析并罗列出可能的渠道模式，了解各渠道分销成本、条件和风险。

（4）对于上述渠道模式的几个方案，依照经济性、可控性、适应性进行综合评估。

（5）对大健康企业内部环境进行分析，根据现有的资源、能力情况，排除必须放弃的方案（暂时不选择的渠道）。

（6）根据分销目标和成本预算，确定主渠道和辅助渠道。

（7）根据大健康企业渠道服务能力，确定渠道的结构，即分销渠道的长度和宽度，包括渠道的层级数，每个层级的分销商数量。

三、影响分销渠道设计的因素

分销渠道类型的选择，即决定渠道的长度和宽度问题，是渠道决策中非常重要的方面。

这对于能否成功地对大健康产品进行营销关系巨大。需要注意的是，渠道的长度和宽度的选择并不是任意的，而是要根据一些制约因素综合分析后再得出结论。影响渠道类型选择的主要因素如下。

（一）市场因素

在分销渠道设计时，市场因素是首要考虑的，因为它对于大健康产品的销售会产生直接的影响。市场因素主要包括目标市场范围、顾客集中程度、顾客购买量、顾客购买频率、消费的季节性、市场竞争状况。

如果目标市场范围广，则适用长、宽渠道扩大市场覆盖率；反之，则用短、窄渠道。顾客集中，则适合短、窄渠道；顾客分散，则适用长、宽渠道确保大健康产品能接触到更多的消费者。若顾客购买量小、购买频率高，适用长、宽渠道；购买量大、购买频率低，则更适合短、窄渠道。没有季节性的大健康产品，生产计划全年比较平均，大多采取长渠道；反之，多采取短渠道。如果大健康产品所在行业竞争状况不激烈，一般情况下，同类大健康产品应与竞争者采取相同或相似的销售渠道。

（二）大健康产品因素

大健康产品因素主要包括大健康产品的物理化学性质、价格、时尚性、标准化程度、技术复杂程度、生命周期等。如果大健康产品体积大、易腐烂、易损耗，那么适用短渠道或采用直接渠道、专用渠道确保大健康产品品质不发生改变。价格高、耐用性强的消费品适合短、窄渠道；价格低的日用消费品需求量大，因此适用长、宽渠道以满足消费者需求。时尚性程度高的大健康产品更新换代的速度较快，适合采用短渠道确保较高的市场反应能力，抓住商机；款式不常发生变化的大健康产品适合采用长渠道销售。标准化程度高的商品适合长、宽渠道；反之，适合短、窄渠道。技术复杂程度高的大健康产品，需要更专业的售后服务，因此适合短渠道确保易管理、高效、专业的服务能力。保证大健康产品信誉度。技术复杂程度不高的大健康产品可考虑长渠道。大健康产品生命周期长短不同的大健康产品适合的渠道也不同。大健康产品生命周期越长的大健康产品，可采取长渠道；反之，适合短渠道。

（三）大健康企业自身因素

大健康企业自身因素包括财务能力、渠道的管理能力、销售能力、声誉等。财力雄厚、声誉佳、销售能力强的大健康企业往往能够选择较为固定的中间商，更适合选择短渠道；财力薄弱的大健康企业，如新进入市场的大健康企业，则可考虑依靠更多的中间商销售商品，即适合长渠道。渠道管理能力和经验丰富的大健康企业，能够灵活处理多种问题，适合短渠道；反之，适合长渠道。

（四）中间商因素

中间商因素包括合作可能性、费用、服务等。如果中间商合作意愿低，分销的费用高，那么只能选择短、窄渠道。中间商提供的服务优质，大健康企业可以考虑采用长、宽渠道；反之，只有选择短、窄渠道。另外，中间商在执行相关营销职能时，都有不同的特点和要求，大健康企业也需要根据这些情况考虑选择恰当的渠道模式。

（五）环境因素

环境因素包括国家的政治、法律、法规、经济、人口、技术、社会文化环境等。大健康企业在选择分销渠道时，应严格遵守国家法律、法规，采用合法的销售手段。同时，还应考虑宏观经济情况，当经济形式良好，市场需求上升时，适合采用长渠道；反之，经济萧条时，大健康企业应减少成本，选择短渠道。

四、中间商的选择

营销渠道的选择最终要落实在具体中间商的选择上。大健康企业选择中间商时，需要充分考虑多方面的因素，包括中间商的类型、数目、能力等。前面已经详细介绍了常见中间商的种类、特点及其经营范围。所以下面将着重介绍后面两种因素。

（一）中间商的数目

当大健康企业确定营销渠道策略和备选中间商后，需要根据大健康企业自身情况、大健康产品特征等确定渠道的层级数、各级渠道中间商数量。此时，需要综合分析 3 种营销渠道宽度结构的优缺点、适用情况。初步确定大健康企业大健康产品覆盖范围内各个区域中间商的大概数量。

（二）中间商的能力

1．合法经营资格

大健康企业必须严格审核中间商的合法经营证件，检查其是否具有国家（或地区）准许的经营范围和项目。尤其是特殊商品，如专用或家用医疗器械、健康体检、家庭护理类商品，并且需要将中间商持有的证件登记、复印、备案。

2．目标市场

大健康企业需要考虑与自身目标市场一样或相似的中间商，避免不必要的矛盾，尽可能地增加匹配度。考虑因素包括地理位置、店客关系、经营特色等。在此过程中，大健康企业需要确定中间商是否接近目标消费者所在地。如果出现地域不一致的情况，那么可能会影响营销效果。除此之外，还需要确定经常光顾中间商店面的消费者是否接近大健康企业目标消费者类型。如果与目标消费者类型存在较大差异，将会导致大健康企业的大健康产品无法顺利接触到目标消费者人群。另外，大健康企业还需要评估中间商对目标消费者的吸引力。

3．经营大健康产品

中间商经营大健康产品方面主要分析以下 3 点。

（1）计划交付给中间商的大健康产品与大健康企业现有大健康产品线是否匹配，大健康产品相关参数（规格、型号）是否接近。

（2）中间商目前经营多少与大健康产品有竞争的大健康产品。

（3）当中间商是销售代理商时，大健康企业还需评估其经销的其他大健康产品大类的性质与数量、大健康产品组合情况等。

4．销售能力

大健康企业还需要分析中间商的销售能力，包括中间商的大健康产品策略、推销和广告能力。这对于企业大健康产品营销的执行效果有很大的影响。除此之外，还要确定中间商市场占有率或覆盖率与大健康企业既定营销目标是否相符。如果覆盖率较小，则达不到预期目标；若较大，则易导致与其他中间商之间的矛盾。

5．运输与仓储能力

中间商的商品运输及仓储能力也是大健康企业需要充分考虑的方面。因为这会影响到大健康产品淡旺季消费者的需求能否得到满足。中间商能否灵活地进行相关协调工作。

6．财务状况

中间商的财务状况包括固定资产量、银行贷存款、大健康企业间的收欠资金、清偿能力等。大健康企业需要选择财务状况相对稳定且资金信誉度高的中间商，以此确保中间商能够按期付款或预付款。

7．其他因素

除了上述几方面外，还需要考虑中间商的信誉、态度、管理能力、经营历史情况、未来发展趋势等。

第四节　大健康市场分销渠道的管理

一、渠道管理的概念

渠道管理是指制造商为实现公司分销的目标而对现有渠道进行管理，以确保渠道成员间、公司和渠道成员间相互协调和能力合作的一切活动，其意义在于共同谋求长久的利益。

二、激励渠道成员

生产大健康企业不仅要选择中间商，而且还需要经常激励中间商更好地完成大健康产品的销售。所以，制造商要规定一些考核和奖惩方法，对中间商的工作情况进行考核，进行适当的奖惩，并且也要及时对中间商进行激励。在此需要注意的是，避免过度激励和激励不足。当激励过度时，虽然可能导致大健康产品销量增加，但大健康企业给予中间商的优惠条件过大还是会导致大健康企业利润下降；而激励不足时，则很容易导致大健康产品销量不佳的情况，同样会损失大健康企业的利益。

（一）常规奖惩办法

生产大健康企业为了激励中间商多进货、多销售，可能采取的办法包括提供促销费用（广告、公关礼品、营销推广费用等）、提高利润、特殊优惠、年终返利、销售竞赛等。对于表现不佳的中间商则会通过减少利润、推迟装运甚至中止合作关系等消极手段进行惩罚。

（二）生产者与中间商建立良好的关系

上述常规方法在执行时，生产大健康企业可能并未从中间商的角度出发进行理解，所以应当考虑在适当的时候转变两者之间的关系。从对立面变为合作伙伴，共同谋求双方长远的利益。生产大健康企业可从中间商不同的表现情况进行衡量，最终决定奖励办法。衡量的方面包括市场覆盖程度、大健康产品可获得性、市场开发、服务、市场信息等。例如，大健康企业不直接付给中间商 20%的销售佣金，而是按下列标准支付：中间商如果能够达到销售配额，则付 5%销售佣金；如果能有效地为顾客服务，则再支付 5%的销售佣金；如果进行了进一步的市场开发，则再支付 5%销售佣金；如果能主动收集并分析相关市场信息，则再付 5%的销售佣金。

知识拓展　　百事可乐对返利政策的规定

百事可乐公司对返利政策的规定细分为 5 个部分：年折扣、季度奖励、年度奖励、专卖奖励和下年度支持奖励，除年折扣为"明返"外（在合同上明确规定为 1%），其余 4 项奖励均为"暗返"，事前无约定的执行标准，事后才告之经销商。

（1）季度奖励在每一季度结束后的两个月内，按一定的进货比例以大健康产品形式给予。这既是对经销商上季度工作的肯定，也是对下季度销售工作的支持，这样就促使厂家和经销商在每个季度合作完后，对合作的情况进行反省和总结，以便相互沟通，共同研究市场情况。同时百事可乐公司在每季度末还派销售主管对经销商业务代表培训指导，帮助落实下一季度销售量及实施办法，增强了相互之间的信任。

（2）年终回扣和年度奖励是对经销商当年完成销售情况的肯定和奖励。年终回扣和年度奖励在次年的第一季度内，按进货数的一定比例以大健康产品形式给予。

（3）专卖奖励是经销商在合同期内，专卖某品牌系列大健康产品，在合同期结束后，厂方根据经销商的销量、市场占有情况及与厂家合作情况给予的奖励。专卖约定由经销商自愿确定，并以文字形式填写在合同文本上。在合同执行过程中，厂家将检查经销商是否执行专卖约定。

（4）下年度支持奖励是对当年完成销量目标继续可制造商合作，且已续签销售合同的经销商的次年销售活动的支持，此奖励在经销商完成次年第一季度销量的前提下，在第二季度的第一个月以大健康产品形式给予。

（资料来源：https://wenku.baidu.com/view/eabb679e51e79b89680226d0.html）

三、评估渠道成员

大健康企业需要定期对中间商的绩效进行评估考核，包括配额完成情况、平均库存水平、装运时间、受损货物处理情况等。根据评估结果对相应中间商进行奖惩。对于绩效过低的中间商，大健康企业应当分析其中原因并考虑补救措施；对于懈怠、不配合的中间商，应当要求其进行改进。若改进情况不理想，则考虑中止合作。评估中间商绩效的方法主要有以下 3 种。

（一）评估销售配额

生产者可以在一定时期内列出各中间商的销售额，然后根据销售额大小进行排名。

（二）纵向比较

将每一中间商的销售绩效与上期的绩效进行比较，并以整个群体升降的百分比作为标准。对于低于标准的中间商，应当加强评估并考虑激励措施。如果通过进一步评估发现是由外部不可抗环境因素导致的，那么生产大健康企业应当免去对中间商的惩罚。

（三）横向比较

一年的销售期后，将中间商的实际销售额与其潜在销售额的比例进行对比分析，并进行排名。对比例较低的中间商，需分析其原因，再进行相应的调整与激励。

四、渠道冲突管理

（一）渠道冲突管理的含义

渠道冲突是指渠道成员意识到其他渠道成员正在从事会损害、威胁其利益，或者以牺牲其利益为代价获取稀缺资源的活动，或者由于观点不一、目标差异，从而引发在他们之间的争执、敌对和报复等行为。渠道冲突管理是指分析和研究渠道合作关系，对预防、化解渠道冲突工作加以计划、组织、协调、控制的事物。需要认识的是，无论渠道怎样进行规划，渠道之间的竞争和冲突始终是客观存在的。冲突有多种表现形式，有些是对大健康企业无害的，是激烈竞争环境中必然存在的；有些是对大健康企业有利的，能够促使渠道各成员优胜劣汰，优化渠道网络，不断创新；还有部分冲突是极具杀伤力的，可能会影响整个分销网络的未来走向。

（二）渠道冲突的原因

引起渠道冲突的原因有很多，多表现为生产商和分销商营销意识和观念存在差异或利益产生冲突。大致可分为根本原因和直接原因两类。

1. 渠道冲突的根本原因

渠道冲突的根本原因主要包括生产商和分销商的目标不同、渠道成员的权利和任务不明确。例如，大健康产品进行跨区域销售推广时销售地理区域界限、销售信贷等模糊不清。

2. 渠道冲突的直接原因

渠道冲突的直接原因主要包括存货水平不合理、价格原因等。因为大健康企业常常通过控制存货水平至最低点来压缩成本。如果生产商和分销商都存在此情况，则容易导致渠道冲突。另外，各级批发价的价差也常是冲突产生的原因。分销商制定的价格可能高于或低于生产商的预期，那么此时生产商会担心其定价会影响大健康产品的定位和形象。分销商可能也会因为较低的价差和折扣而觉得不满。

（三）渠道冲突的类型

渠道冲突的类型一般分为水平冲突、垂直冲突和多渠道冲突 3 类。

1. 水平渠道冲突

水平渠道冲突也称为横向渠道冲突,是存在于渠道中同一层次的渠道成员之间的冲突。即存在于批发商和批发商之间、零售商与零售商之间。同一层次的渠道成员关系是横向平等的,利益是独立的。但由于各自的资源与能力有差异,因此很容易造成冲突。产生的原因是多种的,如销售区域、网络交叉、压价销售、无序窜货等。

2. 垂直渠道冲突

垂直渠道冲突也称为纵向渠道冲突,是指在同一渠道中不同层次渠道成员之间的冲突。这类渠道冲突比水平渠道冲突更为常见。产生的原因有:上、下游经销商抢夺客户,下游经销商希望得到上游经销商更多的权力和利益,生产商越级供应等。

3. 多渠道冲突

多渠道冲突是指当生产商建立了两条或两条以上的渠道向同一市场出售其大健康产品(服务)时,这些渠道之间发生了冲突。主要原因有定位模糊、业务重叠、目标差异、缺乏信任等。生产商需要很好地引导渠道成员之间进行良性竞争,加以协调,防止过度不正当竞争,创造良好的营销环境。

(四)渠道冲突的管理

1. 渠道冲突管理的过程

(1)明确冲突问题。对渠道冲突进行管理,首先需要明确冲突问题。应该要认识渠道冲突是不可避免的,并且要分清冲突的性质,是可调节冲突还是不可调节冲突、是潜在冲突还是现实冲突。

(2)分析冲突原因、影响。明确冲突问题后,需要分析其产生的原因和影响。原因可能是由于渠道成员目标、利益的差异性,协同性差的竞争和合作关系。需要注意的是,对冲突影响的分析是有利于界定冲突性质的。

(3)确定冲突管理目标。在此环节中,大健康企业需要确定冲突管理的目标,包括预防性、缓解性、化解性、无冲突性目标。预防性目标以达到预防冲突发生或恶化为目的;缓解性目标是为了降低冲突水平;化解性目标以消除和解决冲突为目的;无冲突目标则分为扩张性与紧缩性目标,用以渠道成员管理。

(4)制定并优选冲突管理方案。渠道冲突管理方案的内容包括实现渠道冲突管理目标的策略及其实施措施、流程、制度与资源准备情况,以及评估和检测标准等方面。

(5)落实并执行冲突管理方案。选定冲突管理方法后就需要进行落实工作。在此环节中,需要选择适当的人员、时机,配合适当的资源,采取适当的激励进行适当的控制。

(6)检查、评估冲突管理绩效。执行方案后,大健康企业需要对方案执行情况进行检查、评估工作。从中寻找问题进行进一步的完善,提高管理水平。

2. 渠道冲突管理的策略

(1)强化渠道组织管理工作。应当根据渠道目标、分工要求选择有能力、有意愿的成员进行分销工作,并且渠道成员能拥有某种权利使其他成员为其做事。合理使用渠道权利可以减少预防、化解部分冲突。尽量优化渠道组织,使其扁平化、一体化。生产商为了加强对市场的控制,必然会想办法减少中间环节,缩短渠道,降低中间成本,获得有竞争力的价格。在目前市场竞争如此激烈的情况下，对于生产商来说，多层次的渠道格局除了不利于控制市场以外，还不利于控制层次价差的缺点。因此，越来越多的大健康企业正尝试着将销售渠道扁平化，即渠道层级减少，同一层级中的分销商增多，以确保销售网点足够多。

（2）建立健全有关信息沟通制度。通过渠道成员间充分的信息交流与沟通，实现信息共享。从而达到预防和化解渠道冲突的目的。因为通过密切的沟通能够加强成员间的信任，所以能逐步减少冲突发生的可能性。

（3）管理区域化。此方法首先需要渠道成员根据道路、人口、经济水平、业务员数量等因素划分分销商的业务区域，并根据城市地图将零售店面进行标记。将自己负责的业务区域进行细化，通过与竞争对手的分析比较，了解自己的竞争优劣势，发挥优势，弥补劣势。

本章小结

1．分销渠道的功能。
（1）了解和掌握市场需求。
（2）解决供需矛盾，实现大健康产品销售。
（3）提供服务，包括信用、物流、售后服务等。
2．分销渠道的类型。

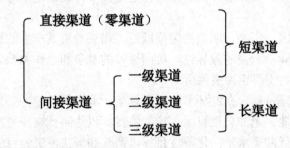

3．直接渠道和间接渠道的优缺点。

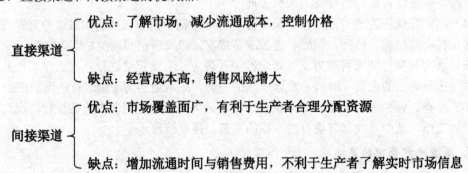

4．宽、窄渠道类型：密集型渠道、选择型渠道、独家型渠道。
5．中间商的作用：减少交易次数；调节生产与消费者间的矛盾；分担大健康企业市场营销职能。

6. 中间商类型主要包括零售商、批发商、代理商和经销商。

7. 分销渠道规划思路如下。

（1）观察消费者的消费习惯、动机和期望。

（2）观察行业渠道形态，分析趋势。

（3）罗列可能的渠道模式。

（4）方案评估。

（5）分析大健康企业内部环境，排除必须放弃的方案。

（6）确定主、辅渠道。

（7）确定分销渠道的长、宽度。

8. 营销分销渠道设计的主要因素有市场因素、大健康产品因素、大健康企业自身因素、中间商因素、市场环境因素。

9. 中间商能力评估包括合法经营资格、目标市场、经营大健康产品、销售能力、运输、仓储能力、财务状况、其他因素。

10. 渠道冲突管理过程：明确问题，分析原因、影响，确定目标，制订并优选方案，执行方案，检查、评估冲突管理绩效。

 实训练习

一、选择题

1. 下列对分销渠道功能描述不正确的是（　　）。

    A. 不能了解市场需求　　　　　　　　B. 实现大健康产品销售重要途径

    C. 提供物流服务　　　　　　　　　　D. 帮助制造商分摊销售风险

2. 中间商存在的经济学意义主要体现在（　　）。

    A. 增加总交易次数　　　　　　　　　B. 减少总交易次数

    C. 提高交易效率　　　　　　　　　　D. 提高交易成本

3. 渠道的每个层次中所需中间商数目的多少称为（　　）。

    A. 直接渠道　　　B. 间接渠道　　　C. 渠道长度　　　D. 渠道宽度

4. 短渠道一般适用于（　　）的销售。

    A. 一般生活用品　　B. 奢侈品　　　C. 耐用品　　　D. 专业用品

5. 渠道层次数量的多少称为（　　）。

    A. 间接渠道　　　B. 直接渠道　　　C. 渠道宽度　　　D. 渠道长度

6. 直接渠道的优点是（　　）。

    A. 易于制造商控制大健康产品价格　　B. 便于获得市场信息

    C. 营销成本较低　　　　　　　　　　D. 风险小

7. 间接渠道的优点是（　　）。

    A. 较易获得市场信息　　　　　　　　B. 市场覆盖面较广

    C. 大健康产品价格更具竞争力　　　　D. 市场覆盖面有局限性

8. 选择渠道成员的标准包括（　　）。

　　A．中间商的信誉度　　　　　　　　B．中间商的财务状况

　　C．中间商的经营历史　　　　　　　D．中间商的目标利润

9．渠道冲突类型包括（　　）。

　　A．水平渠道冲突　　　　　　　　　B．垂直渠道冲突

　　C．多渠道冲突　　　　　　　　　　D．直接渠道冲突

10．渠道冲突内在原因包括（　　）。

　　A．大健康产品的价格　　　　　　　B．经营目标与购销利益的不一致

　　C．渠道成员的任务和权力不明确　　D．存货水平

二、案例分析

宝洁公司的多渠道冲突管理

　　宝洁公司所处的日化行业属于快速消费品行业，这种行业消费者的购买具有不同于其他行业的一些特点，最明显的是购买者的购买行为具有冲动性和习惯性的购买特征，而且消费者购买选择的品牌忠诚度不高。对于这样的行业，大健康企业只有拥有高效的多种营销渠道才能把大健康产品以最快的速度转移到消费者的手中，使消费者能够方便地随时买到。

　　首先，宝洁公司把多渠道的组织按一定的要求进行分类管理，以便充分发挥他们各自的优势。在宝洁公司的渠道组织划分中，小店主要是月销量低于5箱的小型商店、商亭及各种货摊；大店是指百货商店、超级市场、连锁店、平价仓储商场、食杂店、国际连锁店及价格俱乐部等。同时，宝洁公司对大店和小店的经营进行了准确且互补的定位：小店的优势在于极大地方便消费者随时随地购买，经营品种相对集中，以畅销规格为主，销售量受其他因素干扰小，能够有足够的毛利率保证其稳定的利润来源，基本上都有较稳定并且较为广泛的客户网络。大店基本上都具有50%以上的利润来源，大店的经营环境是建立大健康企业形象、塑造品牌的有利场所，大店中良好的店内设计和形象展示是配合宝洁公司强大的广告攻势的最有力的销售工具。

　　其次，宝洁公司在营销资源的分配上也采用了合理的配置，通过供货管理和拜访制度的差异管理成功地解决了多渠道冲突。在供货管理上，小店供应价可高于批发市场的发货价，一般以厂价加5%为宜，100%现款现货，在任何情况下都不提倡采用任何形式的代销赊销，并要求分销商向所有的小店提供送货上门服务。大店则按严格单一分销商供货政策，根据商店经营的历史背景和目前的经营状况，按比例将每一家商店划给某一个具体分销商，同时其他分销商不得介入。

思考题：

1．试评价宝洁公司多渠道冲突管理的策略。

2．宝洁公司多渠道冲突管理策略有普适性吗？请说出自己的想法。

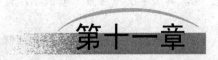

第十一章

大健康促销策略

学习目标

1. 了解大健康促销、大健康促销组合、大健康促销策略的概念。
2. 掌握 4 种促销方式各自的特点、形式及其实用性。
3. 具备大健康广告、人员推销、营业推广和公共关系策划能力，具备培养人员促销的基本技能，具备开展大健康产品或大健康服务的促销组合活动的能力。

案例引入

养老特色小镇：旅游+养老推广模式

继海南三亚、广西巴马、云南大理之后，2017 年 1 月，江苏省首个异地养老联盟——太湖国际异地养生养老联盟在无锡成立。来自江苏、北京、海南、广西等地的 30 多家养老机构携手入盟，承诺在联盟内部通过异地互换、轮流居住的方式，满足老年人休闲旅游、养生养老的需求。

旅居养老最早由中国老年学会副秘书长程勇提出，是"候鸟式养老"和"度假式养老"的融合体。老年人会在不同季节，辗转多个地方。这种养老方式是有利于老年人身心健康的一种积极养老的方式。作为健康旅游时代的一个新概念，旅居养老追求旅游目的、旅游行为、旅游效果的健康、环保和舒适，已成为一种时尚的生活方式。

1. 低价格+养老服务

除了慢节奏的旅途外，旅居养老对老年人最大的吸引力在于价格和服务。例如，安徽徽旅集团面向嘉兴地区推出的服务：旅居养老期间，老年人入住徽旅旗下的酒店，3 天左右的旅程，人均只要 300 元左右，较市场价低很多。在全国其他许多地方，旅居养老也逐渐成为新宠，正受到越来越多的老年人青睐。

2. "旅游+居家+度假+享老"模式

"旅游+养老"模式的推广，是让老年人有"家"的归宿感，让老年人在安全、轻松、私密、整洁、舒适、和谐的环境下，体验休闲度假、旅居交友等活动的乐趣，从而心情愉悦，真正享受旅居带来的快乐，提高老年人晚年生活质量，让养老升级为享老。

思考题：通过案例，如何理解"旅游+养老"的跨界结合的营销新模式？

知识拓展　　　　　　　**产业、行业和企业**

一、资源享老模式

1. 景区旅居享老

景区旅居享老依托山林、湖泊、滨海、温泉等生态资源，以远离城市的喧嚣与躁动为主旨，打造独特的生态依托型享老产业项目。形成山水叠墅、野奢享老公寓、山水康疗基地、山水营地、温泉享老综合体等不同组合的景区旅居享老基地。

2. 田园旅居享老

以农家乐、乡村绿色田园的景观、农事娱乐体验、特色乡村风情为依托，以休闲度假为目标的享老产业开发项目。

二、文化艺术旅居享老模式

以地方独特文化资源、民俗民风资源、音乐艺术资源和宗教养心资源等为依托和核心吸引，以对该类文化精神需求有特殊偏好的享老人群为市场目标，形成古城古镇旅居享老、民俗民风旅居享老、音乐艺术旅居享老、宗教禅修旅居享老的系列文化艺术型享老项目。

三、运动旅居享老模式

"动则不衰"是中华民族养生、健身的传统观点。老年人因为体质和年龄的特殊性，更注重体育锻炼，运动康体成为旅居享老的重要组成部分。

四、医疗康体旅居享老模式

健康是老年人实现"享老"的基础，良好的医疗保健服务对老年人的幸福生活尤为重要。医疗康体旅居享老的主要模式有中医养生享老、西医护理享老、健康美食享老等。

第一节　大健康市场营销促销概述

一、大健康促销

（一）大健康促销的概念

促销（Promotion）是指企业通过人员和非人员的方法，向目标客户传递商品或劳务的存在及其性能、特征等信息，从而引起消费者的兴趣，激发消费者的购买欲望及购买行为的活动。大健康促销的本质就是营销者和购买者之间的信息沟通。促销信息沟通不是单向式沟通，而是一种卖方买方和由买方到买方的不断循环的双向式沟通。图 11.1 所示为大健康营销信息沟通图。

大健康促销的主要任务是传播有关大健康产品和服务的信息，向用户、消费者告知产品的存在及其性能特点。其主要目的是引起顾客的注意和兴趣，激发他们的购买欲望，促进他们采取购买行为。

大健康促销主要包含人员推销和非人员推销两大类，具体分为广告、人员推销、营业推广和公共关系 4 种。

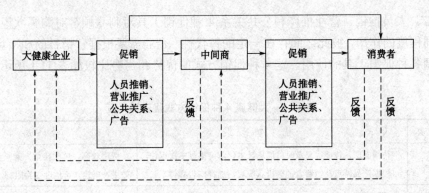

图 11.1　大健康营销信息沟通图

（二）大健康促销的作用

1．传递信息

在大健康产品正式进入市场以前，企业必须及时向中间商和消费者传递有关的产品销售情报。通过信息的传递，使社会各方了解产品销售的情况，建立起大健康企业的良好声誉，引起他们的注意和好感，从而为企业产品销售的成功创造前提条件。

2．创造需求

大健康企业只有针对消费者的心理动机，通过采取灵活有效的促销活动，诱导或激发消费者某一方面的需求，才能扩大产品的销售力。同时，通过大健康企业的促销活动来创造需求，发现新的销售市场，从而使市场需求朝着有利于企业销售的方向发展。

3．突出特色

大健康企业通过促销活动，宣传本企业的产品和竞争对手产品的不同特点，以及给消费者带来的特殊利益，使消费者充分了解本企业产品的特色，引起他们的注意和欲望，进而扩大产品的销售，提高企业的市场竞争能力。

4．反馈信息

通过有效的促销活动，使更多的消费者或用户了解、熟悉和信任本企业的产品，并通过消费者对促销活动的反馈，及时调整促销决策，使企业生产经营的产品适销对路，扩大企业的市场份额，巩固企业的市场地位，从而提高企业营销的经济效益。

二、大健康促销组合

大健康促销组合是指大健康企业运用广告、人员推销、营业推广和公共关系 4 种基本促销方式组合成一个策略系统，使企业的全部促销活动互相配合、协调一致，最大限度地发挥整体效果，从而顺利实现企业目标。

（一）大健康促销方式的比较

广告、人员推销、营业推广和公共关系 4 种促销工具对刺激顾客对购买欲望和购买行为有不同程度的作用，彼此之间存在一定的替代性。企业需要根据营销目的和市场的特点，努力协调各种促销工具的使用。这 4 种促销方式的优势和劣势比较如表 11.1 所示。

表 11.1　大健康 4 种促销方式优劣势比较

促销工具	优势	劣势
广告	传播面广，传播信息及时，信息艺术化，可重复多次宣传，可根据产品特点及消费者的分析状况灵活选择广告媒体	费用较高，单向传播，购买反馈滞后，效果难确定，可信度受到限制
人员推销	面对面双向交流，有利于沟通、建立长期关系，便于及时了解回答顾客对产品的各种疑问，促进及时成交	辐射面小，费用高，受队伍规模及人员素质的限制
营业推广	刺激强烈，见效快，吸引力大，能改变消费者的购买决策	作用时间短，对品牌有削弱作用
公共关系	可信度高，费用低，有利于赢得公众信任，树立企业良好的公共形象	见效慢，企业有时无主动权

（二）制定大健康促销组合应考虑的因素

对大健康市场及消费者来说，促销方案的组合运用方式是不同的。企业在使用特定目标市场下的最佳促销组合时，应考虑下述因素。

1．考虑目标市场

不同类型的消费者要采用不同的促销方式。如果大健康企业促销对象是个人或家庭消费者，因分布广泛，所以使用非人员促销的方式，以广告、公关促销为主，辅之以营业推广；消费类型用户相对集中，企业应以人员促销为主，辅之以公共关系和广告。

2．考虑大健康商品的市场生命周期

对处于不同生命周期阶段的产品，企业促销侧重的目标不同，所采用的促销方式也不同，如表 11.2 所示。

表 11.2　大健康产品生命周期中不同阶段的促销方式

产品市场生命周期	促销目标	促销主要方式
投入期	认识了解产品	广告、公共关系为主，营业推广为辅
成长期	产品特色介绍	广告、公共关系为主，营业推广为辅
成熟期	增进兴趣、偏好	营业推广为主，广告为辅

续表

产品市场生命周期	促销目标	促销主要方式
衰退期	促成信任购买	营业推广为主，广告少量，人员推销最少，公共关系停止
市场生命周期各阶段	消除不满意	改变广告内容，利用公共关系

3．促销策略导向

大健康企业在实际指定促销方案时，都是综合考虑、组合运用这 4 种促销方式。促销组合体现了市场营销理论的核心思想——整体营销。促销组合是一种系统化的整体策略，4 种基本促销方式则构成了这一整体策略的 4 个子系统。每个子系统都包括了一些可变因素，即具体的促销手段或工具，某一因素的改变意味着组合关系的变化，也就意味着一个新的促销策略。

企业采取主动的直接方式还是间接方式进行促销也是对促销方式的选择有直接的影响，这也就是"推式"和"拉式"两类策略思想的选择。

（1）推式策略（从上而下式策略）。推式策略是一种主动、直接的促销方式，它是以人员推销为主，辅之以中间商销售促进，从制造商推向批发商，从批发商推向零售商，直至最后推向消费者和用户。其目的是说服中间商与消费者购买企业产品，并层层渗透，最后到达消费者手中如图 11.2 所示的推式策略。

（2）拉式策略（从下而上式策略）。拉式策略是一种间接的促销方式。以广告促销为主要手段，通过创意新、高收入、大规模的广告轰炸，引起消费者的注意，由消费者向零售商、零售商向批发商、批发商向制造商求购，由下而上，层层拉动购买，如图 11.2 所示的拉式策略。

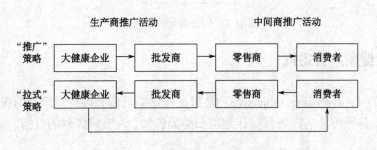

图 11.2　"推式"策略和"拉式"策略

第二节　大健康广告策略

一、广告的定义和特点

所谓广告，从汉语的字面意义理解，就是"广而告之"。广告一词源于拉丁文 Adverture（吸引人注意），直到 17 世纪末，转化成为 Advertising（广告活动）和 Advertisement（广告宣传品或广告物）。

广告有广义和狭义之分。凡是用于宣传某一对象、事物或事情的方式都是广义广告。广义的广告不仅包括经济性广告，还包括公益广告、行政性公告、团体和个人的声明与启事等；而狭义的广告则专指经济性广告，即盈利性广告、商业广告。

大健康广告的定义是，由大健康产业可识别的出资人，通过各种媒介向一定的目标人群传递有关大健康商品（观念、产品和服务）的信息，从而达到改变、强化消费者认知或促成其购买的，通常是有偿的、有组织的、综合的和劝服性的非人员信息营销传播活动。简而言之，大健康广告是广告主为了推销其商品、劳务或观念，在付费的基础上，通过传播媒体向特定的对象进行的信息传播活动。广告策划与广告运作如图 11.3 所示。

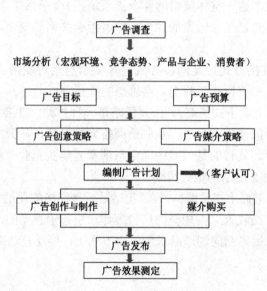

图 11.3　广告策划与广告运作

二、大健康广告定位

广告目的（Advertising Objective）是指在一定期限内必须针对既定的视听众达成特定的沟通任务。各种可能的广告目标计划可归纳为告知、说服或提醒的目的，如表 11.3 所示。

表 11.3　各种可能的广告目标

广告类型	使用时期	广告信息
大健康告知性广告	大健康新产品的拓展时期，其目标是建立基本需要	①表示大健康新产品；②说明所提供的服务；③建议大健康产品的新用途；④更正错误的印象；⑤通知价格变动；⑥减少消费者的不安；⑦介绍大健康产品功能；⑧建立公司形象
大健康说服性广告	竞争越激烈时越显得重要，其目的是建立选择性需要	①创造品牌偏好；②说服顾客马上购买；③鼓励消费者改用公司的品牌；④说服顾客接受推销访问；⑤改变顾客对大健康产品特性的认知
大健康提醒性广告	大健康产品成熟阶段其主旨是强化消费者对这项产品的信念	①提醒消费者日后可能会用得上该项产品；②产品的淡季使顾客仍记得该产品；③提醒购买地点；④维持极高的知名度

三、广告信息决策

广告信息决策就是要确定广告要说什么及如何说。大健康广告信息主要是来自产品的信息，它表明大健康产品提供的主要利益。可以通过与消费者、经销商、专家及竞争者的沟通，形成各种广告思想，其中目标消费者是好主意的最主要来源。广告信息决策是广告策划中的一项重要工作。

不论广告的目的是加强受众记忆、改善品牌态度，还是诱发直接购买行为。创意是广告的灵魂。由于广告信息可通过多种途径获得，因此创意是优化信息沟通途径的核心（图 11.4）。一个好的广告通常只强调一个销售主题。

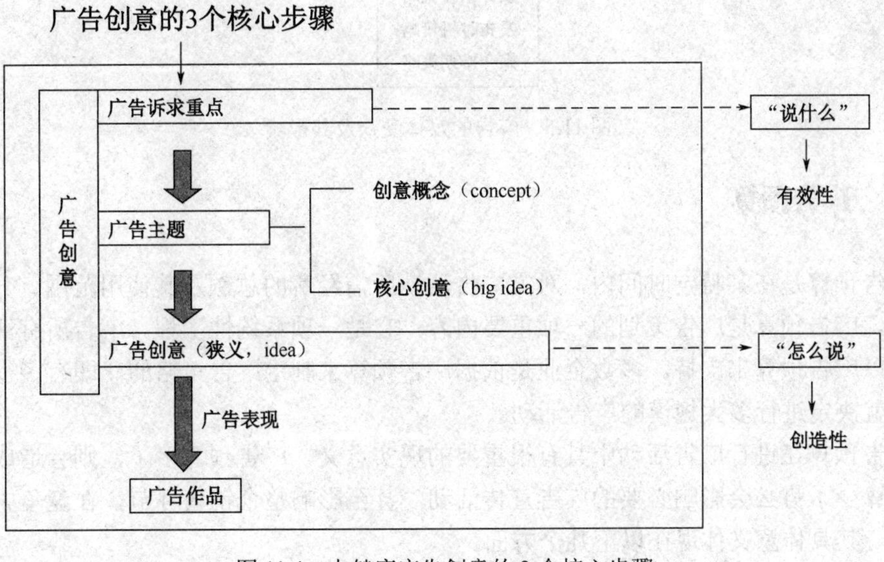

广告创意的3个核心步骤

图 11.4　大健康广告创意的 3 个核心步骤

有效的广告信息诉求必须符合下列标准。

（1）期望性。必须表达一些人们所期待的或令人感兴趣的信息。

（2）独特性。必须说明有别于同类产品中其他品牌的特色或独特之处。

（3）可信性。必须是可信的或有能力加以证实的。强词夺理或牵强附会，会大大降低商品的可信性及顾客心理上的接受程度。

四、大健康广告媒体决策

大健康广告媒体决策就是寻找成本效益最佳的媒体，以便向目标受众传达预期的展露次数。媒体决策的目的就是经济有效地选择广告媒体。一般来说，正确选择广告媒体要依据产品特性、传播对象、媒体性质、传播成本、竞争态势进行选择。

大健康广告媒体种类繁多，包括报纸、杂志等印刷媒体，电视、广播等视听媒体，户外广告、橱窗广告等其他广告媒体。它们各自的性能，传播信息的效果千差万别。广告的媒体受众及其影响如图 11.5 所示。

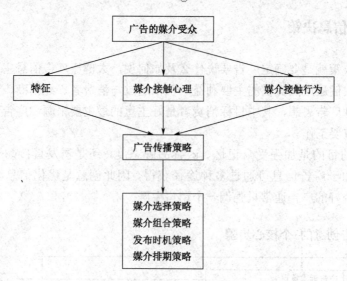

图 11.5　广告的媒体受众及其影响

五、广告预算

广告预算是在某特定时间内，对方广告活动所需经费的总额及其使用范围、分配方法的策划。广告预算是广告策划的一项重要内容，它是一项系统性工程。广告所有活动的实施，要以广告预算来支持。多数企业是依据广告预算来制定广告策略的，即有多少广告费用投入就决定进行多大规模的广告活动。

广告预算在进行广告活动中具有很重要的现实意义，广告预算多了，则会造成浪费，广告预算少了势必会影响必要的广告宣传活动，甚至影响整个销售环节，在竞争中处于不利地位。其具体意义体现在以下几个方面。

1．使经费使用合理

广告预算的主要目的就是有计划地使用广告经费。广告预算对每一项活动、每一段时间、每一种媒体上应投入的多少费用都做了合理分配。这就保证了广告经费的合理支出，避免不必要的浪费。

2．提供广告活动的控制手段

广告预算是一个系统性的工程，它对广告费用如何分配、怎样分配都做了明确的规划，这些规划又直接影响到广告的时空、广告的设计与制作、广告媒体的选择与使用等。这就为企业有效地对广告活动进行管理和控制提供了手段，保证广告目标与企业营销目标一致，以确保广告活动按计划进行。

3．提供效果评价的指标

评价广告现实的主要标准是看广告活动在多大程度上实现了广告目标的要求，达到了相应的广告效果。广告预算对广告费用的每项支出都做出了具体规定，这就为广告效果与广告费用的对比提供了依据。

六、大健康广告效果评估

（一）大健康广告效果的定义

大健康广告效果是广告活动或广告作品对消费者所产生的影响。狭义的广告效果是指广告取得的经济效果，即广告达到既定目标的程度，就是通常所包括的传播效果和销售效果。广义的广告效果还包括心理效果和社会效果。心理效果是广告对受众心理认知、情感和意志的影响程度，是广告的传播功能、经济功能、教育功能、社会功能等的集中体现。

广告的社会效果是广告对社会道德、文化教育、伦理、环境的影响。良好的社会效果也能给企业带来良好的经济效益。广告效果的评估一般是指广告经济效果的评估。广告效果的评估就是调查消费者对于各种媒体，如报纸、杂志、电台、电视、户外广告等的接触情形。

（二）广告效果的评估因素

1. 广告信息

广告信息的内容及信息的诉求方式是影响广告效果的重要因素，因而是广告评估的一项主要内容。在广告前测中，可以从消费者的角度测量广告信息说了什么，说得是否清楚，广告信息中是否提供了广告受众最关心的内容。如一个新品牌的健康食品广告有没有提供任何能引诱消费者尝试该产品的理由。广告刊播后或广告战役结束后测量的内容有：广告受众记住了多少产品信息，他们对广告信息的相信程度，是否记住了广告活动口号或广告品牌。

2. 广告媒体

对广告媒体的测量主要包括以下几个方面的内容：①测量不同媒体或媒体工具的广告效果，以决定哪一个媒体最有效；②测量不同广告频次的广告效果，以确定最佳广告频次，减少广告浪费；③测量不同媒体时间表对广告效果的影响。例如，是连续刊播广告效果好还是分散刊播广告效果好；对健康保健产品做广告是一年四季做广告好还是集中在春节等礼品购买季节做广告好。随着媒体时间购买费用不断增长，是需要广告主重视的问题。

3. 广告的总结果

测量广告的总结果以评价广告是否达到了预期的目标为依据。可根据事先确定的广告目标，以消费者的反应变量为指标测量广告战役的最终结果。根据这个结果，就可以决定如何进一步做广告、下一个广告战役的目标是什么、目标市场是否要改变等。

第三节 大健康人员推销策略

一、大健康人员推销的含义和形式

大健康人员推销是大健康企业通过推销人员与一个或一个以上可能的购买者交流，做口头陈述，以推销商品，促进和扩大销售。

大健康企业可以采取各种形式组织人员推销队伍。

1．自建销售队伍

大健康企业可以建立自己的推销队伍，使用本企业的推销人员来推销产品。企业自己的推销人员称为推销员、销售代表、业务经理、销售工程师等。这种销售人员又分为两类：一类是内部推销人员，一般在办公室内用电话、网络等联系、洽谈业务，并接待可能成为购买者的人来访；另一类是外勤推销人员，他们做旅行推销，上门访问客户。

2．使用合同推销员

企业可以使用合同推销人员。例如，健康旅游销售代理员、健康保险经纪人等，按照其代销额付给佣金。

大健康企业可以雇佣兼职的焦点推销员，在各种大健康相关营业场合使用各种方式促销，按销售额比例提取佣金，其方式如产品操作演示、现场模特、咨询介绍等。一般称这种促销员为焦点促销小姐或促销先生。

二、大健康人员推销的工作步骤

按照"程序化推销"理论，人员推销分为 7 个步骤，如图 11.6 所示。

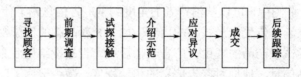

图 11.6　人员推销的步骤

1．准确寻找顾客

推销工作的第一步就是寻找潜在顾客——目标顾客。目标顾客是指可以获益于推销的产品，又有购买能力的组织和个人。寻找顾客的方法有很多种，地毯式访问法、连锁介绍法、中心开发法、个人观察法、广告开拓法、市场咨询法、资料查询法等。例如，保险公司的推销人员可以利用网络平台、报纸上刊登的新婚、毕业、出生等消息，或者查阅工商名录、电话号码簿寻找潜在顾客。

2．充分的前期调查

推销之前，大健康推销人员必须具备以下 3 个方面的基本知识。

（1）大健康相关产品知识：关于企业基本情况、企业产品特点以及带给消费者的利益。这对推销员来说十分关键，推销员必须对产品的情况了如指掌，才能使顾客对自己及推销的产品产生信心。

（2）顾客背景知识：包括潜在顾客的个人经历、家庭情况、子女情况、单位、职务、兴趣爱好等。

（3）竞争者知识：包括竞争对手的产品特点、优势劣势、竞争策略、竞争能力和竞争地位等。真正做到知己知彼，才能百战百胜。

3．试探接触

约见顾客是推销人员事先征得顾客同意接见的行动过程。此阶段应试探观察对方的反应，不要急于推销。接近顾客，与潜在顾客开始面对面交流。推销人员头脑中的 3 个主要目标是：给对方一个好印象；验证在准备阶段所得到的全部情况；为后面进一步交流做好准备。

接近顾客的方法有很多，包括产品接近法、利益接近法、问题接近法、馈赠接近法等。推销员接近顾客时，一定要信心十足，面带微笑。日本著名保险推销员原一平认为婴儿的微笑因其纯真无邪而给人留下的印象最好。原一平通过苦练，终于练成了著名的"价值百万美金的微笑"。

4．产品介绍示范

产品介绍示范是整个推销过程的关键性环节。在对目标顾客已经有充分了解的基础上，直接向顾客进行产品介绍。

如果方便可直接示范产品使用规范，如医疗器械使用方法、健康食品试吃、健康美容产品试用等。无形产品，如健康养老、互联网医疗，可使用一些图标、坐标图、小册子、网站信息等形式加以说明。通过顾客的五感感官刺激，尤其是视觉，时刻观察顾客了解其兴趣点。销售员应该知道目标顾客购买时会考虑的 3 个要点：能否解决我的问题；能否带来好处；能否创造价值。重点说明该产品能给顾客带来什么利益好处，强调独特的卖点，激起购买欲望，切忌夸大其词，脱离实际。

5．灵敏应对异议

推销中的一条黄金法则：不与顾客争吵。在面谈中顾客往往会提出各种各样的购买异议。异议是顾客走向成交的第一信号。如果顾客提出异议，实际上是给推销员宝贵的提示。它表明：顾客对产品有了好奇心，产生了兴趣，需要推销员采取进一步的措施。有经验的推销员应当具备与持有不同意见的顾客进行有效洽谈的技巧，事前准备应付反对意见的适当措词和理论，做到随机应变，排除异议。

6．成交

成交是推销人员接受买方订货购买的阶段。成交的关键是：主动、自信、坚持。

（1）推销员应见生意已有希望，主动请求顾客成交。许多推销员没有成功是因为他没有开口请求顾客订货。据调查，有 71% 的推销员未能适时地提出成交要求。美国施乐公司前董事长彼得·麦克考芬说，推销员失败的主要原因是不要订单。

（2）要充满自信地向顾客提出成交要求。美国十大推销高手之一谢飞洛说，自信具有传染性，推销员有信心，会使顾客对该产品更有信心，因此能够迅速做出购买决策。如果销售员没有信心，会使顾客产生许多疑虑，顾客会怀疑自己做出的购买决策是否正确。

（3）要坚持多次向顾客提出成交要求。一些推销员向顾客提出成交要求遭到顾客拒绝后，就认为成交失败，便放弃了努力。这种期望向顾客提出一次成交要求便能达到目的的想法是错误的。事实上，一次成交即能成功的可能性很低。一次成交失败并不意味着整个成交工作的失败。推销员可以通过反复的成交要求来促成最后的交易。

7．后续跟踪

推销人员应认真对待订单中所保证的条件，如交货期和安装、维修等。跟踪访问的直接目的在于了解买主是否对自己的选择感到满意，发现可能产生的各种问题，表示推销员的诚意和担心，以达成顾客产生对企业有利的购后行为，培养顾客对企业和产品的忠诚度。

尤其对于一些重要的客户，推销人员要特别注意与之建立长期合作关系，帮助顾客解决问题，提供各种必要的售前售后服务，发展个人友谊，实行关系营销。

课堂训练：
分角色扮演推销员和顾客，模拟推销员工作的全过程。
要求：
1. 两人一组，模拟推销人员从寻找顾客到后续追踪的全部情景。
2. 各环节要连贯，产品可以由角色扮演者自定。
3. 观看的学生可以对模拟情况提出意见和建议。
4. 教师进行总结点评。

三、人员推销管理

人员推销管理是指企业根据环境要求和资源条件对人员推销进行的设计和管理。主要包括以下几个方面。

（一）确定推销团队的组织结构

为保证人员推销工作有效进行，应根据实际需要设计人员推销组织结构。可供选择的人员推销组织结构主要有地区式结构、产品式结构、市场式结构和复合式结构4种类型。

（二）建立大健康推销团队

大健康推销团队的建立，首先要确定推销队伍的工作岗位和任务、规模，其次进行推销人员的甄选和培训，这是人员推销管理工作中两个重要的过程。

1．明确推销团队的工作岗位和任务

明确推销团队的工作岗位和工作任务，主要包括：①设计推销工作岗位，对工作岗位职责、权利及不同岗位在整个推销工作中所处位置和上下游关系进行描述和分析；②确定每个工作岗位的工作范围、工作内容等；③确定每个工作岗位的具体工作目标。

2．确定推销团队的规模

推销团队的规模与销售量和成本具有密切关系，既接受市场营销组合中其他因素的制约，又影响着企业的整个营销战略。可采用分解法、销售百分比法和工作量法3种方法。

3．推销团队人员的甄选

大健康推销团队的人员主要有两个来源，即企业内部选拔和向外部招聘。
优秀的推销员必须有良好的素质和条件，具体包括：①较高的职业道德；②较强的责任心、良好的服务精神和协作精神；③丰富的大健康专业知识与熟练的专业技能；④较好的洞察力、判断力、创造力、说服力及自我管理与社会活动能力；⑤其他良好的综合素质，如健康的身体、良好的气度、端庄仪表、谦虚有礼、热情大方等。

4．推销团队人员的培训

新的推销团队人员，必须经过一段时间的系统培训才能从事推销工作。企业原有的推销人员也应定期进行培训，以便提升业务水平，适应企业发展与市场变化的需要。企业培

训推销人员，可以采用短期集中培训、专项实习、岗位创收和委托代培等多种方式进行。

推销团队成员培训的内容主要有：①企业情况介绍；②产品和技术知识讲解；③市场情况介绍；④消费者购买心理和行为分析；⑤市场营销和推销的基本理论与技能传授；⑥推销人员必备的其他业务知识学习。

第四节　大健康营业推广策略

一、大健康营业推广的定义和特点

（一）大健康营业推广的定义

大健康营业推广又称为销售促进，是指除广告、人员推销和公共关系之外能有效刺激消费者购买、提高促销效率的所有企业营销活动的总称。营业推广是一种用于一定时期、一定任务的特别推销方式、是一种暂时的促销活动。因此，营业推广是对大健康企业广告促销、人员推销的一种补充，是企业促销组合中的一种辅助性促销方式。

（二）大健康营业推广的特点

（1）大健康营业推广是一种强烈刺激需求、扩大销售的活动。
（2）大健康营业推广是一种辅助性质的、非常规性的促销方式。
（3）大健康营业推广不能单独使用，需要与其他促销方式配合使用。
（4）大健康营业推广适合于特定时期或特定任务的短期性促销活动。

二、大健康营业推广的方式

大健康营业推广根据不同的对象采用不同的方法，包括消费者—吸引购买方式、中间商—刺激开拓市场方式、推销员—鼓励销售方式。营业推广的形式主要分为线上推广和线下推广，线上推广包括社群营销推广、微营销推广、搜索引擎推广等，线下推广有传单、营销活动等。下面主要介绍不同对象采用的常用线下推广方式。

（一）面向大健康消费者

1．赠送促销

向消费者赠送样品或试用品，赠送样品是介绍新产品最有效的方法，缺点是费用高。企业要迅速向顾客介绍和推广产品，免费品尝新包装、新口味的食品，或者实行免费赠送、免费试用鼓励顾客使用新商品，进而产生购买欲望。还可以设计一些带有企业形象标识的小礼品，如钥匙链、小卡通玩具等在消费者购买一定数量商品时免费赠送。当消费者购买商品后，附赠精美的包装。包装可以根据商品的形状及数量分别设计，可以是特别的包装盒或购物袋。

2．优惠券

优惠券是作为在本企业购买商品时可凭券享受价格优惠的证券。优惠券分为传统纸质优惠券和电子优惠券。纸质优惠券通常在购物时赠送，也可以放在广告印刷品中赠送，还可以附在想扩大销售的商品上赠送。电子优惠券通过网络实现，可以降低企业的制作和发放成本。通过 PC 或移动终端平台，可引导顾客进入企业网站或销售终端，使顾客了解产品和企业相关信息。

3．抽奖促销

抽奖促销是以一个人或数人获得超出参加活动成本的奖品为手段进行商品或服务的促销。消费者通过填写问卷、注册、购买产品或参加网上活动等方式获得抽奖机会。顾客购买一定的产品之后可获得抽奖券，凭券进行抽奖获得奖品或奖金，抽奖可以有各种形式。抽奖促销活动应注意奖品要有诱惑力，可思考大额超值的产品吸引人们参加。

4．现场演示

大健康企业派促销员在销售现场演示本企业的产品，向消费者介绍产品的特点、用途和使用方法等，解答顾客提出的询问，制造活跃的气氛，启发消费者对新商品的兴趣。这种方式可以帮助缺乏商品知识和消费经验的消费者了解商品性能，引发即兴购买。

5．联合推广

由不同大健康商家联合进行的促销活动称为大健康联合促销，联合促销的产品或服务能够起到必需的优势互补、互相提升自身价值等效应。如果应用得当，那么联合推广可起到较好的促销效果。现在各个领域都在倡导合作，使产业链、供应链优化，提倡 1+1>2，实现资源整合、资源共享。例如，养老院可以和保健品、保健器材销售公司联合，购买老年产品的公司推荐客人入住，给予一定提成。同时，保健产品可放置对方门店做宣传，对方也可到敬老院做义诊，强强联手，客户资源共享，有效互动。

6．参与促销

通过消费者参与各种促销活动，如技能竞赛、知识比赛等活动，能获取企业的奖励。

7．会议促销

各类展销会、博览会、业务洽谈会期间的各种现场产品介绍、推广和销售活动。

课堂训练：
请列举自己接触到的最有创意的优惠券推广方案。

（二）面向中间商

1．批发回扣

企业为争取批发商或零售商多购进自己的产品，在某一时期内给经销本企业产品的批发商或零售商加大回扣比例。

2．推广津贴

企业为促使中间商购进企业产品并帮助企业推销产品，可以支付给中间商一定的推广津贴。

3．销售竞赛

根据各个中间商销售本企业产品的实绩，分别给优胜者以不同的奖励，如现金奖、实物奖、免费旅游、度假奖等，以起到激励的作用。

4．扶持零售商

生产商对零售商专柜的装潢予以资助，提供 POP 广告，以强化零售网络，促使销售额增加；可派遣厂方信息员或代培销售人员。生产商这样做的目的是提高中间商推销本企业产品的积极性和能力。

（三）面对内部员工

主要是针对企业内部的销售人员，鼓励他们热情推销产品或处理某些老产品，或者促使他们积极开拓新市场。一般可采用的方法有销售竞赛、免费提供人员培训、技术指导等形式。

三、大健康营销推广方案的制订

（1）确定推广目标。营业推广目标的确定，首先要明确推广的对象是谁，树立以消费者为中心的促销理念，切实把握消费者所关心的内容进行准确的市场定位。站在消费者的立场上，以消费者的观点看待商品陈列、宣传及各项服务，为顾客提供最大限度的方便。企业每一次促销都有具体的目标，如刺激消费、宣传消费新观念、新生活方式及与之对应的新商品等。这些目标是企业制定活动准则和评价促销效果的依据。

（2）选择推广工具。营业推广的方式方法很多，但如果使用不当，则适得其反。因此，选择合适的推广工具是取得营业推广效果的关键因素。企业一般要根据目标对象的接受习惯和产品特点、目标市场状况等来综合分析选择推广工具。

（3）推广的配合安排。营业推广要与营销沟通的方式（如广告、人员销售等）整合起来，相互配合，共同使用，从而形成营销推广期间的更大声势，取得单项推广活动达不到的效果。

（4）确定推广时机。营业推广的市场时机选择很重要，如季节性产品、节日、礼仪产品，必须在季前、节前做营业推广；否则就会错过时机。

（5）确定推广期限，即营业推广活动持续时间的长短。推广期限要恰当，过长，消费者新鲜感会丧失，产生不信任感；过短，一些消费者来不及接受营业推广的实惠。

（6）拟定促销预算。确定促销的规模，测算促销费用。这些必要费用支出的大部分是用来进行刺激销售的，如折扣、赠物、降价等。这些费用支出要从销售额中得到补偿，所以促销活动方案的制订必须要考虑企业的实际承受能力。

四、营销推广方案的评估

促销结果的评估是极其重要的。评估的内容包括：促销主题是否抓住了顾客的需求和市场的卖点；促销内容、方式是否有新意；吸引顾客创意是否符合促销活动的主题和整个内容；促销商品能否反映企业特色；是否选择了消费者真正需要的商品；促销商品的销售额与利润是否与预期目标相一致等。通过效果评估，避免下次出现不必要的失误，使企业的促销策略达到预期的效果。

大健康公司通过促销前后销售数据的对比，或者通过增加消费者数量来衡量促销的效果。一般而言，如果促销活动将竞争对手的客户转换成自己的固定客户，那么这项促销就十分有效。如果本公司的产品并不比竞争者好多少，那么产品的市场份额可能会回到促销前的水平。如果需要更多的信息，可通过市场调研去了解有多少人记得这次促销，他们的看法如何，多少人从中得到了好处，以及这次促销对他们以后选择品牌的影响程度。

例如，一种产品在营销推广之前市场份额为 8%，营销推广期间为 12%，营销推广结束马上下降为 6%，过了一段时间又回升到 9%。这些数据表明，企业的营销推广方案在实施期间吸引了一批新的顾客，并促使原有的顾客增加了购买量。营销推广结束后马上下降为 6%，说明顾客尚未用完前一段多购的产品；回升到 9%，说明营销推广方案终于使一批新顾客成为老顾客。如果过一段时间市场份额不是 9%而仍是 8%，那么就说明这项营销推广方案只是改变了需求的时间，并未增加该产品的销售量。

第五节　大健康公共关系策略

公共关系（简称公关）是由英文"Public Relations"翻译而来的，中文可译为"公共关系"或"公众关系"，不论是其字面意思还是其实际意思基本上都是一致的，都是指组织机构与公众环境之间的沟通与传播关系。

一、大健康公共关系的定义

大健康公共关系是指某一组织为改善与社会公众的关系，促进公众对组织的认识、理解及支持，达到树立良好组织形象、促进商品销售目的等一系列公共活动。它本意是社会组织、集体或个人必须与其周围的各种内部、外部公众建立良好的关系。它是一种状态，任何一个企业或个人都处于某种公共关系状态之中。它又是一种活动，当一个工商企业或个人有意识地、自觉地采取措施去改善和维持自己的公共关系状态时，就是在从事公共关系活动。

同人员推销、广告和营业推广等促销方式相比，公共关系具有如下特点：

1．树立企业形象

公共关系不直接介绍和推销产品，而是通过积极参与各项社会活动宣传企业的营销宗旨，扩大知名度，树立良好形象，赢得社会各界的理解和信任，进而使消费者信任企业生产的产品，达到促销的目的。同时，公共关系还可以为企业改变环境，使之更适应企业的发展，更容易推销产品。

2．间接促销，获得长期效应

公共关系不强调即刻见效，立即促成购买行为，其促销作用主要是长期效应。公共关系传播的信息，或者借助于事实本身，让人耳闻目睹；或者通过他人之口，如新闻媒介，昭告天下。公共关系可以突破公众及顾客对企业推销产品的防范与戒备心理，逐渐渗透，深入人心，达到效果持久的目标。它使企业的知名度提高并树立了良好的形象和信誉之后，在较长的时期内促进产品销售。

二、公共关系的职能

（一）信息管理（即信息采集职能），监督环境

大健康公共活动的目标之一就是要通过有效的信息沟通，达成组织与公众的有效信息交流。收集和掌握相关信息是公共关系最基础的工作，任何策划都应从采集信息开始。采集信息的职能要求大健康公关人员具备信息意识，通过大众传播媒介收集信息，参与各种活动，直接听取公众的建议和意见，或者实践调查等方法收集信息。

大健康公共活动所需信息主要包括内源信息和外源信息。①内源信息主要是来自大健康内部各方面的信息和动态：大健康产品形象信息，大健康组织形象信息，大健康组织的发展历史、现状、未来，大健康组织的目标、方针和政策、管理水平、人员素质、服务质量等。②外源信息是指大健康组织所处的外部环境的信息动态：客户的需求，合作者的看法，投资者的意向，竞争者的动态，政府官员的看法，新闻界的评价，意见领袖的观点。

所谓监测环境，是指观察和预测影响大健康组织目标实现的公众情况和各种社会环境的情况，使大健康组织对环境的发展变化保持清醒的头脑和敏锐的感觉，以及灵敏的反应，从而保证科学地塑造组织形象，实现组织目标。

（二）咨询建议，辅助决策

咨询建议，辅助决策是指公共关系人员向社会组织的领导者和决策者提供有关公关方面的信息意见，作为决策的依据。这是公共关系最优价值的职能，体现了公共关系在组织决策中发挥作用的重要价值和管理属性。

大健康公共关系的咨询决策不是从技术、人事、业务、经济等传统角度提供建议，而是从组织形象、社会公众和传播沟通的角度为决策提供咨询。大健康公共关系是"智业""咨询业"，公共关系人员是"智囊""开处方的专家"。咨询建议内容包括：①提供大健康形象建设咨询；②提供公众心理咨询；③关于 CIS 设计的咨询；④关于社会环境变动趋势的预测咨询。

公关职能的最高层次表现，公关有助于领导决策时渗透公关思想。站在公众的立场思考决策中存在的问题，让公众利益纳入决策视野，让公众利益成为优先条件加以考虑。在决策中开发组织形象资源，使活动既符合公众利益，又有利于组织发展。

（三）传播沟通，塑造组织形象

沟通交流是管理的润滑剂，公关推动了管理手段的进步，公关改变了管理沟通过程，改变了命令式的方式——与公众交流、交心，赢得信任与支持。公关讲沟通技巧：①沟通中信息准确；②扩展共同语言；③平时积极寻找并创造沟通交流的平台。

公关是大健康企业打造品牌的有力手段。尤其在树立企业良好形象、体现企业社会责任时，公关传播工作不可缺失。管理者应懂得什么是 CI、什么是 VI，充分意识到信息沟通工作、形象传播在企业成长发展中的重要作用。设计、传播、修正企业形象，突出品牌意识，实施名牌战略，积累无形资产。

（四）协调关系（即协调沟通职能），平衡利益

大健康产业市场经济是一只看不见的手，利益矛盾突出，公关本着互利互惠真诚的原

则，承认利益，按双向对称的原则，满足利益。大健康协调内容包括：①协调领导与员工的关系；②协调内部各部门各环节关系；③协调外部公众利益关系。协调关系的方法包括反馈调节、感情疏通、信息分享。

（五）危机处理

危机处理是指大健康企业为了预防危机的发生或在危机发生时为及时控制危机减少损失而采取的措施。危机处理可以维护、恢复或刷新社会组织形象。组织危机是组织生存发展的大敌，处理不好往往给组织造成重大损失，甚至断送组织的"生命"，因而组织公共关系将危机处理作为公共关系的主要职能和工作重点之一。随着公关理论和实践的发展，事前预测管理危机已成为公共关系对待危机的主流方法，这是组织公共关系的新发展。

三、大健康公共关系的工作程序

斯科特·卡特利普（Scott.M.Cutlip）和艾伦·森特（Ailen.H.Center）将公共关系四步工作法描述为：调查分析、确定目标——策划对策、拟订方案——策动传播、开展工作——评估分析、检测效果 4 个环节，并进一步将其明确为一个循环交互的过程，如图 11.7 所示。

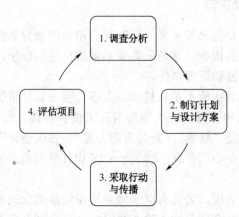

图 11.7　大健康公共关系四步工作法

（一）调查分析

公关调查是运用一定的方法，有计划、有步骤地去考察组织的公关状态，收集必要的资料，综合分析各种因素及相互关系，以掌握实际情况、解决组织面临的实际问题的一种社会实践活动。它的重要性体现在以下几方面：①公关调查可以为组织决策提供充分的依据；②公关调查是公关人员解决危机事件的重要环节；③公关调查是制定公关决策的基础，又是修正公关决策的必要途径。调查的主要内容：组织基本情况的调查；公众态度的调查；社会环境的调查；组织形象的调查。

（二）制订计划与设计方案

经过调查研究，弄清楚了问题是什么，就有了明确的工作目标。确定目标之后就可以制订公共关系活动计划。良好的企业形象的建立和保持是企业公关关系活动和公关人员持续不断努力的结果，包含以下几个步骤：确定目标；确定目标公众；确定活动主题；选择传播方式和媒介；选择 PR 模式（公共模式）；编制预算。常用的几种公关模式如表 11.4 所示。

表 11.4　常用的几种公关模式

公 关 模 式	具体的方法	特　　点
宣传型 PR	公关广告、发新闻稿、印发小册子、设立标识和板报、进行演讲、举办展览会、召开记者招待会、制作视听材料	传播面广，主导性强，时效性强，能有效地与公众进行联系和沟通
交际型 PR	召开座谈会、招待会、茶话会，举办文体联谊活动、慰问活动、宴会，举行谈判活动、专访活动、参观活动，进行电话沟通，接待应酬、发送贺卡、贺片、亲笔信函等	直接沟通、人情味浓，信息反馈快等，对于加强组织与公众之间的情感联系，效果很好
征询型 PR	设立热线电话、公众意见箱、开办各种咨询业务、建立来信来访制度和合理化建议制度、举办信息交流会、分析新闻舆论、制作调查问卷、广泛开展社会调查等	以输入信息为主，对民意及时反应，保持组织与公众之间的平衡状态
服务型 PR	提供义务教育和培训、义务消费指导、义务咨询，免费上门服务，扶持社区企业	以实际行动感化人心，使组织与公众之间关系更加融洽和谐
社会型 PR	赞助各种文化、教育、体育、卫生等方面的事业，支持社会或社区的福利事业、慈善事业，参与国家、社区重大活动并提供赞助，利用组织的庆典活动为公众提供有意的活动或招待等	侧重于组织的长远利益和整体形象，影响面大，影响力强，但形象投资费用也较高

（三）采取行动与传播

公共关系的目标和计划一经确定，一系列的传播活动就开始了。这是整个公共关系工作程序中最为关键的环节。保证计划顺利完成，需要把握以下几方面的工作：要保证传播活动不偏离既定的公关目标；掌握进度；调整计划。

（四）评估项目

评估效果，即对公共关系活动的效果进行评估与估价。评价公关活动效果主要从以下几点着手：①检查公共关系工作是否达到了预期的效果；②检查组织的知名度和美誉度的变化情况；③检查新闻媒介对本组织的报导情况；④检查预算执行的情况；⑤还可从检查公众的来信、来访和投诉的记录等，从中分析、评价出公关工作的好坏。

◀ 课堂案例　　　　　　"饿了么"的品牌新定位

1. 品牌诠释

"饿了么"是餐饮业数字化领跑者，以建立全面完善的数字化餐饮生态系统为使命，为用户提供便捷服务极致体验，为餐厅提供一体化运营解决方案，推进整个大健康餐饮的数字化发展进程。

The North Face®北面，美国著名户外品牌，成立于 1966 年，致力于为户外运动员的每一次严酷探险提供专业装备。

2. 背景

饿了么立足年轻文化，洞察年轻用户对吃、运动的新需求，在历经 10 年沉淀后寻求变化，借由跨界去拓宽品牌边界，提升品牌品质感。当下年轻人注重健康，运动健身成了他们关注的热点。饿了么注意到这一点，联手北面，呼吁更热血、更健康的生活，以深度关怀打动用户。

3. 户外工作+户外运动

从外卖这一户外工作和城市户外运动的共同点出发，大胆与北面跨界合作，并邀请再造衣银行的知名服装设计师张娜全面升级骑手装备，在服装中加入城市户外速度与力量的元素，从而提升骑手装备舒适度与时尚度，使骑手送餐更加便利。这一波骑手改造，成功提升骑手形象，打造骑手精神。

4. 饮食健康+运动健康

饿了么 APP 端内上线了"健康餐"专区，抓取用户碎片时间健身的洞察，以"饮食健康 + 运动健康"的新模式与北面联合推出限量"能耐我盒"。在该套装中，配备了美味的饿了么健康餐和实用的 The North Face®北面健身小道具及教程，大力推广运动健康餐场景营销，倡导健康生活。

这次跨界一举两得，针对骑手优化骑手服功能性，赋予骑手关怀，又针对用户能凸显饿了么焕新的决心，传达品牌年轻热血的新调性。从线上品类营销+线下骑手改造+高品质联名产品，三管齐下，在更高维度和用户站在一起，为品牌注入新活力。

（资料来源：SocialBeta 网站，http://socialbeta.com/t/103166，
clovey，2018-08-24 11:35.有改动）

思考题：
1. 阐述饿了么与 The North Face®北面跨界合作在国内市场是否会成功？
2. 列举大健康产业品牌联合创新案例。

本章小结

本章围绕大健康促销策略，讲解了大健康促销策略的概念，分析了大健康四种促销方式：广告、人员推销、营业推广和公共关系各自的优劣和促销组合策略。从大健康广告的定义、大健康广告策划两个方面详细阐述了大健康广告促销策略内容；从大健康人员推销定义、工作步骤、管理三个方面讲解了大健康人员推销策略板块；从大健康营业推广定义、方式、方案制定、方案评估四个方面分析了大健康营业推广策略；从大健康公共关系的定义、职能、工作程序三个方面详细阐述了大健康公共关系策略。

实训练习

一、名词解释

大健康促销　促销组合策略　推式策略　拉式策略

大健康人员推销　广告　公共关系　大健康营销推广

二、选择题

1. 就推广下列产品而言，你认为较好的诉求应该是（　　）。
   A. 养老院
   B. 旅居旅游项目
   C. 健康体检机构
   D. 健康食品
2. 可以对消费者采取的营销推广方式包括（　　）。
   A. 赠送样品
   B. 优惠券
   C. 以旧换新
   D. 红利提成
   E. 现场示范

三、简答题

1. 阐述下列产品较好的诉求。
   （1）养老院；（2）旅居旅游项目；（3）健康体检机构；（4）健康食品。
2. 企业对消费者、中间商、营销人员可采用的营销推广方式有哪些？
3. 人员推销的程序有哪些步骤？人员推销管理的主要内容有哪些？
4. 大健康公共关系的主要模式是什么？

四、营销技能综合训练

（一）综合训练一

为下列产品设计恰当的媒体组合方式，请以你所处城市的广告媒体为例，通过各种调研方式，获取广告媒体成本费用方式的信息。

1. 广告媒体组合的设计
A. 保健品
B. 保险
C. 健康旅游产品
2. 广告媒体的成本费用
媒体一：
媒体二：
媒体三：
媒体四：

（二）综合训练二

某大健康企业推出一款保险，主要针对汽车，请你为该汽车设计一个电视广告（时间为10秒），以感性广告为主，简单阐述广告的主要创意和主要内容。

第十二章

大健康市场营销计划、组织与控制

学习目标

1. 了解大健康市场营销计划、组织、控制的含义。
2. 理解大健康市场营销计划的特征。
3. 理解大健康市场营销组织设计的基本原则和组织的类型。
4. 理解大健康市场营销控制的类型。
5. 掌握大健康市场营销计划书的撰写。

案例引入

中医药健康旅游

随着我国生活水平的逐步提高，人民群众对健康服务的需求极为迫切。利用丰富的旅游资源和中药资源，发展中医药健康旅游，是中医药服务业的延伸和旅游业的扩展，体现了生态健康的内涵，满足了人民群众日益增长的健康服务需求，对提升全民健康素质具有重要的意义。

目前我国旅游业正处于转型升级期，中医药健康旅游作为旅游与中医药融合发展的新型业态，对整合旅游资源、丰富旅游产品、优化旅游产业结构、提高我国旅游经济具有重要意义，将成为我国旅游业转型升级的重要推手。

浙江磐安"江南药镇"总体规划 3.9 平方千米，核心区块占地约 1.3 平方千米，从 2015 年开始通过 5 年时间建设，总投资 30 亿元以上，将打造成省内一流、全国闻名的药材天地和养生福地。"江南药镇"的总体空间布局为"一带一路四区多点。"一带：中药商贸养生休闲带。重点建设中药文化园、"浙八味"药材市场、衍生博览馆、康休养生园等项目集中区域，使之成为中药"产、学、研、游、休"的载体。一路：小镇活力之路。衔接县城和新城约 10 千米贯穿整个药镇，将此路建成展示药镇形象的重要走廊。四区：中医药服务协调区、核心区、主题区、产业区。多点：创建中医药和养生保健机构、药文化特色街区、药都故里、中高端养老社区、百草园、中药材主题公园、中药研发园等多个节点活力源。

（资料来源：丁建中、王学恭、徐珊，等. 大健康产业读本，江苏凤凰科学技术出版社，2018，第 134、136 页）

思考题：以大健康市场营销计划为角度，分析浙江磐安"江南药镇"建设"一带一路四区多点"的意义。

第一节　大健康市场营销计划

一、大健康市场营销计划的含义

所谓大健康市场营销计划，是指在研究目前大健康行业潜力、市场营销状况，在分析大健康企业所面临的主要机会（Opportunities）与威胁（Threats）、优势（Strengths）与劣势（Weaknesses）及存在问题的基础上，对财务目标与市场营销目标、市场营销战略、市场营销行动方案及预计损益表的确定和控制。大健康市场营销计划是商业计划的一部分，无论创建的大健康企业属于哪种类型，具有多大的规模，每一个创业者都需要编制市场营销计划，且需要每年加以制订。

二、大健康市场营销计划的特征

大健康市场营销计划的特征主要有以下 3 点。

（1）大健康市场营销计划是大健康企业计划的核心。虽然市场营销计划是大健康企业各部分计划中的一个，但是它却处于中心地位。例如，一个制药企业，只有先计划了销售量才能计划生产量，从而财务计划、资本计划、人力资源计划等才能因此做出。

（2）大健康市场营销计划涉及公司各主要环节。大健康市场营销计划可谓牵一发而动全身，因为要启动市场营销，还需要大健康企业其他部分的支持，如制造部门、采购部门、研发部门、财务部门等。所以在拟订大健康市场营销计划时，必须考虑其他部门的业务活动，注意各部门之间的协作。

（3）大健康市场营销计划日趋重要和复杂。市场营销计划不单单是部门计划，在大健康市场竞争日趋激烈的今天，市场营销计划往往被纳入大健康企业战略体系中，所以市场营销计划将从原有的部门视野提升到大健康企业战略高度来对待。

三、大健康市场营销计划书的撰写

大健康市场营销计划书是营销计划的最终研究结果，是计划的书面文件，是以顾客或市场为基点的大健康企业正式计划文件之一。一个完整的大健康市场营销计划书包括 8 个基本内容，如表 12.1 所示。

表 12.1 大健康市场营销计划的基本内容

序　号	计　划　项　目	目　的　任　务
1	计划概要	对计划进行整体性简要描述，以便于了解计划的核心内容和基本目标
2	当前营销状况	提供宏观环境的相关背景数据资料；收集与市场、产品、竞争、分销及资源分配等方面相关的数据资料
3	机会与问题分析	确定公司的主要机会和威胁、优势和劣势及产品所面临的问题
4	营销目标	确定该项计划需要实现的关于销售量、市场份额、利润等基本指标
5	营销战略	提供用于实现计划目标的营销总体思路与措施
6	行动方案	具体要做什么？谁执行？何时做？需要多少费用
7	损益预算表	预计计划中的财务收支状况
8	营销控制	说明如何监测与控制计划执行

1. 计划概要

大健康市场营销计划概要是向上级领导提交的文档资料，主要介绍市场营销的目标和有关建议，行文简明扼要即可。因为计划的主要内容会在下面的子部分中详细阐释，所以形式上最好在提要的有关内容中，用标注注明对应的详细论述在计划书中的哪一页，方便决策者重点查阅。

例如，某大型美容机构 2017 年度的市场营销计划概要如下所述：2017 年，增值业务在保证营销投入的前提下应实现大幅度增长：美容产品销售收入目标为 1200 万元，较去年增长 15%，如目标为 400 万元，增长 13%。业务增长主要通过开拓男士美容项目新业务。市场营销预算为 60 万元，同比增长 18%，增加预算部分主要用于男士美容业务（具体内容参见计划其他部分）。

2. 当前营销状况

在当前营销状况中，应介绍清楚并提供大健康市场状况、有关产品、竞争、分销及所处宏观环境等多方面的详细数据资料。

对于大健康市场状况，提供的是有关目标市场的主要数据。大健康市场的规模和成长，按过去几年的总销售量、各细分市场、区域市场来分析。这些数据还应反映顾客的需求、观念和购买行为的发展趋势。

大健康产品状况应反映过去几年中主要产品的销售量、价格、边际收益和净利润。

大健康市场竞争状况，主要分析竞争对手的规模、目标、市场份额、产品质量、营销战略和行动。

大健康市场分销状况主要是对小企业的销售渠道规模和现状进行描述。

大健康市场的宏观环境，主要描述广泛意义上与该产品相关的宏观环境发展趋势与相关数据。一般以人口、经济、技术、政治、法律、社会文化等基本宏观环境因素为划分维度进行描述分析。

3. 机会与问题分析

机会与问题分析可利用市场营销状况资料，采用有关工具和方法，对大健康企业和产品线面对的内部环境进行深度扫描与分析。这一部分主要包括 3 个方面的内容：分析大健康产品线面临的主要机会与威胁、优势与劣势以及产品线面临的所有问题。

4. 营销目标

营销目标分为财务目标和营销目标两个层次。财务目标主要包括利润指标、长期的投资收益率、年度现金流量等。营销目标则主要是确定产品的销售量、销售额、市场占有率、分销网点建设、产品实际价格、广告效果等。

5. 营销战略

对于营销战略，在大健康市场营销计划书中，主要描述以下几个方面：目标市场、产品定位、产品线、产品定价、分销网点、销售队伍、广告、产品研究开发、市场调研等。

6. 行动方案

在行动方案中，要有为了实现业务目标所采取的主要营销行动，如"将要做什么？""什么时候做？""谁来做？""成本是多少？"等。

7. 损益预算表

在行动计划中，要表明计划的预算。例如，收入要反映预计的销售量和价格；费用要反映成本的构成和成本的细目。两者之差就是预计的利润。大健康企业要对计划的预算进行核查，预算如果太高，就要适当削减。

8. 营销控制

计划的最后一个内容是控制，主要用来监测计划的进度。通常目标和预算是按月或按季度来制定的，大健康企业要对计划的执行结果进行核查，出现问题要及时弥补和改进。对预先难以做出预测的因素，要制订应急计划。

四、大健康市场营销计划的评价

营销计划的制订与实施直接关系到企业销售业绩的好坏，如何来衡量一个营销计划的完备性和客观可行性呢？可从以下 9 个方面来具体评价。

（1）符合实际情况，具有可操作性，以现有的人力资源和条件完成。

（2）计划目标设置详尽清楚，要完成什么？谁在什么时候完成？不存在疑问。

（3）计划完整连贯，避免行动过程中有脱节现象。

（4）具有相应弹性，以适应出现新情况或能够充分利用新机会。

（5）设定优先顺序，使执行人员了解哪些事情最重要。

（6）制定有衡量计划成功的具体标准。

（7）计划应该是大健康企业内外所有合作者充分沟通的结果。

（8）日期明确以便定期检查计划的实施情况。

（9）营销计划具有最佳的投入产出比。

第二节　大健康市场营销组织

一、大健康市场营销组织的含义

大健康市场营销组织是大健康企业为了实现经营目标，发挥市场营销职能，由从事市场营销活动的各个部门及其人员所构成的一个有机体系。在现代市场经济条件下，大健康企业不论是从事市场营销活动，还是实施市场营销战略和策略，都离不开有效的市场营销组织。健全的、有效的营销组织是实现大健康企业营销目标的可靠保证。

二、大健康市场营销组织设计的基本原则

大健康市场营销组织的设计，除了遵循组织设计的一般原则外，还要遵循与大健康企业战略目标和企业实际情况相吻合的原则，概括起来主要有以下几点。

（1）专业分工原则。大健康企业的规模越大，专业要求就越高，分工越细。市场营销组织也是如此，其分工的主要任务是进行岗位分析和岗位描述。任何岗位要根据其基本活动而设定，并给予明确的对等责权。

（2）市场与顾客导向原则。这是大健康市场营销组织设计中的重要原则，如果组织真正能够以顾客需求和市场为驱动力，那么在这样的组织体系和运行机制下，各部门和人员就能够时时处处以市场为导向，高度关注和重视顾客关系，提高顾客满意度，构建大健康企业的竞争优势。

（3）弹性原则。弹性原则是指大健康营销组织的设计首先应该能够适应当前内外部环境的变化，组织设计有一定的灵活变通性与环境适应性。

（4）责权对等原则。责权对等原则在大健康营销组织中尤其关键，因为营销人员是企业的一线员工，直接接触顾客。顾客对大健康企业产品与服务的评价因素很多来源于营销人员。如果营销人员有责无权，不仅影响营销人员的积极性和创造性，还会导致营销人员面对顾客的特定要求时无法及时解决。如果营销人员有权无责，就有可能造成营销内部的无序与混乱。

三、大健康市场营销组织的类型

大健康市场营销组织，其形式主要依据职能、地域、产品、市场等因素组织而成。常见的类型有以下几种。

1. 职能型组织

职能型组织是市场营销组织形式中最常见的一种形式，该类型组织的主要优点是职能分工清晰，管理简单，其结构如图 12.1 所示。

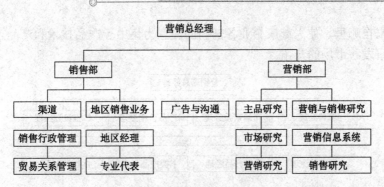

图 12.1 职能型组织结构

职能型组织把销售职能当成市场营销的重点，而广告、产品管理和研究职能则处于次要地位，所以它适用于大健康企业只有一种或少数几种产品，或者大健康企业不同品类产品的营销方式、渠道等大体相同的情况。但是，随着大健康产品逐渐增多和市场扩大，职能型组织形式就会出现不平衡和难以协调的问题。

2. 地域型组织

当大健康企业的产品要面向全国推广，那么其市场营销机构就会按照地域来设置，这就是地域型组织形式。这类组织形式管理也相对简单，职责划分很清楚。通常而言，地域型组织机构设置包括一名负责全国营销业务的销售经理、地区销售经理和地方销售经理。为了使整个市场营销活动更为有效，地域型组织通常都是与其他类型的组织结合起来使用的，其结构如图 12.2 所示。

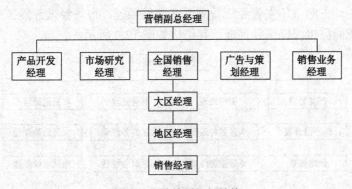

图 12.2 地域型组织结构

3. 产品型组织

产品型组织是指在组织内部建立产品经理组织制度，以协调职能型组织中的部门冲突。该组织形式适用于较大规模、采用多元化战略的大健康企业。企业分工日趋专业化，基本营销职能不断细分，需要专门的部门来协调，其结构如图 12.3 所示。

产品型组织结构的优点是：具有较大灵活性，当大健康企业涉足新的产品领域时，只要在组织结构上增加一个新的产品系列部即可；有助大健康企业对各个产品系列给予足够的重视，由于每种产品都有相对应的产品经理负责，因此即使是名气再小的品牌也不会被忽略。产品型组织体现了分权化的经营思路，有利于调动产品部经理的积极性，产品经理对于市场上出现的情况反应比专家委员会更快，可以为大健康产品设计具有成本效益的营销组合。产品型组织形式着重对业务进行统筹安排，产品经理关心的是整个部门的总利润，而不论利润来自哪里，使大健康企业各部门的注意力集中于产品技术和产品市场上，促进了新产品的研发和市场的开拓。

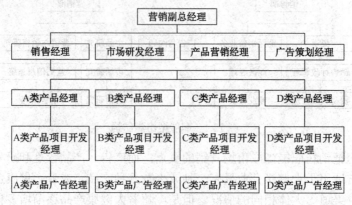

图 12.3　产品型组织结构

产品型组织结构的缺点是：若缺乏整体观念，大健康企业各产品部之间会发生协调问题，则会为保持各自产品的利益而发生摩擦；这种组织形式意味着大健康企业随产品种类的不同而在任何一个特定的地区建立多个机构，导致机构设置重叠和管理人员的浪费，以及产品知识分散化；产品经理需要协调与各个部门的关系，否则有碍他们有效地履行职责。

4. 市场型组织

市场型组织即大健康企业按照市场系统安排其市场营销机构，使市场成为企业各部门为之服务的中心。一名市场主管经理管理几名市场经理，市场经理开展工作所需要的职位性服务由其他职能型组织提供并保证。其结构如图 12.4 所示。

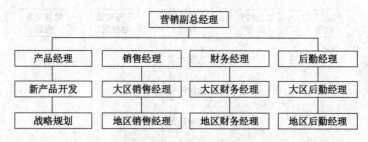

图 12.4　市场型组织结构

市场型组织一般适用于大健康企业拥有单一的产品线；市场上存在着各种细分市场；拥有不同的分销渠道。

市场型组织的优点在于大健康企业的营销活动是按照满足不同类型顾客的需求来组织和安排的，有利于加强大健康企业的销售和市场开拓。它的缺点是存在着与产品型组织一样的权责不清问题和多头领导问题。

5. 事业部组织

随着大健康产品品种增加和企业经营规模不断扩大，为适应这种情况，大健康企业常常将产品部门升级为独立的事业部，各事业部下设职能部门。其结构如图 12.5 所示。

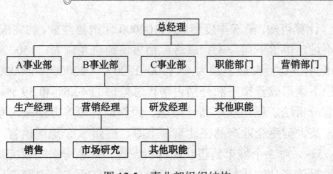

图 12.5 事业部组织结构

四、大健康企业组织结构与营销战略的关系

大健康企业组织结构与营销战略之间存在着相互作用的关系，这种关系突出了营销战略制定和战略执行之间的相互连接。营销战略与组织结构需要匹配，是战略决定结构还是结构决定战略，需要视具体情况而定。但不管战略和结构之间存在什么样的关系，营销战略和结构的选择必须确保战略匹配的结构技能给当前竞争优势的发挥提供保障，同时也具备获得未来优势的灵活性。这就意味着当大健康企业改变战略时，企业应同时考虑到支持新战略所需的组织结构问题；反之，组织进行结构变化时，必须考虑组织战略问题。

第三节 大健康市场营销控制

大健康市场营销控制是指市场营销管理者经常检查市场营销计划的执行情况，查看计划与实际是否一致，如果不一致或没有完成计划，就要找出原因所在，并采取适当措施和正确行动，以保证大健康市场营销计划的完成。控制的目的是发现问题及时整改。

大健康市场营销控制有 4 种类型：年度计划控制、盈利能力控制、效率控制和战略控制。

一、年度计划控制

年度计划控制是指大健康企业在本年度内采取控制步骤，检查实际绩效与计划之间是否有偏差，并采取改进控制，以确保市场营销计划的实现与完成。年度计划控制的内容是对销售分析、市场占有率、费用率等进行控制；年度计划控制的目的是确保年度计划所规定的销售、利润和其他目标的实现。

1. 销售分析

销售分析是根据计划销售目标与实际销售情况进行的对比分析，即衡量并评估实际销售额与计划销售额之间的差距。具体的方法分为两种：一是销售差异分析法；二是微观销售分析法。

（1）销售差异分析法，就是直接对销售目标执行中形成的实际销售缺口进行归属因素分析。例如，某养生产品制造企业年度计划中第三季度销售目标为 25000 盒，单价为 1500 元，销售额为 37500000 元。实际销售情况是销售量为 22000 盒，售价为 1200 元，完成销售额 26400000 元。计算可知,第三季度形成 11100000 元销售差额,约完成计划目标 70.4%,其原因是销售量不足,单价下调。未完成目标销售量销售差额为:1500×（25000-22000）=4500000 元。降低单位售价形成差额为:（1500-1200）×22000=6600000 元。这样一来,销售量不足和单价下调形成营销差额分别占销售总差额的 40.5% 和 59.5%。

（2）微观销售分析法,就是从产品、渠道、销售地区等多方面来考察分析形成销售差额的原因。例如,某大健康企业产品在北京、上海、广州 3 个地区销售,分别完成销售量的 35%、107%、75%。对 3 个城市销售状况分析发现,北京分公司仅完成销售量的 46%,原因是由消费者举报该产品的质量问题。上海分公司一切正常,消费者反映良好,故而加大了销售力度,其销售量超额完成 5%。广州分公司未完成销售量的主要原因是,广州地区有类似的健康产品出现,竞争者抢走了部分市场份额。

2. 市场占有率分析

销售额不能表明大健康企业在市场竞争中的地位和作用,因此市场占有率分析就尤为重要。市场占有率的分析有以下 3 个指标可供选择。

（1）总体市场占有率,也就是大健康企业销售额占整个行业销售的比例。使用该项指标分析市场占有率首先要界定两个范围:是使用销售量还是销售金额来表示大健康市场份额。还有就是要界定大健康企业所在行业范围,如果范围界定不同,市场份额差别就会很大。

（2）区域市场占有率,就是大健康企业在某一区域内的销售额占全行业该地区销售额的百分比。

（3）相对市场占有率,大健康企业可以将其销售额与市场领先者销售额进行对比分析,如果大于 100%,则表明自己已成为市场领先者;如果等于 100%,表示与竞争对手已经不分上下,相对市场占有率上升,则意味其增长速度高于竞争对手。

3. 营销费用——销售额分析

营销费用与销售额之比分析主要用于控制费用支出不至于超出计划。该指标可以选择营销总费用,也可将广告费用、促销费用、市场调研费用等各项营销费用作为控制对象。管理者监控各项营销费用开支比率,设定一个正常的波动控制区间对每个比率在各个时期的波动进行追踪,当波动超出正常范围时,及时找出原因并进行调整。

4. 顾客与利益相关者满意度分析

大健康企业除了在定量上进行分析外,企业还要对顾客满意度进行追踪分析。另外,大健康企业还有必要对企业业绩产生影响的相关人员的满意度进行追踪分析,如员工、供应商、分销商、零售商、股东、银行、政府等。这些因素都是一个大健康企业不能忽视的,因为它关乎着企业的可持续发展。

二、盈利能力控制

盈利能力控制是指大健康企业衡量各种产品、地区、顾客群、分销渠道和订单规模等方面的获利能力,以帮助管理者决定哪些大健康产品或营销活动应该扩大、收缩或取消。

盈利能力控制的内容,一是进行营销赢利率分析,就是通过对财务报表和数据的一系列处理，把所获得利润分摊到产品、地区、渠道、顾客等方面，从而衡量出每一因素对大健康企业最终获利的贡献大小、获利能力如何。分析步骤分为三步：一是确定功能性费用，如广告、包装、运输等每项营销能力费用数量，表明费用在不同营销功能活动中的分配；二是将功能性费用分配给各个营销实体，即衡量由每一种渠道的销售所发生的功能支出，按每一种渠道的每一种功能的费用除以发生的次数，得出各渠道功能性费用；三是为每个营销渠道编制一张损益表，最后根据营销赢利率分析的结果来选择最佳的调整方案。

三、效率控制

所谓效率控制，就是当利润分析揭示了大健康企业在若干产品、地区或市场方面的盈利情况不妙后，分析是否存在更有效的方法来管理销售队伍、广告、促销和分销等绩效不佳的营销实体活动。大健康企业效率控制主要包括 4 个方面活动效率的控制：销售人员效率控制、广告效率控制、促销效率控制和分销效率控制。

1. 销售人员效率控制

销售人员效率控制是指不同区域内，每位销售员平均每天进行销售访问的次数、每次销售人员访问平均所需要的时间、平均收入、平均成本和平均招待费、每 100 次销售人员销售访问的订货单百分比、每一期新的顾客数目和丧失的顾客数目、销售队伍成本占总成本的百分比等，企业可以从以上分析中发现一些重要问题。

2. 广告效率控制

广告效率控制是指采取若干步骤来改进广告效率，包括进行更有效的产品定位，确定广告目标。大健康企业进行广告效率的控制至少要掌握以下资料：每一种媒体类型、每一个媒体工具触及千人的广告成本；阅读印刷广告的人在其受众中所占的百分比；消费者对于广告内容和有效性的意见；对于产品态度的事前事后衡量；由广告激发的询问次数；每次广告成本。

3. 促销效率控制

促销效率控制是指大健康企业管理层应对每一次销售促进的成本和销售影响做记录，并注意做好一系列统计工作。销售促进效率的控制应注意以下资料：优惠销售所占的百分比；赠券的回收率；一次演示所引起的询问次数。

4. 分销效率控制

分销效率控制是指大健康企业管理层应调查研究分销经济性，主要是对大健康企业存货水准、仓库位置及运输方式进行分析和改进，以达到最佳配置并寻找最佳运输方式。

四、战略控制

战略控制主要是指在大健康企业经营战略的实施过程中，检查企业为达到目标所进行的各项活动的进展情况，评价实施企业战略后的企业绩效，把它与既定的战略目标与绩效标准相比较，发现战略差距，分析产生偏差的原因，纠正偏差，使企业战略的实施更好地与企业当前所处的内外环境、企业目标协调一致，使企业战略得以实现。

大健康企业实施战略控制的主要内容如下。

（1）设定绩效标准。根据大健康企业战略目标，结合企业内部人力、物力、财力及信息等具体条件，确定企业绩效标准，作为战略控制的参照系。

（2）绩效监控与偏差评估。通过一定的测量方式、手段、方法，监测大健康企业的实际绩效，并将企业的实际绩效与标准绩效对比，进行偏差分析与评估。

（3）设计并采取纠正偏差的措施，以顺应变化着的条件，保证大健康企业战略的圆满实施。

（4）监控外部环境的关键因素。外部环境的关键因素是大健康企业战略赖以存在的基础，这些外部环境的关键因素的变化意味着战略前提条件的变动，必须给予充分的注意。

（5）激励战略控制的执行主体，以调动其自控置与自评价的积极性，以保证大健康企业战略实施的切实有效。

 ## 本章小结

本章主要讲解了大健康市场营销计划、组织、控制的含义；分析了大健康市场营销计划的三大特征，即大健康市场营销计划是企业计划的核心、涉及公司各个主要环节，以及内容日趋复杂和重要；厘清了撰写大健康市场营销计划书的 8 个板块：计划概要、当前营销状况、机会与问题分析、营销目标、营销战略、行动方案、损益预算表、营销控制。大健康市场营销组织设计的 4 个基本原则：专业分工原则、市场与顾客导向原则、弹性原则、责权对等原则。分别介绍了营销组织的类型：职能型组织、地域型组织、产品型组织、市场型组织、事业型组织。大健康市场营销需要控制，一般分为年度计划控制、盈利能力控制、效率控制、战略控制。

 ## 实训练习

一、多项选择题

1. 下列属于大健康市场营销计划书撰写内容的有（   ）。
   A. 计划概要　　　　　　　　　　　B. 营销目标
   C. 行动方案　　　　　　　　　　　D. 销售控制
2. 大健康市场营销组织设计的基本原则有（   ）。
   A. 专业分工原则　　　　　　　　　B. 市场与顾客导向原则
   C. 弹性原则　　　　　　　　　　　D. 责权对等原则
3. 下列属于大健康市场营销组织类型的有（   ）。
   A. 职能型组织　　　　　　　　　　B. 地域型组织
   C. 产品型组织　　　　　　　　　　D. 市场型组织
4. 大健康市场营销控制的类型有（   ）。
   A. 年度计划控制　　　　　　　　　B. 盈利能力控制
   C. 效率控制　　　　　　　　　　　D. 战略控制

二、案例分析

以大健康市场营销为角度，分析康美华佗国际中药城在亳州建立"两轴两心"的意义。

康美（亳州）华佗国际中药城由康美药业打造的国际化现代的中药材专业市场，是全国规模最大、配套最全、管理最规范的中药材交易中心、物流配送中心、供求信息中心、价格形成中心。康美（亳州）中药城分为八大功能区，采用"两轴两心"的布局：第一核心以中药材交易为中心，单元式商铺为支撑，从零售、批发到期货交易，从采购、加工、仓储到大型现代物流中心，形成完整的一体化中药材商业产业链。第二核心以国际会展、五星级酒店、研发中心为延续的配套服务区，是整个区域的商务、研发、文化、养生、休闲、娱乐产业配套升级。在运营发展过程中，十分注重"中医药+旅游业"的融合发展，大量外地游客组团逛药市，已成为了康美中药城的"新常态"，康美中药城已经成为苏豫皖重要旅游集散地。

（资料来源：丁建中、王学恭、徐珊，等. 大健康产业读本，江苏凤凰科学技术出版社，2018，第 136 页）

参 考 文 献

[1] 菲利普·科特勒,凯文·莱恩·凯勒. 营销管理[M]. 上海:上海人民出版社,2018.

[2] 加里·阿姆斯特朗,菲利普·科特勒,王永贵. 市场营销学[M]. 北京:中国人民大学出版社,2017.

[3] 唐钧. 从完整意义上"健康"看医疗中心主义[N]. 深圳特区报,2017-8-22(4).

[4] 李林. 大健康产业发展趋势及战略路径研究[M]. 成都:西南交通大学出版社,2018.

[5] 克里斯托弗·洛夫洛克,约亨·沃兹. 服务营销[M]. 8版. 北京:中国人民大学出版社,2018.

[6] 丁建中,王学恭,徐珊,等. 大健康产业读本[M]. 南京:凤凰科学技术出版社,2018.

[7] 克里斯托弗·洛夫洛克,约亨·沃兹. 服务营销[M]. 6版. 北京:中国人民大学出版社,2010.

[8] 徐鼎亚. 营销理论与实务[M]. 上海:上海交通大学出版社,2010.

[9] 邵光,张晓华,张世兵. 市场调查与预测[M]. 上海:上海交通大学出版社,2017.

[10] 余远坤. 市场营销实务[M]. 北京:高等教育出版社,2015.

[11] 陆客斌,崔久波. 市场调查与预测[M]. 北京:教育科学出版社,2013.

[12] 龚象忠. 市场调查与预测[M]. 哈尔滨:哈尔滨工程大学出版社,2011.

[13] 车慈慧. 市场营销[M]. 北京:高等教育出版社,2011.

[14] 刘宝. 消费者行为学[M]. 北京:高等教育出版社,2010.

[15] 王超,阎永博,杨鸿章,等. 市场营销学[M]. 长春:吉林大学出版社,2016.

[16] 肖涧松. 消费心理学[M]. 北京:高等教育出版社,2015.

[17] 李福敏. 营销心理学[M]. 北京:高等教育出版社,2014.

[18] 张红苹,吕红平. 健康文化论[J]. 河北大学学报(哲学社会科学版),2015(01).

[19] 范月蕾,毛开云,陈大明,等. 我国大健康产业的发展现状及推进建议[J]. 竞争情报. 2017,6(3).

[20] 周发明. 市场营销学. 北京:国防科技大学出版社,2001.

[21] 祝海波. 市场营销战略与管理. 北京:中国经济出版社,2010

[22] [美]菲利普·科特勒. 营销管理[M]. 11版. 梅清豪,译. 上海:上海人民出版社,2003.

[23] 冯俊华. 企业管理概论[M]. 北京:化学工业出版社,2006.

[24] 陆雄文. 管理学大辞典[M]. 上海:上海辞书出版社,2013.

[25] 祝海波,黄新爱,王晓晚. 市场营销战略与管理[M]. 2版. 北京:中国经济出版社,2017.

[26] 韩英,曹献存. 市场营销实务[M]. 北京:东北师范大学出版社,2011.

[27] 曾萍,谢秀娥,林闽. 市场营销策划[M]. 北京:航空工业出版社,2012.

[28] 小威廉·D·佩罗,约瑟夫·P·坎农. 市场营销学基础[M]. 孙瑾,译. 北京:中国人民大学出版社,2012.

[29] 王玉敏，赵丽英. 市场营销策划[M]. 北京：东北师范大学出版社，2012.

[30] 王丽丽. 市场营销策划——理论、实务、案例、实训[M]. 2版. 北京：高等教育出版社，2015.

[31] 吴健安，聂元昆，郭国庆. 市场营销学[M]. 北京：高等教育出版社，2014.

[32] 丁建中. 大健康产业读本[M]. 江苏：江苏科学技术出版社，2018.

[33] 黄洪民. 现代视窗营销学[M]. 青岛：青岛出版社，2002.

[34] 王璞. 营销管理咨询实务[M]. 北京：中信出版社，2003.

[35] 郭毅. 市场营销原理[M]. 北京：电子工业出版社，2008.

[36] 俞利军. 市场营销导论[M]. 北京：华夏出版社，2000.

反侵权盗版声明

电子工业出版社依法对本作品享有专有出版权。任何未经权利人书面许可，复制、销售或通过信息网络传播本作品的行为；歪曲、篡改、剽窃本作品的行为，均违反《中华人民共和国著作权法》，其行为人应承担相应的民事责任和行政责任，构成犯罪的，将被依法追究刑事责任。

为了维护市场秩序，保护权利人的合法权益，我社将依法查处和打击侵权盗版的单位和个人。欢迎社会各界人士积极举报侵权盗版行为，本社将奖励举报有功人员，并保证举报人的信息不被泄露。

举报电话：（010）88254396；（010）88258888

传　　真：（010）88254397

E-mail：　dbqq@phei.com.cn

通信地址：北京市万寿路 173 信箱

　　　　　电子工业出版社总编办公室

邮　　编：100036